Prof. Dr. med. Helmut Wilhelm

DAS GROSSE BUCH VOM
AUGE

Gender-Hinweis: Aus Gründen der besseren Lesbarkeit wird in diesem Werk auf die gleichzeitige Verwendung der Sprachformen männlich, weiblich und divers (m/w/d) verzichtet. Sämtliche Personenbezeichnungen und personenbezogenen Hauptwörter gelten gleichermaßen für alle Geschlechter. Die verkürzte Sprachform beinhaltet also keine Wertung, sondern hat lediglich redaktionelle Gründe.

Projektleitung: Hannes Frisch & Philipp Christ
Lektorat und Korrektorat: Claudia Fritzsche

Bildnachweis
Cover: Bild 1007741728: © Shutterstock.com/ Serg Zastavkin
Autorenfoto und sonstige Bilder: © Helmut Wilhelm

Umschlaggestaltung & Innenlayout:
Vera Schlachter (Veruschkamia Grafik & Illustration)
Satz: Uhl + Massopust GmbH

Herstellung: Timo Wenda

Druck und Bindung: Alcione, Lavis
Printed in Italy

FSC www.fsc.org MIX Papier | Fördert gute Waldnutzung FSC® C147178

Penguin Random House Verlagsgruppe FSC® N001967
ISBN 978-3-517-10181-1
www.suedwest-verlag.de

Prof. Dr. med. Helmut Wilhelm

DAS GROSSE BUCH VOM AUGE

Erkrankungen und Behandlungen verständlich erklärt

südwest

Inhalt

Vorwort

Vieles an unseren Augen ist faszinierend, aber ein bisschen kompliziert. Manches ist sogar ziemlich kompliziert, sodass nicht einmal Experten alles verstehen. Selbst innerhalb der Augenheilkunde hat man sich spezialisiert, unser Wissen ist einfach so enorm gewachsen, dass niemand mehr alle Bereiche der Augenheilkunde wirklich beherrscht. Das geht mir als Autor genauso. Ich musste viele Kollegen um Rat und Hilfe bitten. Es scheint ein vermessenes Vorhaben, Ihnen das Auge zu erklären, und ich bewundere Sie dafür, dass Sie sich trauen und verstehen wollen, was es mit dem Sehen und seinen Störungen auf sich hat. Ich fürchte, ich werde Ihnen allerhand zumuten. Wir werden immer wieder mal Physik und Mathematik brauchen. Wir – damit meine ich mich und die Kolleginnen und Kollegen, die mich beraten haben – wollen, dass Sie verstehen, wie Sehen funktioniert, und wir wollen Sie mit den Krankheiten des Auges bekannt machen. Ich will aber keineswegs eine Art »Reparaturanleitung« verfassen, im Stil von »Jetzt helfe ich mir selbst«. Mein wichtigstes Ziel ist, Ihnen die Faszination des Sehens verständlich zu machen. Wir möchten Ihnen darüber hinaus helfen, mündige Patienten zu werden. Das ist bitter nötig, denn unsere Medizin ist nicht nur Fürsorge, sondern manchmal auch Geschäft. Sie sind nicht nur Patienten, sondern auch Verbraucher und Kunden. Dabei wollen wir Sie ein wenig beraten. Wir wünschen uns mündige Patienten, wohl wissend, dass zwischen dem mündigen Patienten und dem misstrauischen Besserwisser manchmal nur ein schmaler Grat liegt. Deshalb eine Warnung: Wir wissen selbst auch nicht alles. Was ich schreibe, trifft in vielen Fällen zu, vielleicht aber gerade bei Ihnen eben nicht. Und noch etwas: In dem Moment, wo Sie dieses Buch in den Händen halten, ist das eine oder andere, was drinsteht, schon nicht mehr aktuell, schlimmstenfalls sogar überholt. Unser Buch enthebt unsere Kolleginnen und Kollegen nicht der Pflicht, Ihnen zu erklären, was genau bei Ihnen Sache ist.

Beginnen wir mit einem Überblick.

KAPITEL 1

Das Auge im Überblick

Wir haben zwei Augen, sie unterscheiden sich normalerweise nicht. Sie müssen zusammenarbeiten, was aber nicht immer perfekt gelingt. Beruhigend ist es jedenfalls, nicht erblinden zu müssen, wenn einem Auge etwas zustoßen sollte.

Der Augapfel sieht zum größten Teil weiß aus. Das liegt an der Lederhaut (Sklera), die seine äußere Hülle darstellt. Lederhaut ist ein treffender Name, denn sie ist derb und kräftig. Deshalb ist das Auge nicht leicht zu verletzen. Ein Arzt, der eine Wunde an der Lederhaut näht, merkt, dass er dabei eine gewisse Kraft einsetzen muss. Ich bin mir bewusst, die Vorstellung von Eingriffen und Manipulationen am Auge ist für die meisten Leser gruselig, aber jetzt haben Sie sich einmal darauf eingelassen, nun müssen Sie ab und zu da durch. Augenoperationen werden meistens mikrochirurgisch unter dem Operationsmikroskop durchgeführt, sehr filigran und schonend, es fließt kaum Blut. Von einer weit verbreiteten Horrorvision sollten Sie unbedingt Abschied nehmen: Niemals wird ein Auge herausgenommen, operiert und dann wieder eingesetzt. Man kann ein einmal entferntes Auge weder transplantieren noch wieder einsetzen.

Der Augapfel hat einen Durchmesser von knapp 2,5 cm. Es ist also nur ein Äpfelchen, eher eine Aprikose. Vorne weicht das Auge von seiner Kugelform ab, es wölbt sich eine kleine Kuppel aus der Lederhaut. Dort ist die Lederhaut nicht mehr weiß, sondern durchsichtig. Sie heißt da auch nicht Lederhaut, sondern Hornhaut (Kornea), und man kann darunter die Iris, die Regenbogenhaut, sehen. Das Material der Hornhaut ist dem der Sklera sehr ähnlich, es besteht hauptsächlich aus Kollagenfasern, das sind die kräftigsten Bestandteile unseres Bindegewebes. In der Sklera liegen sie kreuz und quer, während sie in der Hornhaut fein säuberlich geordnet sind. Das bewirkt ihre Durchsichtigkeit. Durchsichtig muss die Hornhaut sein, sie ist schließlich die Frontlinse unserer Augenkamera. (Der Autor fotografiert gern, deshalb werden wir immer wieder einmal Anleihen in der faszinierenden Welt der Fotografie machen.) Die Hornhaut ist mindestens so derb wie die Sklera, aber keineswegs spröde wie das Horn der Fingernägel, und es schilfert sich auch nichts davon ab.

Wir halten fest: Das Auge ist knapp 2,5 cm groß, von einer derben Hülle umgeben, die vorne durchsichtig ist.

Die Iris, die Regenbogenhaut, haben wir schon gesehen. Sie hängt zusammen mit dem Strahlenkörper (Ziliarkörper) und der Aderhaut (Choroidea). Diese drei bilden gemeinsam die zweite Schicht des Auges nach innen. Ihr Sammelname ist Uvea. Dafür gibt es keinen gängigen deutschen Begriff, Uvea bedeutet Traube. Mit einem Weinstock hat die Uvea aber wenig zu tun. Ihre wichtigste Funktion, der vor allem die Aderhaut nachkommt, ist die Blutversorgung des Auges. Das Auge ist ein Energie-Großverbraucher, es verbraucht auf sein Volumen gerechnet mehr als Herz oder Gehirn, deshalb hat es dieses luxuriöse Versorgungssystem. Die Aderhaut ist das blutgefäßreichste Gewebe des Körpers. Ihre Aufgabe ist es auch, die mit hohem Energieverbrauch arbeitenden Sinneszellen zu kühlen. Iris und Ziliarkörper enthalten zudem kleine Muskeln, welche die Pupille und die Linse des Auges bewegen.

Wenn wir durch die Lederhaut ins Auge eindringen, treffen wir zuerst auf die Aderhaut, dann folgt die Netzhaut, die Retina, die direkt auf der Aderhaut liegt, was optimal für ihre Blutversorgung ist. Hinten am Augapfel hängt ein Zipfelchen, von unserer Zeichnerin abgeschnitten, der Sehnerv (Nervus opticus). Er tritt an einer 1,5 mm großen Stelle, der Sehnervpapille, aus dem Auge aus und bildet unsere Datenleitung zum Gehirn. Die Stelle in der Mitte der Netzhaut, am hinteren Augenpol, etwa 5 mm von der Papille entfernt, nennt man Makula. Mit vollem Namen heißt sie Makula lutea, auf Deutsch »gelber Fleck«, weil dieser Bereich tatsächlich ein wenig gelblich aussieht, im Vergleich zum eher rötlichen Rest des Augenhintergrunds. Für dieses Rot ist hauptsächlich das Blut in der Aderhaut verantwortlich, die Netzhaut selbst ist durchsichtig. Die Mitte der Makula heißt Fovea (»Grube«, wird später noch erklärt). Sie ist die einzige Stelle, mit der wir wirklich scharf sehen, und deshalb der wichtigste Ort im Auge.

Schließlich müssen wir noch die Linse erwähnen, die am Ziliarkörper aufgehängt ist. Sie ist das zweite optische Glied des Auges und kann ihre Dicke verändern. Auch davon später mehr.

Zwischen Hornhaut und Linse ist einfach nur Wasser. Allerdings: Einfach nur Wasser gibt es in unserem Körper nicht. Es enthält immer auch Mineralstoffe, u. a. Kochsalz und eine ganze Reihe von Proteinen, Vitaminen und weiteren Bestandteilen. Den Raum zwischen Linse und Netzhaut füllt der Glaskörper aus. Den muss man sich als eine Art durchsichtiges Gelee vorstellen mit einem Außenhäutchen. Er ist an einigen Stellen mit der Netzhaut verwachsen.

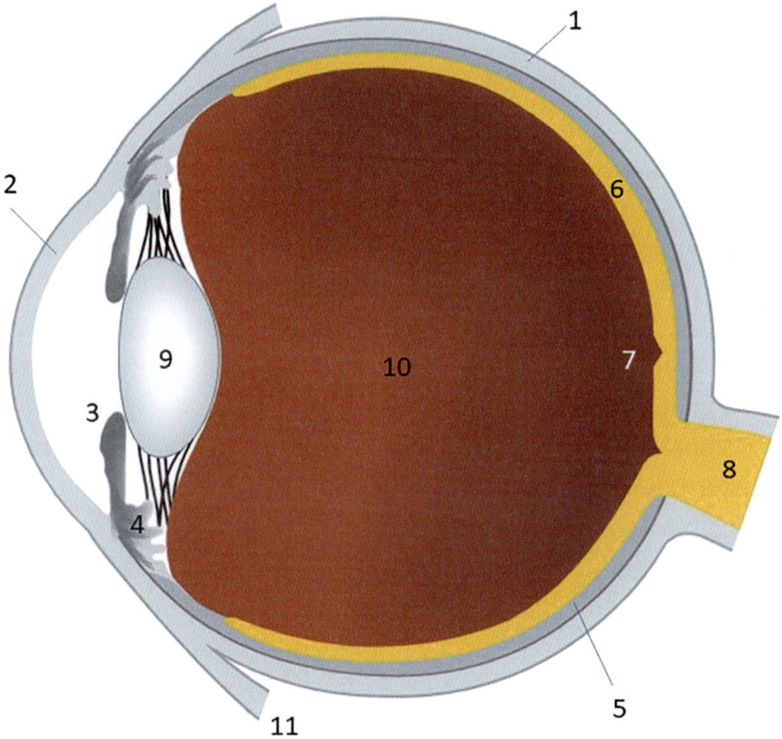

Abb. 1: Bauplan des Auges

1 Lederhaut (Sklera)
2 Hornhaut (Kornea)
3 Regenbogenhaut (Iris)
4 Strahlenkörper (Ziliarkörper)
5 Aderhaut (Choroidea)
6 Netzhaut (Retina)
7 Makula und Fovea
8 Sehnerv (Nervus opticus)
9 Augenlinse
10 Glaskörper
11 Bindehaut (Konjunktiva)

Die Augenhöhle, die Wohnung des Auges

Das Auge bewohnt eine Höhle. Diese befindet sich weit oben, damit es den Überblick behält. Außerdem braucht es eine kurze, wenig störanfällige Leitung zum Gehirn, also ist der Kopf der logische Platz für das Auge. Der Kopf darf bei uns aufrecht gehenden Menschen aber nicht zu groß und schwer werden, sonst hätten wir Probleme mit dem Gleichgewicht. Deshalb darf das Auge nicht allzu viel Platz für sich beanspruchen. Der Fachbegriff für Augenhöhle lautet Orbita, das bedeutet auf Deutsch so viel wie »Kreis« und beschreibt die Form des Höhleneingangs. Ein perfekter Kreis ist es allerdings nicht, der größte Durchmesser beträgt gut 4 cm. Die Höhle selbst ist 4–5 cm tief und wird nach hinten immer enger. Ihr Volumen beträgt etwas über 25 cm^3; ein Schnapsglas würde sie knapp füllen. Aus dem vorherigen Kapitel kennen wir den Durchmesser des Augapfels, er beträgt 2,5 cm. Rechnen Sie mal sein Volumen aus (wahrscheinlich müssten Sie jetzt nachschlagen, hier ist die Formel: $4/3 \times r^3 \times pi$). Wir kommen auf 8 cm^3. Üppig Platz hat unser Augapfel in seiner Höhle nicht, da er sich bewegen muss und noch einiges an »Zubehör« unterzubringen ist.

Die Augenhöhle schützt den Augapfel. Die berühmte »Faust aufs Auge« trifft meistens die Kante der Augenhöhle, wodurch die Gewalteinwirkung auf den Augapfel zumindest abgeschwächt wird. Gleiches gilt für den Fußball oder Tennisball, beide sind größer als 5 cm und treffen meist nur die Kante der Augenhöhle. Anders ist es mit einem Golfball oder Squashball, diese passen perfekt durch die Öffnung und können deshalb gewaltigen Schaden am und im Auge anrichten. Völlig hilflos ist unser Augapfel auch in einem solchen Fall nicht, denn es sind weitere Schutzmechanismen vorhanden: Die Augenhöhle ist mit polsterndem Fettgewebe ausgefüllt, das den heftig nach hinten schnellenden Augapfel wie ein Airbag abfängt. Wenn auch das noch nicht reicht, können die Knochen der Augenhöhlenwand nachgeben, bis sie brechen. Das hört sich sehr unangenehm an, hat aber den gleichen Effekt wie eine Knautschzone beim Auto: Die Gewalt eines Stoßes wird abgefangen. Tatsächlich sind die Knochen, welche die Augenhöhle begrenzen, recht dünn und brechen leicht. Die Knautschzone ist also eingeplant. Der Arzt spricht von einer Blowout-Fraktur, ein Begriff, der den unschönen Vorgang sehr schön veranschaulicht. Ein Schaden an der Augenhöhlenwand lässt sich meistens wieder richten, ein Schaden im Inneren des Augapfels hingegen ist viel schwerer zu reparieren.

Eine Blowout-Fraktur eröffnet eine Verbindung zu einem weiteren Höhlensystem, das die Augenhöhle umgibt, ich meine die Nasennebenhöhlen. Nach unten geht es zur Kieferhöhle, nach vorne oben in die Stirnhöhle, nach hinten in die Keilbeinhöhle, und zur Mitte hin liegen die Siebbeinzellen. Die heißen nicht »Höhle«, weil sie aus lauter kleinen Kämmerchen bestehen. Nach oben schließt sich dann schon das Gehirn an, insbesondere der Teil, den wir zum Riechen brauchen.

Die erwähnten Nebenhöhlen sind mit dem Nasenraum verbunden. Folglich haben Keime aus der Nase freien Zutritt. Davor muss sich die Augenhöhle natürlich schützen. Schafft es ein Krankheitserreger, über die Nebenhöhlen in die Augenhöhle zu gelangen, ist dort die Hölle los. Eine bakterielle Entzündung der Augenhöhle ist ein lebensgefährlicher Notfall, kommt aber zum Glück sehr selten vor. Selbst bei einer Fraktur der Augenhöhlenwand bleibt eine schützende Haut erhalten und sperrt Gefährder aus den Nebenhöhlen aus.

Könnten wir uns auf 5 mm Größe schrumpfen und eine leere Orbita betreten, böte sich uns ein durchaus imposantes Höhlenerlebnis. Wenn wir uns durch den immer enger werdenden Höhlengang hindurcharbeiten, treffen wir an dessen Ende auf weitere Höhleneingänge. Zwei davon sind für uns wichtig: die Fissura orbitalis superior und der Sehnervkanal. Fissura orbitalis superior bedeutet »oberer Spalt der Augenhöhle«, ist also kein besonders vielsagender Name, nur eine Beschreibung. Es gibt auch einen unteren Spalt, »inferior«, der ist aber für das Auge nicht so interessant. Durch den »superior« verläuft nämlich ein Großteil der Infrastruktur der Augenhöhle: drei Nerven, welche die Augenmuskeln an das Gehirn ankoppeln, zwei Nerven, die für die Tast-, Druck- und Schmerzempfindung des Auges zuständig sind, eine Vene sowie Nervenfasern, sie sind für die Bewegungen der Pupille und der Augenlinse verantwortlich. Die Fissura orbitalis superior ist ziemlich groß, sie braucht den Platz für die vielen Leitungen. Daneben, zur Mitte hin, findet sich ein sehr enger Kanal, er hat nur 3 mm im Durchmesser (wir kämen kriechend gerade so durch). Das ist der Weg des Sehnervs zum Gehirn. Außerdem muss noch Platz sein für die Arterie, die das Auge mit Blut versorgt. Da wird es also sehr eng.

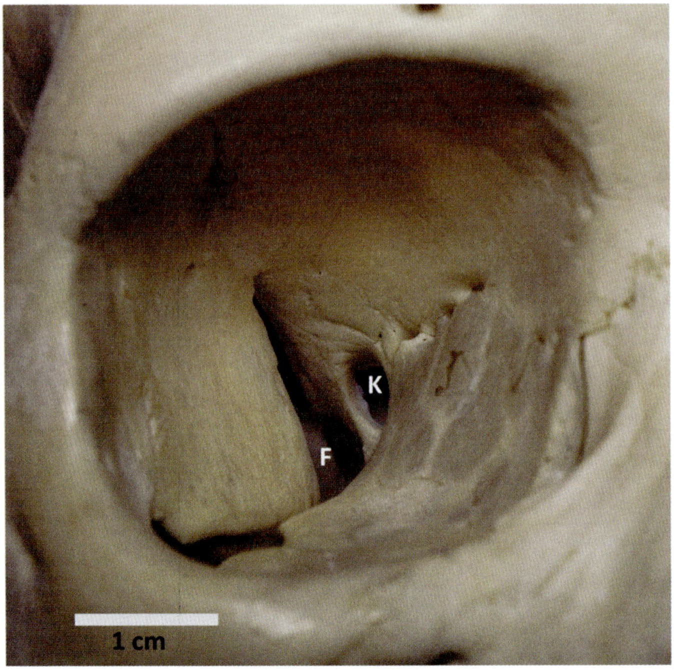

Abb. 2: Orbita

Der Blick von vorn in die Augenhöhle. K zeigt den Sehnervkanal, F die Fissura orbitalis superior.

Unser Konstrukteur hat geschickt vorgesorgt: Das Auge ist in seiner Höhle einigermaßen gut geschützt, sogar mit Knautschzone, der Sehnerv verläuft in Fettgewebe eingebettet und von einer recht derben Hülle umgeben zu seinem Kanal. Dann muss man sich aber wundern. Warum verläuft der Sehnerv nicht durch die Fissura orbitalis superior? Da wäre reichlich Platz. Der Sehnerv muss zusammen mit der Arterie ausgerechnet durch den 3 mm engen Kanal, wo sie gerade so durchpassen. Damit nicht genug,

Zurück zu unserem Experiment: Die Strecke zwischen der Linse und dem gleißend hellen Lichtpunkt, dem Brennpunkt, stellt die Brennweite dar. Und diese Brennweite, Sie ahnen es schon, wird in Dioptrien gemessen. Beträgt sie 10 cm, hat Ihre Lupe 10 dpt (1: 0,1 m), beträgt sie nur 5 cm, sind es 20 dpt (1 : 0,05 m). Sie merken, je kürzer die Brennweite, desto stärker bricht die Lupe (und desto schneller geht es mit dem Feuer) – also je höher die Dioptrienzahl, desto stärker die Brechung. Unsere Hornhaut bringt es auf 43 dpt, die Augenlinse auf 18 dpt. Will man die Gesamtbrechkraft des Auges wissen, addiert man einfach beides: 61 dpt, die Brennweite des Gesamtsystems beträgt deshalb etwa 16–17 mm. Dioptrien vereinfachen uns den Umgang mit der Optik des Auges.

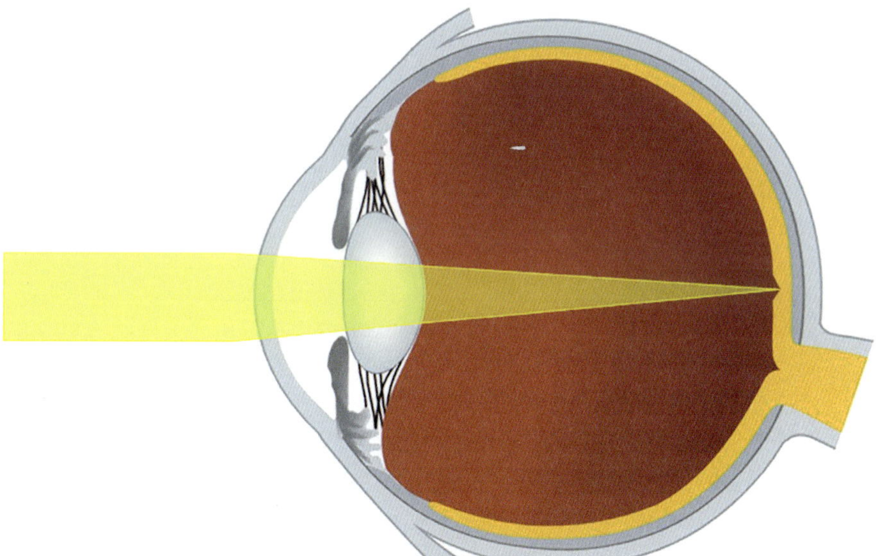

Abb. 4: Normalsichtiges Auge

Strahlengang im normalen Auge. Lichtstrahlen, die von einem unendlich weit entfernten Lichtpunkt ausgehen, etwa von einem Stern, werden genau auf der Netzhaut fokussiert.

KAPITEL 2

Baufehler und Serienstreuung: die Sache mit den Brillen

Die Optik unseres Auges ist kein Hochleistungsobjektiv. Außerdem lässt ihre Fertigungsqualität zu wünschen übrig. Es gibt eine ausgeprägte »Serienstreuung«. Die Brennweite des optischen Systems des Auges und seine Länge müssen zusammenpassen. Nur wenn die Länge exakt der Brennweite des Gesamtsystems entspricht, treffen sich die Strahlen, die vom Fußball im Anstoßkreis ausgehen, genau in der Fovea des Zuschauers und nicht vor oder hinter seiner Netzhaut. Leider ist das nicht immer der Fall. Unser Auge ist noch nicht fertig ausgewachsen, wenn wir auf die Welt kommen. Es muss sich beim Heranwachsen auf die genau richtige Länge einstellen. Häufigster Fehler: Das Auge ist zu lang. Das scharfe Bild des Fußballs entstünde vor der Netzhaut, im Glaskörper. Das Bild, das auf der Netzhaut ankommt, ist unscharf. Wie schafft man Abhilfe? Man könnte das Auge verkürzen. So etwas wurde früher tatsächlich schon probiert und nahm kein gutes Ende. Es wäre aber auch heute eine Operation mit sehr ungewissem Ausgang. Man muss einen anderen Weg gehen: Die Brechkraft des Auges ist für seine Länge zu groß, also müssen wir sie abschwächen. Das geht ganz einfach. Man braucht eine Linse, die die Brechkraft des Auges reduziert. Unser Auge hat eine Sammellinse, um sie zu schwächen, brauchen wir eine Zerstreuungslinse. Bei Sammellinsen wird die Stärke mit Plus als Vorzeichen angegeben, bei Zerstreuungslinsen mit Minus. Damit lässt es sich bequem rechnen.

Das Auge ist zu lang: Myopie (Kurzsichtigkeit)

Unser Mensch mit dem zu langen Auge hat in einer bestimmten Situation kein Problem: Wenn ein Gegenstand näher am Auge ist. Der Fußballfan könnte das Spiel in der Livesendung auf dem Smartphone verfolgen, wenn er seine Brille zu Hause vergessen hat. Dabei kommt ihm seine zu stark brechende Optik zugute, in der Nähe sieht er nämlich scharf. Man bezeichnet ihn deshalb als »kurzsichtig«. »Nahsichtig« wäre eigentlich treffender. Je stärker die Kurzsichtigkeit, desto näher am Auge liegt der Punkt, an dem Betroffene optimal scharf sehen. Als Brille benötigen sie eine Zerstreuungslinse, sie verkleinert das Bild, und ihre Stärke hat ein Minus als Vorzeichen. Jetzt kommen wieder die Dioptrien ins Spiel, sie messen ja die Entfernung, deshalb kann man damit auch die Kurzsichtigkeit beschreiben. Beträgt sie 1 dpt, sieht man in 1 m ohne Brille scharf, mit 2 dpt sind es 50 cm, mit 3 dpt 33,3 cm, mit 4 dpt 25 cm, mit 8 dpt 12,5 cm. Und genau diese Brillenstärke (in Minus) braucht man, um die Kurzsichtigkeit auszugleichen. Ziel ist, dass man in unendlicher Entfernung scharf sieht. In Dioptrien ergibt das 0, denn 1 : unendlich ergibt 0. Der Fachbegriff für Kurzsichtigkeit ist Myopie, das Adjektiv dazu heißt myop, und die beiden wollen wir ab jetzt verwenden. Kurzsichtig klingt im allgemeinen Sprachgebrauch diskriminierend, gleichbedeutend mit »nicht ausreichend vorausschauend«, und das hat ja mit der Brillenstärke nichts zu tun.

Die Dioptrienzahl der Brille sagt uns, wie ausgeprägt die Myopie ist. Je mehr Dioptrien, desto stärker verkleinert sie. Man kann das gut sehen, wenn man schräg durch ein Brillenglas schaut. Mit etwas Übung kann man das Ausmaß der Myopie ganz gut abschätzen lernen. Man kann sich damit den Ruf als eine Art Mentalmagier aufbauen, wenn man nach einem kurzen Blick sagt: »Aha, kurzsichtig, etwa 5 Dioptrien.« Aber wir wollten ja »myop« statt »kurzsichtig« sagen.

Als Normalsichtiger kann man sich die Welt des Myopen im wahrsten Sinn vor Augen führen, wenn man eine jener Lesebrillen ausprobiert, die in verschiedenen Geschäften, ja mitunter sogar in Tankstellen, zum Verkauf angeboten werden. Setzen Sie mal +2,0 auf. Damit sind Sie 2 Dioptrien myop. Der Optiker müsste Ihnen - (minus) 2 dpt verpassen, dann wäre Ihre selbst gemachte Myopie ausgeglichen (+2-2 = 0). Mit dieser +2-Brille werden Sie den Brillenständer sehr gut sehen, auch Ihr Spiegelbild ist klar, wenn der Brillenständer über ein Spiegelchen verfügt, nicht aber die Regale einige Meter weiter entfernt, und Sie werden die Nummernschilder der Autos auf dem Parkplatz draußen nicht mehr lesen können. Sollte das nicht der Fall sein und Sie können mit +2 dpt in der Ferne scharf sehen, haben Sie vielleicht eine andere Fehlsichtigkeit, zu der wir gleich kommen.

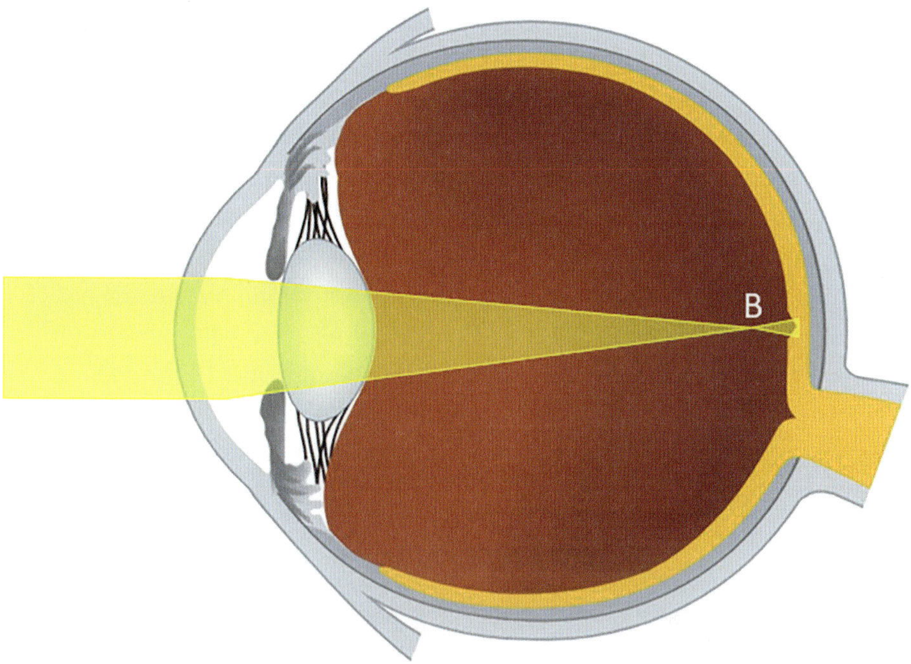

Abb. 5: Myopes (kurzsichtiges) Auge

Das myope (kurzsichtige) Auge ist zu lang. Der Brennpunkt B liegt ein wenig vor der Netzhaut, dadurch wird ein Punkt nicht als feiner Punkt, sondern als kleines Scheibchen auf der Netzhaut abgebildet.

Tipp

Besser sehen mit Bierdeckel und Gabel

Im Zeitalter automatischer Kameras kümmert man sich normalerweise nicht mehr darum, aber die Blende spielt beim Fotografieren eine wichtige Rolle. Die Blende begrenzt den Lichteinfall, ohne dabei das Bild zu beschneiden. Sie muss genau an der richtigen Stelle sitzen, etwa in der Mitte des Objektivs. So eine Blende hat unser Auge auch, die Pupille. Sie ist automatisch helligkeitsgesteuert, wird klein, wenn es hell wird, und groß, wenn es dunkel ist. Wenn sie klein ist, verbessert sie die optische Abbildung, wodurch die Bildfehler unseres Auges nicht mehr so sehr zum Tragen kommen. Außerdem verbessert sie die Tiefenschärfe (Fotografen reden von »Schärfentiefe«, meinen aber dasselbe). Das nutzt unser Auge auch. Die Pupille verengt sich, wenn wir auf etwas in der Nähe schauen. Der Fotograf weiß: Bei Nahaufnahmen muss man abblenden. Arbeite ich mit offener (großer) Blende, muss die Scharfeinstellung exakt stimmen. Mit Blende 16 darf ich mir erlauben, etwas danebenzuliegen, das Bild wird trotzdem befriedigend scharf.

Jetzt haben wir auch eine Erklärung dafür, dass man immer wieder Myope findet, denen es gar nicht aufgefallen ist, dass sie in der Ferne nicht gut sehen. Wir reden jetzt nicht von –3 dpt, sondern von -0,75 dpt oder -1 dpt. Wenn es hell ist und die Pupille eng, sieht man ganz ordentlich und hat nicht das Gefühl, den anderen unterlegen zu sein. Anders stellt es sich im Dunkeln dar, da ist die Pupille weit, und die falsche Entfernungseinstellung unseres Auges fängt an zu stören. Aber im Dunkeln sieht man ohnehin schlecht, denkt man und macht sich nichts weiter draus. Die leichte Unschärfe des Films auf der Kinoleinwand nimmt man nicht wahr oder hält sie für eine künstlerische Eigenwilligkeit. Man geht ja auch nicht ins Kino, um seine Sehschärfe zu testen.

Es gibt einen einfachen Trick, ohne Brille scharf zu sehen: Man kann sich eine künstliche Blende herstellen. Dazu braucht man eine Scheibe mit einem Loch von 1–1,5 mm (z. B. ein Mantelknopf

mit Knopflöchern). Durch ein solches Loch schaut man. Es wirkt als Blende – allerdings verkleinert es auch das Gesichtsfeld, denn diese Blende steht ja nun nicht an der richtigen Stelle im Augeninneren, sondern vor dem Auge. Damit kann der Myope ohne Brille die Kirchturmuhr ablesen, wenn sein Brillenwert nicht allzu hoch ist. Und der Altersweitsichtige (darüber erfahren wir später mehr) kann die Speisekarte im schummrigen Restaurant lesen, wenn er die Brille vergessen hat (oder sie absichtlich zu Hause ließ, um einen Rückschluss auf sein wahres Alter zu verhindern).
Ein Bierdeckel, durchstochen mit einer Gabel: Fertig ist die Notbrille. Wenn der Fehlsichtige solch eine Blende vor seine Brille hält und damit sehr viel besser sieht, spricht das dafür, dass die Brille nicht ganz stimmt. Wenn Sie keine Brille tragen und mit einer Lochblende deutlich besser sehen, kann es sein, dass Ihnen eine Brille guttäte.
Übrigens nutzt jeder den Lochblendeneffekt automatisch. Wenn wir etwas nicht ausreichend scharf sehen, kneifen wir die Augen zusammen und erzeugen mit unseren Wimpern kleine Blenden, durch die wir schauen. Dass diese Blenden nicht kreisförmig sind, stört dabei nicht. Auch beim Blinzeln hat man ganz kurz ein schärferes Bild, eben durch diesen Effekt. Eine der Möglichkeiten eines Sehtrainings besteht darin, Blinzeln und Kneifen zu trainieren.
Die andere Strategie wäre, zu lernen, wie man aus einem unscharfen Bild mehr Informationen extrahiert. Das funktioniert durchaus, aber man wird niemals annähernd so gut sehen wie mit Brille und bekommt schneller Falten um die Augen.

Leben mit Myopie

Bierdeckel und Gabel sind auf Dauer keine Lösung. Und damit bei Ihnen keine Illusionen aufkommen: Wegtrainieren kann man eine Myopie nicht. Auch Akupunktur oder Ayurveda werden nicht helfen. Solche Behandlungen könnten allerdings bewirken, dass Sie mit Ihrer schlechten Fern-Sehschärfe Ihren Frieden machen und sich nicht mehr darüber ärgern. Sie leben glücklich ohne Brille, sehen aber nicht alles. Das ist völlig in Ordnung, niemand ist verpflichtet, alles scharf zu sehen, manchmal tut ein wenig Unschärfe sogar gut. Sie müssten allerdings aufs Autofahren verzichten. Ihren Freunden und Bekannten sollten Sie mitteilen, dass Sie von nun an keine Brille mehr tragen wollen, und sie bitten, sich charakteristisch und auffällig zu kleiden, damit sie von Ihnen erkannt werden können. Im Kino ist Ihr Platz künftig weit vorne, es sei denn, Sie wollen den Film als Hörspiel genießen. Am Busbahnhof müssen Sie lernen, zu fragen, ob Sie im richtigen Wagen sitzen. Ist Ihnen das alles zu mühsam, müssen wir uns dann doch mit der Korrektur von Sehfehlern beschäftigen.

Myopie fällt typischerweise im Schulalter auf. Nur wenige Kinder kommen myop zur Welt, die meisten haben bei der Geburt etwas zu kleine Augen, was sich dann im Idealfall auf Normalsichtigkeit zurechtwächst. Aber eben nicht immer. Oft wächst das Auge zu stark, und die oder der Betreffende wird myop.

Kann man das verhindern? Da müsste man wissen, wer oder was daran schuld ist. Sie werden in Ihrem Bekanntenkreis auf jede Menge mit großer Überzeugung vorgetragene Theorien stoßen: zu viel lesen, lesen bei schlechtem Licht, zu viel Computer, zu viel Smartphone, zu viel Fernsehen … Wenn Sie Wissenschaftler fragen, die sich mit Myopie befassen, erhalten Sie als Antwort: Man kann keine dieser in der Bevölkerung kursierenden Theorien beweisen. Aber in Ostasien ist der Anteil der Myopen außerordentlich hoch, in Städten wie Hongkong oder Singapur sind es über 80 %, während man bei indigenen Völkern im Urwald kaum Myope findet. Auch bei uns in Europa hat man den Eindruck, dass die Brillenträger immer mehr werden, also muss es an unserer Art zu leben liegen. Und es stimmt tatsächlich, Myopie hat damit zu tun, wie wir unser Leben führen. Es spricht aber einiges dafür, dass der Anteil der Myopen bei uns seinen Höchststand schon erreicht hat und uns keine ostasiatischen Verhältnisse drohen. Von 2000 bis 2015 hat die Myopie in Deutschland nicht mehr zugenommen.

Woran aber liegt es, dass so viele Menschen myop sind? Eine einzige, ganz eindeutige Ursache lässt sich nicht identifizieren, wohl aber Einflüsse, die dazu beitragen. Sind beide Eltern myop, liegt das Risiko bei mindestens 60 %, dass man selbst auch eine Brille brauchen wird. Bereits ein myoper Elternteil erhöht das Risiko deutlich. Seine Eltern kann man sich bekanntlich nicht aussuchen. Aber eine zweite Ursache kann man beeinflussen: Sich draußen im Tageslicht aufzuhalten, senkt das Myopie-Risiko beträchtlich. Ist ein Elternteil myop, muss man als Kind 10 Stunden pro Woche draußen spielen, um das gleiche Risiko zu haben wie ein familiär nicht vorbelastetes Kind. Sind beide Eltern myop, braucht es dazu mehr als 14 Stunden. So gesehen ist was dran an Lesen, Smartphone, Computer und Fernsehen als Ursachen einer Myopie, wenn auch indirekt: Sie verhindern das Spiel unter freiem Himmel. Der Beweis, dass allein Lesen oder der Gebrauch von Bildschirmgeräten Myopie verursacht, konnte bisher nicht erbracht werden.

Es gibt aber deutliche Hinweise darauf, dass intensives Lesen, nämlich mehr als 30 Minuten ohne jede Verschnaufpause, die Myopie fördert. Das gleiche gilt für Lesen aus sehr kurzer Distanz, gemeint sind weniger als 30 cm. Wahrscheinlich trifft dies sowohl für Bücher als auch für Smartphones und Tablets zu. Aber das ist nicht zwangsläufig. Viele Power-, Marathon- und Kurzdistanzleser werden nicht myop. Leider wissen wir nicht, was sie davor schützt. Aber immerhin haben wir schon zwei Möglichkeiten, die Myopieentwicklung im Kindesalter zu beeinflussen: raus ins Freie – dabei spielt das Wetter keine Rolle, der Himmel darf auch trüb sein – und achtsames, weniger verbissenes Lesen. Das sollte man beherzigen, bis das Wachstum abgeschlossen ist. Darüber hinaus schadet es auch nicht.

Den hyperopen Kindern (Hyperopie ist der Sehfehler, bei dem das Auge zu klein ist, also das Gegenteil der Myopie, siehe S. 33) muss gesagt werden, dass sie ihre Hyperopie nicht dadurch bessern können, dass sie genau das tun, was Myope nicht tun sollen, also in einem düsteren Raum Powerlesen und Smartphone-Spielen. Die Hyperopie würde dadurch nicht besser.

Zurück zur Myopie: Können wir mit Medikamenten eingreifen? Ja, Atropin-Augentropfen können ein Fortschreiten der Myopie bei Kindern bremsen. Wie und warum das funktioniert, wissen wir nicht genau. Glücklicherweise wirkt es schon in einer homöopathisch geringen Konzentration (0,01 % bis 0,05 %, 1 bis 5 g Atropin in einem 10 l Eimer). Unangenehme Nebenwirkungen muss man damit nicht befürchten, aber Wunder darf man auch nicht erwarten. Mit 0,5 Dioptrien weniger Myopiezunahme pro Jahr Therapie darf man rechnen. Es wirkt allerdings nicht bei allen Kindern. Wenn die tägliche Augentropfengabe zum Drama wird, sollte man die Behandlung beenden. Die wenigen gewonnenen Dioptrien sind tägliche Quälereien nicht wert. Zudem werden die Tränen die mühsam verabreichten teuren Tropfen aus der Lidspalte spülen.

Eine gewisse Wirkung können Kontaktlinsen haben, die der Netzhaut vortäuschen, das Auge sei schon kurzsichtig genug, es brauche jetzt nicht mehr zu wachsen. Mittlerweile gibt es dafür auch Brillen. All das wird allerdings – ebenso wie das Atropin – nicht von der Kasse bezahlt, ist aber immerhin eine elegante und interessante weitere Möglichkeit, der Myopie ein wenig Einhalt zu gebieten.

Eine ganze Reihe weiterer Methoden zur Behandlung der Myopie wird noch auf uns zukommen. Zum Beispiel eine Therapie mit Blaulicht. Es ist gut möglich, dass sie funktioniert, aber das muss noch in Studien überprüft werden. Man dabei darf eines nicht vergessen: Myopiebehandlung ist ein großes Geschäft. Man sollte sich genau überlegen, was man seinem Kind zumutet, damit es etwas weniger myop wird, und prüfen ob die angebotene Therapie wirklich nützt. Seriöse Informationsquellen sind die augenärztlichen Organisationen BVA (augeninfo.de) und DOG (dog.org).

Vielleicht ist das überhaupt der schlimmste »Sehfehler«: Eine Brille als Makel oder als Stigma zu betrachten. Niemand ist perfekt – und eine

Brille tragen zu müssen, ist nun wirklich nicht schlimm. Moderne Gläser sind leicht, kratzfest und unzerbrechlich, modische Fassungen gibt es jede Menge. Dennoch: Manche Menschen hassen es, nicht ganz perfekt zu sein und eine Brille tragen zu müssen.

Mitunter wird von der Myopie wie von einer Krankheit gesprochen, und es bleibt so gut wie nie unerwähnt, dass ein höheres Risiko für Netzhautablösung, Makuladegeneration, grauen und grünen Star besteht. Den grauen Star vergessen wir zunächst, weil man mit dessen Operation meist auch die Myopie beseitigen kann, worauf wir noch zurückkommen werden (siehe S. 219). Das Risiko des grünen Stars wird nur leicht erhöht, das Risiko einer Makuladegeneration ist vor allem bei sehr hohen Myopien erhöht, jenseits von -10 dpt. Was stimmt: Das Risiko für eine Netzhautablösung ist erhöht. Aber eine Netzhautablösung ist selten, sie betrifft jährlich einen von 10 000 Menschen. Selbst wenn das Risiko für jemand mit -7 dpt 10-fach erhöht ist, bleibt die Netzhautablösung mit 1 pro 1000 immer noch selten (etwa wie vier Richtige im Lotto). Netzhautablösungen lassen sich zudem behandeln. Sie treten typischerweise bei Menschen im Alter zwischen 50 und 70 Jahren auf, ähnlich wie Makuladegenerationen durch Myopie. Bis die heutigen Schulkinder so alt sind, haben sich unsere Behandlungsmöglichkeiten garantiert noch weiter verbessert. Das Risiko, durch eine Myopie oder deren Folgen zu erblinden, ist demnach verschwindend gering. Man darf sich nichts einreden lassen, Angst ist fehl am Platz, Kontrollen sind aber sinnvoll, um Probleme (möglichst rechtzeitig) zu erkennen und zu behandeln. Übrigens: Die Beseitigung der Myopie durch Lasern ändert deren Risiken nicht, denn das Auge bleibt ja zu lang.

Ein Auge ist nicht schlecht, nur weil es eine Brille zur Korrektur braucht. Augenärzte und Optiker sollten Strafe zahlen müssen, wenn sie bei einfacher Myopie von »schlechten Augen« sprechen. Sie müssten es besser wissen. Es ist richtig, zu versuchen, die Entwicklung der Myopie bei einem Schulkind zu bremsen. Es ist aber keine Katastrophe, sollte das nicht gelingen. Die Folgen von »gar keine Bücher lesen« sind viel schlimmer als eine Myopie von -5 dpt.

Die Korrektur der Myopie mit einer Brille ist zweifellos der einfachste Weg, das Problem zu lösen. Es existieren aber leider eine ganze Reihe von Mythen, die manchem Brillenträger das Leben schwer machen. Zum Beispiel kann man leicht den Eindruck gewinnen, dass eine Brille die Entwicklung der Myopie beschleunigt. Typische Situation: Ein Grundschulkind klagt über Probleme beim Lesen von Schriften an der Tafel. Die Eltern gehen daraufhin mit ihrem Sprössling zum Augenarzt oder Optiker, eine Myopie wird festgestellt – sagen wir -1,5 dpt –, und das Kind bekommt eine Brille verschrieben. Natürlich wächst sein Auge noch weiter, und die Myopie wird also noch einige Zeit zunehmen. Am Ende des Schuljahres sind es dann -2,0. Da entsteht leicht der Verdacht, die Brille könnte schuld sein an der Zunahme, und man extrapoliert: 0,5 Dioptrien jedes Jahr, macht -5 dpt, wenn das Kind volljährig ist, über -10 mit dreißig … So ist es zum Glück nicht. Die Myopie nimmt weder linear noch exponentiell zu, sie ändert sich eher schubweise. Und ihr ist es auch völlig egal, ob ihr »Besitzer« eine Brille trägt oder nicht. Selbst von einer falschen Brille lässt sie sich nicht beeinflussen. Deshalb ist es auch nicht sinnvoll, die Brille »nicht ganz so stark zu machen«. Man will ja scharf sehen, also sollte die Brille stimmen. Sie wird ohnehin in absehbarer Zeit wieder zu schwach sein, weil die Myopie ja eine ganze Zeit lang weiter zunimmt – aber wie gesagt, langsam, in kleinen Schüben, und jenseits von 20 Jahren kaum noch. Man braucht auch nicht sofort beim Augenarzt oder Optiker vorzusprechen, wenn die Brille nicht mehr exakt stimmt. Eine kleine Fehlkorrektur ist selten ein wirkliches Problem, dem Auge schadet sie auf keinen Fall.

Muss man denn die Brille immer tragen? Nein, der Myope muss das nicht. Wenn ein myopes Kind ohne Brille Fußball spielen will, so darf es das. Für solche Aktivitäten bräuchte es ohnehin eine Sportbrille, die es nicht so leicht verlieren kann. Das Kind sieht ohne Brille nicht ganz scharf, aber Hauptsache, es kennt seine Mitspieler und den Ball heraus. Muss man beim Fahrradfahren seine Brille tragen? Im Dunkeln ja, im Hellen lässt sich darüber reden. Bei -1 dpt oder weniger braucht man es nicht. Ab -2 dpt muss man sie tragen, finde ich. Allerdings gibt es nicht wenige Erwachsene, die -1 oder gar -2 dpt brauchen, und ohne Brille Auto fahren. Damit macht man sich übrigens strafbar.

Wenn das Auge zu kurz ist: Hyperopie (Weitsichtigkeit)

Es gibt auch eine Serienstreuung in die andere Richtung, ein zu kurzes Auge. Die Strahlen würden sich hinter der Netzhaut treffen, wenn sie das könnten, auch hier wird der Fußball ein unscharfer Punkt. Wir nennen diesen Fehler Hyperopie. Die korrekte Übersetzung wäre »Übersichtigkeit«, ein Begriff, der sich nicht durchgesetzt hat, denn er könnte dahin fehlgedeutet werden, dass die Betroffenen mehr sehen als andere, vielleicht auch eigentlich Unsichtbares, oder aber dass sie etwas übersehen. Dass jemand mit Hyperopie mehr sieht, ist definitiv nicht der Fall. Üblich ist es, die Hyperopie als Gegensatz zur Kurzsichtigkeit mit »Weitsichtigkeit« zu übersetzen. So ähnlich heißt aber auch der Sehfehler, mit dem sich praktisch jeder Mensch ab dem 45. Lebensjahr auseinandersetzen muss, die »Alterssichtigkeit«, manchmal auch »Altersweitsichtigkeit« genannt. Hyperopie und Alterssichtigkeit sind zwei völlig verschiedene Probleme, die man nicht verwechseln darf. Wir bleiben deshalb bei der Bezeichnung Hyperopie für den Sehfehler, der beim Blick in die Ferne das Bild hinter der Netzhaut entstehen ließe.

Sie haben gelernt, wie man Myope identifiziert, mit dem Blick durch ihre Brille. Das funktioniert auch bei der Hyperopie. Diese Brille muss logischerweise vergrößern. Wenn Sie nun bei Ihrer nächsten Bus- oder Bahnfahrt Myope und Hyperope zählen, werden Sie feststellen, dass Hyperope in der Minderzahl sind. Myope gibt es hingegen jede Menge. Warum? Streuen die Fehler unseres Auges nur in einer Richtung?

Myopie ist tatsächlich häufiger, aber es spielt noch etwas anderes eine Rolle: In unserem Zweilinser befindet sich ein Glied, das seine Brennweite verändern kann, die Augenlinse. Sie wird dicker, wenn wir in die Nähe schauen wollen. Wenn wir unser Auge auf die Nähe einstellen, werden wir – richtig – myop. Es erhöht sich die Gesamtbrechkraft des Auges, man kann nun seine Armbanduhr und nicht nur die Kirchturmuhr scharf auf der Netzhaut abbilden. Das Licht wird stärker gebrochen, wenn sich das Auge auf die Nähe einstellt. Man nennt diesen Vorgang Akkommodation (von lat. *accomodare* »anpassen«). Das kann der Hyperope für sich nutzen, er stellt auf die Nähe ein, und Lichtstrahlen, die von der Kirchturmuhr ausgehen, treffen sich auf seiner Netzhaut, statt dahinter. Somit kann man eine Hyperopie mit »Bordmitteln« ausgleichen und braucht keine Brille. Leider kann unsere Linse das nur in einer Richtung, sie kann dicker werden, aber nicht aktiv dünner. Deshalb bleibt dem Myopen dieser Weg versperrt, er braucht eine Brille.

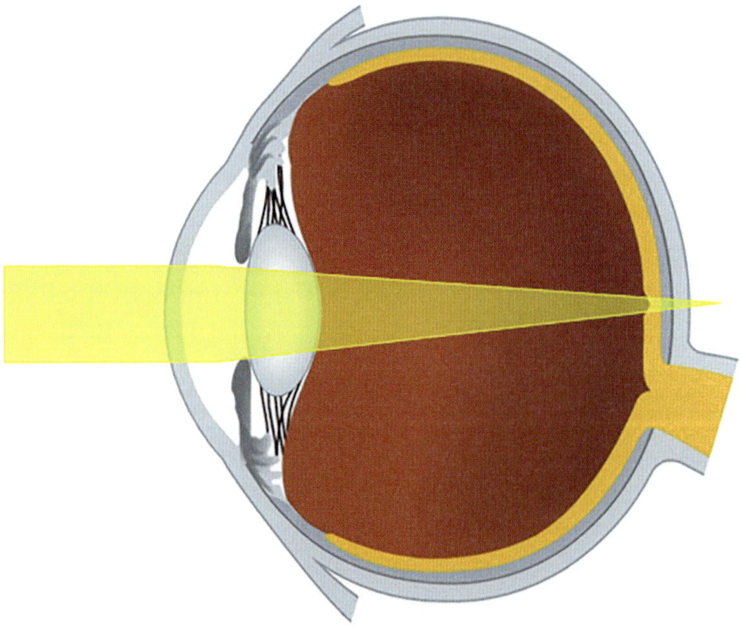

Abb. 6: Hyperopes (weitsichtiges) Auge
Das hyperope (weitsichtige) Auge ist zu kurz. Die Strahlen würden sich hinter der Netzhaut treffen, was sie natürlich nicht können. Auf der Netzhaut wird ein Punkt unscharf abgebildet.

Es gibt zahlreiche Hyperope, die nichts davon wissen, weil sie ihre Hyperopie durch die Naheinstellung ihres Auges ausgleichen. Wenn Sie beim Versuch mit der +2 dpt-Brille im Supermarkt in der Ferne scharf gesehen haben, habe ich den Verdacht, dass Sie zu jener Gruppe der glücklich unwissenden Hyperopen gehören. Es kann auch sein, dass Sie von Ihrer Hyperopie wissen, aber keine Brille tragen wollen. Sie müssen das nicht, es schadet Ihrem Auge nicht, kann aber ein Problem verursachen, das später noch vorkommen wird.

Leben mit Hyperopie

Man kann die Akkommodation recht gut zum Ausgleich der Hyperopie nutzen. Das funktioniert einwandfrei, solange man akkommodieren kann. Leider geht diese Fähigkeit im Lauf des Lebens verloren, wie wir bald noch erfahren werden. Die Aufrechterhalten einer permanenten Naheinstellung des Auges erfordert eine gewisse Kraftanstrengung, was Missempfindungen, Augenbrennen und Kopfschmerzen zur Folge haben kann. Daran wird ein Augenarzt denken, wenn ein Patient beispielsweise darüber klagt, dass ihm langes Lesen oder Computerarbeit Beschwerden bereitet. Wenn er bei den üblichen Tests keine Fehlsichtigkeit findet, könnte es ja immer noch sein, dass eine Hyperopie vorliegt, die der Patient durch »heimliches« Akkommodieren ausgleicht. Um dies zu klären, muss der Augenarzt die Akkommodation ausschalten. Dazu sind Atropin-Augentropfen geeignet. Deren Nachteil ist aber, dass die dadurch ausgelöste Akkommodationslähmung mehrere Tage und die Pupillenerweiterung länger als eine Woche anhalten kann. Es gibt synthetische Alternativen, die kürzer wirken, entweder ein bis zwei Tage (Cyclopentolat) oder nur wenige Stunden (Tropicamid). Alle diese Mittel lähmen nicht nur die Akkommodation, sondern erweitern auch die Pupille, denn für beides ist dasselbe Nervensystem zuständig. Man verlässt nach einer Untersuchung mit solchen Tropfen die Augenarztpraxis leseunfähig und blendungsempfindlich, aber möglicherweise um die Erkenntnis (s)einer Hyperopie reicher. Fahrrad und Auto fahren darf man übrigens mit weit gestellter Pupille nicht.

Als Hyperoper braucht man die Brille dann, wenn man Beschwerden hat, die sich damit beheben lassen. Je höher die Hyperopie und je älter der Patient, desto eher treten solche Beschwerden auf, Augenbrennen, Kopfschmerzen bei Naharbeit, das was man »Asthenopie« (»augenbedingtes Unwohlsein«) nennt. Deshalb kann man keine ganz feste Regel aufstellen, ab welchem Ausmaß eine Hyperopie korrigiert werden muss. +4 dpt ist eine ganz brauchbare Grenze, aber wenn +1 dpt asthenopische Beschwerden bessert, dann ist es richtig, eine solche Brille zu tragen. Fazit: im Zweifelsfall ausprobieren. Ab dem 40. Lebensjahr ist jedes Plus beim Lesen willkommen, und das sollte man sich dann auch gönnen.

Es kommt vor, aber nicht häufig, dass Kopfschmerzen mit einer neuen Brille verschwinden. Die weitaus häufigsten Kopfschmerzen sind Migräne und Spannungs-Kopfschmerzen. Das darf man nicht außer Acht lassen. Die Diagnose Migräne oder Spannungskopfschmerzen lässt sich in der Regel einfach stellen, es gibt dafür wirksame Behandlungen, aber auf das Naheliegende kommen auch wir Ärzte manchmal nicht.

Es gibt noch eine Situation, in der man bei Hyperopie eine Plusbrille verschreiben muss, selbst wenn die Sehschärfe ohne Brille gut ist: bei einem Kind, das nach innen schielt. Hat dieses Kind eine Hyperopie, dann wird es diese durch Naheinstellung ausgleichen wollen. Zur Naheinstellung gehören aber nicht nur die Akkommodation, sondern auch die Pupillenverengung und die Einwärtsbewegung der Augen, »Konvergenz« genannt. Akkommodation und Konvergenz zu entkoppeln, ist schwierig, deshalb ist das Risiko groß, dass Einwärtsschielen durch eine nicht korrigierte Hyperopie verstärkt wird.

Die Hyperopie ist leider ein nutzloser Sehfehler. Mit Myopie kann man wenigstens ohne Brille im Bett lesen, bei Hyperopie braucht man im Alter eine Brille für Ferne und Nähe. Kontaktlinsenkorrektur ist schwieriger, weil sich eine Konvexlinse der Hornhaut nicht so schön anschmiegt wie eine Konkavlinse, und auch der Spielraum der refraktiven Chirurgie ist erheblich geringer als bei Myopie. »Refraktive Chirurgie« ist der Sammelbegriff für Augenoperationen, mit denen die Brechkraft des Auges verändert wird, das heißt, diese OPs korrigieren Abbildungsfehler und zielen darauf ab, Korrekturmittel wie Brille oder Kontaktlinsen überflüssig zu machen oder wenigstens ihre Stärke zu reduzieren (siehe dazu S. 178).

Wenn der Autofokus versagt: Presbyopie

Vielleicht sind Sie normalsichtig, bedauern die Myopen und freuen sich über Ihre »guten Augen«. Aber wenn Sie die vierzig überschreiten, ändert sich das garantiert. Da beginnt nämlich der Autofokus des Auges zu versagen. Nicht dass er falsch einstellen würde, nein, er stellt gar nicht mehr ein.

Unsere Linse stellt automatisch scharf, das üben wir seit Säuglingstagen und bringen es zu einer gewissen Perfektion. Sie ist elastisch in einem Ring ausgespannt. Dieser Ring besteht aus einem Muskel. Wenn der sich zusammenzieht, entspannt sich die Linse und wird dicker. Wenn sich der Muskel entspannt, wird die Linse wieder dünner, weil sich die sie haltenden Fasern straffen. Diesen Vorgang nennt man Akkommodation (siehe S. 34). Unsere Linse hat bei der Geburt einen Spielraum von etwa 20 dpt (wir rechnen nach, 1 m : 20 = 5 cm), was bedeutet, dass ein Säugling und Kleinkind in 5 cm scharf sehen kann. Nun ist unsere Linse kein totes Material, kein Kristall, kein Glas, denn sie muss sich ja verformen können. Sie ist lebendig und wächst das ganze Leben lang. Beliebig groß kann sie aber nicht werden, ihr Gewebe wird deshalb immer mehr verdichtet. Nach und nach nimmt ihre Elastizität ab. Bei Volljährigkeit schaffen wir noch eine Naheinstellung über 10 dpt, mit dreißig etwa 8 dpt, mit vierzig noch 5 dpt, mit fünfzig schon keine 2 dpt mehr und mit sechzig an guten Tagen noch 1 dpt. Rechnet man das auf Entfernungen um, dann sieht man mit vierzig in 20 cm scharf, mit fünfzig liegt unser Nahpunkt schon über 50 cm, mit sechzig dann bei 1 m und mehr. Bis vierzig merkt man nichts von diesem sich schleichend entwickelnden Manko. Mitte vierzig macht das Lesen Probleme, weil man den Text eines Buches in der üblichen Leseentfernung nicht mehr scharf sieht. Man möchte das Buch immer weiter weg halten (»die Arme werden zu kurz«). Diesen traurigen Zustand nennt man »Alterssichtigkeit«. Das ist kein schöner Begriff, nehmen wir auch hier lieber den Fachbegriff Presbyopie (die griechische Bezeichnung besagt genau dasselbe, klingt aber etwas freundlicher). Die Presbyopie korrigiert man einfach mit einer Lesebrille, die mit zunehmendem Alter immer stärker werden muss. Kommt der Jung-Presbyope noch mit +1,0 dpt hin, sind es dann Mitte fünfzig schon +2 dpt, was auch meistens in den 60er-Jahren noch reicht und im Rentenalter bei etwa +2,5 dpt endet. Für das Lesen im Bett (kurzer Abstand) mag auch +3 dpt oder sogar etwas mehr angenehm sein.

Leben mit Presbyopie

Leider bleibt der Verlust der Akkommodationsfähigkeit niemandem erspart. Ist man normalsichtig, muss man ab Mitte vierzig damit rechnen. Eine Hyperopie verlegt den Zeitpunkt dieser ersten unwiderruflichen Ankündigung des Älterwerdens in jüngere Jahre, eine Myopie kann deutlichen Aufschub gewähren (allerdings braucht man dabei eine Brille für die Ferne).

Gegen die Alterssichtigkeit kann man ein wenig ankämpfen, man kann die Akkommodation trainieren. Es lohnt sich aber nicht, denn der Ausgang des Kampfes ist klar: Man wird ihn verlieren. Bis dahin quält man sich beim Lesen, riskiert Kopfschmerzen und Augenbrennen und liest vielleicht einen entscheidenden Passus in einem wichtigen Vertrag falsch. Man muss sich mit seiner Presbyopie arrangieren, wobei man drei Entwicklungsstadien des presbyopen Menschen unterscheiden kann:

1. Der Anfänger. Er hat sich noch nicht damit abgefunden. Der Leseabstand ist reichlich groß geworden, Landkarten sind ihm ein Graus wegen der vielen roten Linien (chromatische Aberration, siehe dazu im Kapitel »Warum wir Blau eigentlich nicht richtig sehen können«,

ab S. 54), er braucht mehr Licht, damit die engere Pupille die Tiefenschärfe ein wenig vergrößert. Wenn er myop ist, hat er schon lange gemerkt, dass ein Absetzen der Brille sehr angenehm ist. Wenn er hyperop ist, hat er ohnehin verloren, er hat das Anfängerstadium wahrscheinlich schon hinter sich und sollte zum nächsten Abschnitt wechseln. Wenn Sie normalsichtig sind, also bisher keine Brille gebraucht haben, rate ich Ihnen, heimlich eine einfache Brille von +1,0 dpt oder +1,5 dpt im Kaufhaus zu erwerben. Wenn Ihnen dies zu einem Erweckungserlebnis verhilft, dann ist es an der Zeit, sich um eine Lesebrille zu bemühen. Es kann sogar sein, dass Ihnen das gute Stück aus dem Kaufhaus reicht, optimal dürfte es in den seltensten Fällen sein. Der Erwerb einer »ordentlichen« Lesebrille ist auch eine gute Gelegenheit, Ihre Augen mal inspizieren zu lassen. Sie brauchen sie ja noch eine Zeit lang.

2. Der Fortgeschrittene. Er ist so etwa fünfzig. Ihn nervt es, dass er seine Lesebrille ständig auf- und absetzen und immer wieder suchen muss. Den Myopen stört das Auf und Ab besonders, vor allem wenn die Fernbrille auf dem Schreibtisch liegen blieb und er im Parkhaus steht. Der Hyperope hat kapituliert und sich bereits das angeschafft, was die beiden anderen brauchen: Eine Brille, die sowohl in der Ferne als auch in der Nähe ein scharfes Bild erzeugt. Mit einer solchen Brille müssen Sie sich jetzt anfreunden. Das war früher eine sogenannte Bifokalbrille, die nach unten hin ein kleines Fensterchen hat. Gegen eine solche Brille ist an sich nichts zu sagen, außer dass man sofort sieht, dass ihr Träger nicht mehr jung ist. Da nimmt man doch lieber eine Gleitsichtbrille, die zudem noch stufenlose Zwischenwerte bietet. Das hat den Vorteil, dass man jede beliebige Entfernung einstellen kann. Man bekommt aber auch hier nichts umsonst, der Nachteil: Es gibt Zonen, in denen man nicht richtig scharf und zudem verzerrt sieht. Man gewöhnt sich aber daran und erreicht Phase 3.

3. Der perfekte Presbyope. Er ist Mitte fünfzig und kann sich sagen: »Viel schlimmer wird es nicht mehr«. Seine Gleitsichtbrille trägt er die meiste Zeit; dass er über fünfzig ist, hat er akzeptiert, er empfindet es als positiv, wenn man an seiner Brille erkennt, dass er schon älter

ist, aber sonst nicht so aussieht. Es ist klug, wenn man seine Gleitsichtbrille nicht dauernd auf- und absetzt. Das Gehirn muss die Verzerrungen herausrechnen und sich jedes Mal umstellen. Ebenfalls klug ist es, keinen zu starken Nahteil zu wählen. 2 dpt oder 2,25 dpt reichen meistens auch mit über sechzig noch als Nahzusatz. Jede Vierteldioptrie mehr verschlechtert beim Fernblick das Bild im unteren Bereich und stört beim Treppenhinuntersteigen. Besser ist, man lässt sich noch eine gesonderte Lesebrille machen. Durch diese kann man zudem an jeder beliebigen Stelle schauen und muss nicht zwangsläufig mit gesenktem Blick lesen. Lesebrillen sind preiswert, denn sie brauchen keine Tönungen und keine Superentspiegelungen. Gleitsichtbrillen sind hingegen alles andere als billig. Man muss allerdings nicht die teuersten Gläser wählen, um gut zu sehen. Eine exakte Anpassung ist wichtig, und ein Astigmatismus (siehe S. 43) muss korrigiert sein. Das Bild muss für beide Augen dort am schärfsten sein, wo man entspannt durch das Brillenglas schaut, ansonsten drohen Augenbrennen und Kopfschmerzen.

Es gibt Situationen, in denen eine Gleitsichtbrille nicht ideal ist. Am Computer muss der Monitor da stehen, wo man ihn scharf sieht, ohne dass man den Kopf allzu sehr verdrehen muss. Im Zweifelsfall kann eine auf diese Arbeitssituation optimierte Brille helfen. Beim Fotografieren stört eine Gleitsichtbrille ebenfalls. Man muss den Kopf weit nach hinten beugen, um den Monitor oder das Smartphone-Display scharf zu sehen. Das ist übrigens der Moment, wo sich jeder Presbyope outen muss. Gemütlich in Rückenlage auf der Couch ausgestreckt fernzusehen, geht auch nicht mehr, denn man schaut dann durch den Nahteil der Brille und müsste das Kinn auf die Brust stützen, um den Bildschirm scharf zu sehen, was die Nackenmuskeln nicht lange mitmachen werden.

Gibt es Alternativen zur Gleitsichtbrille? Was ist, wenn man ohne geeignete Brille unterwegs ist und etwas lesen muss? Schauen Sie dazu in den Abschnitt »Besser sehen mit Bierdeckel und Gabel« auf S. 26. Fotografen wissen, eine kleine Blende verbessert die Tiefenschärfe, also sehe man zu, dass die Pupille eng wird. Das geht ganz einfach: Man braucht mehr Licht. Das verbessert auch den Kontrast.

Es gibt Kontaktlinsen mit mehreren Brennpunkten ähnlich einer Gleitsicht- oder Bifokalbrille. Kein Fotograf, der auf eine hohe Bildqualität Wert legt, würde sich ein Objektiv mit mehreren Schärfenebenen vor seine Kamera schrauben. Streulicht wird zum Problem, der Kontrast wird schlechter. Unser Auge macht das allerdings mit. Es fährt einfach die Kontrastverstärkung hoch. Im Hellen hilft die engere Pupille, dann funktioniert eine solche Kontaktlinse durchaus. Probleme entstehen, wenn es dunkel und die Pupille weit wird. Einen Dämmerungssehtest würde man mit einer multifokalen Kontaktlinse kaum bestehen. Für das nächtliche Autofahren müssen unsere Sehhilfen aber möglichst optimal sein.

Aus den USA kommen demnächst Augentropfen, die das Sehen in der Nähe bessern. Es handelt sich um Pilokarpin, früher unser Standardmittel beim grünen Star. Es verengt die Pupille stark. Aha, kleine Blende, größere Tiefenschärfe, gute Idee. Aber kleine Blende bedeutet auch dunkleres Bild, gerade dann, wenn man Licht braucht. Nächtliches Autofahren wird unter Umständen zum Blindflug. Man kann nur davon abraten.

Eine ausgesprochen abenteuerliche Möglichkeit ist der Einbau einer kleinen Apparatur in die Hornhaut eines Auges. Es handelt sich um ein winziges Objektiv oder einfach nur eine kleine Blende, die das Sehen in der Nähe ermöglicht. Dieses Auge hat dann zwei sich überlagernde Bilder, und sein Besitzer muss lernen, sich auf das jeweils passende zu konzentrieren. Ich kenne keinen Augenarzt oder Optiker, der sich so etwas antäte.

Hyperopie und Presbyopie, keine gute Kombination

Man kann die Hyperopie – wie beschrieben – durch die Naheinstellung des Auges, durch Akkommodation, ausgleichen. Das fällt einem Kleinkind und Jugendlichen leicht, sie haben ja genug Spielraum. Bei 3 dpt Hyperopie blieben dem 30-Jährigen immer noch 5 für die Naheinstellung übrig, 3 verbraucht er, um sein Auge auf die Ferne zu justieren. Er schafft dann noch einen Nahpunkt von 20 cm, was für alle Alltagsgeschäfte ausreicht.

Allerdings: Die Akkommodation verläuft zwar unbemerkt und automatisch, aber sie erfordert doch eine gewisse Energie und einen gewissen Einsatz. Es kann sein, dass es unserem 30-jährigen Hyperopen schwerfällt, diesen Einsatz auf Dauer zu erbringen, beispielsweise wenn er einen klein gedruckten langen Text lesen muss. Ihm brennen die Augen, es entwickeln sich Kopfschmerzen, und er wird müde und schlecht gelaunt. Diesen Zustand haben wir bereits als Asthenopie kennengelernt.

Der 40-jährige 3-dpt-Hyperope hat ein noch größeres Problem: Er hat nur noch 2 dpt für die Naheinstellung übrig, das ergibt 50 cm, was nicht mehr für eine komfortable Leseentfernung reicht. Er braucht jetzt schon eine Lesebrille, seine Presbyopie setzt vor der Zeit ein.

Ganz übel wird es über fünfzig. Das bisschen verbleibende Akkommodation reicht auch für die Ferne nicht mehr aus, man braucht eine Brille für Nähe und Ferne. Es ist ganz gut, dass die Hyperopie seltener ist als die Myopie.

Myopie und Presbyopie, schon besser

Der Myope hat da einen Vorteil, denn mit einer Myopie von -1 dpt kann man ganz gut auch ohne Brille durch den Alltag kommen (Autofahren darf man aber so nicht!). Sie können das wieder mit einer Billigbrille +1 dpt simulieren und werden feststellen, dass eine Myopie von 1 dpt gar nicht so schlimm ist. Wenn Sie selbst gerade knapp über vierzig sind, werden Sie die +1-Brille vielleicht sogar behalten wollen, weil das Lesen damit angenehmer ist. Ist unser Myoper über fünfzig, hat er diese 1 dpt für die Nähe gewissermaßen schon eingebaut, und zusammen mit seinem noch verbleibenden Akkommodationsvermögen von etwa 1,5 dpt kann er in 40 cm Abstand lesen (sicherlich nicht das Kleingedruckte eines Mobilfunkvertrags, die Zeitung aber schon). Der Idealzustand wäre: ein normalsichtiges Auge (das heißt übrigens emmetrop) rechts und ein leicht kurzsichtiges Auge links, mit etwa -1,5 dpt. Dann kann man das eine für die Ferne und das andere für die Nähe nutzen. »Schwäbisches Sparauge«, nennen wir das in Tübingen schmunzelnd, denn man spart sich eine Brille. Allerdings ist die beidäugige Zusammenarbeit nicht optimal, wenn ein Auge in der Ferne und eins in der Nähe scharf sieht.

Info

Kann man sich die Augen verderben?

Die Augen verderben kann man sich nicht. Auch wenn Sie jahrelang eine falsche Brille tragen und Ihnen nach drei Buchseiten die Augen brennen und der Kopf brummt – dabei entsteht kein bleibender Schaden. Eine passende Brille, und alles wird wieder gut. Das ist völlig anders als zum Beispiel das Tragen nicht für Ihre Füße passender Schuhe oder die Anwendung schädlicher Hautcremes. Wer von »verdorbenen Augen« spricht, hat entweder falsche Vorstellungen, oder er will Ihnen Angst einjagen und verfolgt dabei nicht selten kommerzielle Interessen.

Wenn die Hornhaut nicht richtig rund ist: Astigmatismus

Myopie und Hyperopie sind nicht die einzigen möglichen Baufehler unserer Augenoptik. Die Frontlinse, also die Hornhaut, sollte so aussehen, als sei sie aus einer Kugel geschnitten. Das trifft aber oft nicht zu. Man nennt es Astigmatismus, auf Deutsch »Stabsichtigkeit« oder »Hornhautverkrümmung«, wenn die Hornhaut von der idealen Kugelform abweicht. Wörtlich bedeutet Astigmatismus »Punktlosigkeit«. Unter Stabsichtigkeit kann man sich nichts Rechtes vorstellen – den Blick durch ein Gefängniszellenfenster? Hornhautverkrümmung trifft den Sachverhalt ganz gut, klingt aber hässlich.

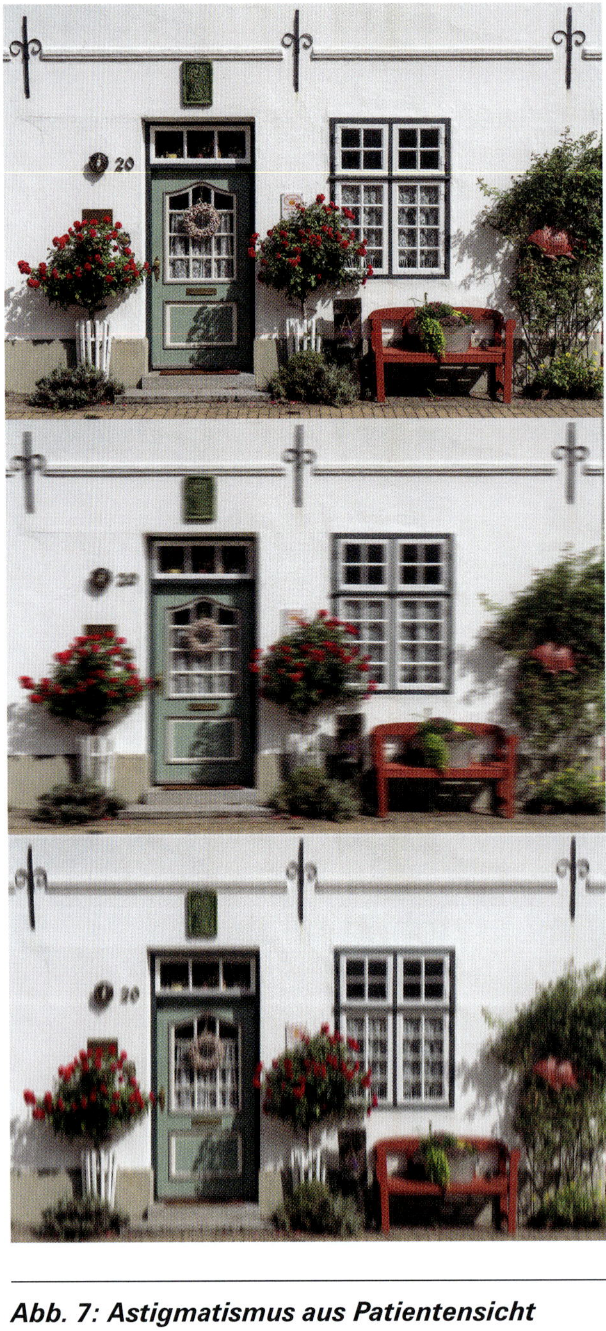

Abb. 7: Astigmatismus aus Patientensicht
Bei einem starken Astigmatismus sieht man entweder nur horizontale (mittleres Bild) oder nur vertikale (unteres Bild) Linien richtig scharf.

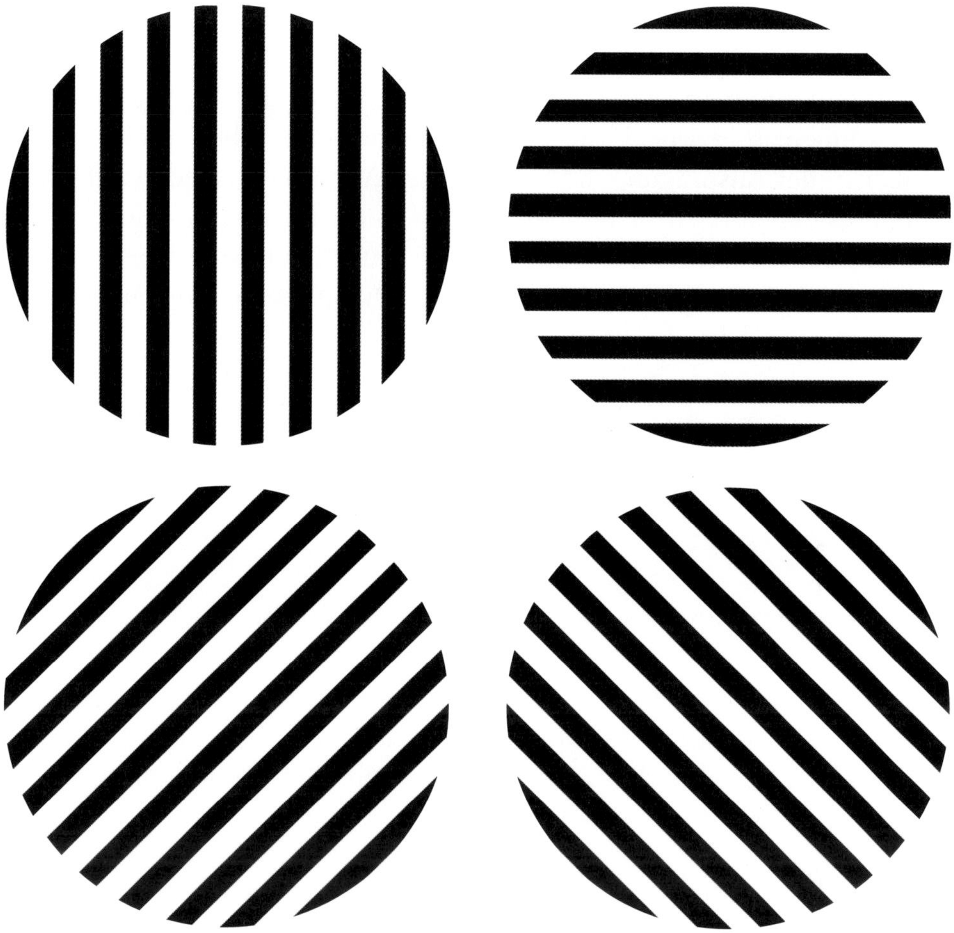

Abb. 8: Astigmatismus-Selbsttest
Mithilfe dieser Figur können Sie testen, ob Sie selbst einen Astigmatismus haben. Im Idealfall sehen Sie alle vier Streifenmuster gleich kräftig (oder gleich schlecht). Bei nicht korrigiertem Astigmatismus sehen Sie eines der vier Muster besonders kräftig und das senkrecht dazu verlaufende blasser als die anderen.

Unsere Hornhaut erinnert eher an ein liegendes Ei als an eine Kugel. Das hat seinen Grund: Wir blinzeln ständig, drücken alle 4–6 Sekunden ein wenig auf das Auge. Steter Tropfen höhlt den Stein, und das Auge wird ein klein wenig platt gedrückt. Auch beim Astigmatismus gibt es große Unterschiede in der Ausprägung, bei den meisten Menschen ist er so unbedeutend, dass man ihn gar nicht bemerkt. Bei anderen hat der Astigmatismus Einfluss auf die Sehschärfe und muss mit einer Brille korrigiert werden. Es gibt auch Menschen, bei denen die Hornhaut einem stehenden oder schräg gestellten Ei gleicht.

Die optischen Auswirkungen sind so, dass ein Punkt als Strich abgebildet wird, Stabsichtigkeit und Punktlosigkeit sind demnach tatsächlich treffende Bezeichnungen. Praktische Konsequenz: Man sieht Linien, die in unterschiedliche Richtungen laufen, unterschiedlich scharf.

Die Korrektur des Astigmatismus erfolgt durch ein Brillenglas, das nur in einer Richtung bricht. Das ist ein zylinderförmiges Glas, das dann natürlich in der richtigen Position in die Brille eingebaut werden muss. Deshalb muss bei der Korrektur des Astigmatismus eine Glasstärke in dpt und eine Einbaurichtung in Grad (°) angegeben werden. Dies ist die Zylinderrichtung, also die Richtung, in der das Glas nicht bricht.

Astigmatismus kommt meistens zusammen mit Myopie oder Hyperopie vor, sodass man eigentlich zwei Brillengläser verordnen und aufeinanderkleben müsste. Das Problem löst die optische Industrie natürlich eleganter: Sie schleift beides computergesteuert in ein einziges Brillenglas.

Leben mit Astigmatismus

Braucht man ohnehin wegen Myopie, Hyperopie oder Presbyopie eine Brille, »repariert« der Optiker den Astigmatismus gleich mit und schleift das Glas entsprechend. Manche Menschen tolerieren erstaunlich hohe Astigmatismen, 3 dpt und mehr, und sehen ganz ordentlich auch ohne

Brille, zumindest solange es hell ist. Im Dunkeln gibt es aber Probleme. Im Grunde gilt für alle Menschen: Ob wir gut oder schlecht sehen, merken wir, wenn es dunkel wird.

Gerade bei Patienten mit Astigmatismus wurde mir eines bewusst: Manche Menschen tolerieren beträchtliche Fehlsichtigkeiten. Man findet einen Astigmatismus, etwa 3 dpt, verordnet eine Brille und erwartet, dass sich ein begeisterter Patient beim nächsten Besuch überschwänglich bedankt. »Ach so, die Brille, die hab ich kaum getragen.« Ein anderer klagt, dass er mit seiner neuen Brille nicht zurechtkomme. Man prüft, findet 0,25 dpt noch nicht korrigierten Astigmatismus, denkt sich: »Das kann es ja nicht sein«, verordnet trotzdem die geringe Korrektur, und der Patient kommt begeistert und voll des Lobes zurück. Menschen sind verschieden!

Wenn die Hornhaut anders als eiförmig gekrümmt ist, wenn etwa die Schnitte mit der höchsten und geringsten Brechkraft nicht senkrecht zueinander stehen, lässt sich das mit einer Brille nicht mehr ausreichend korrigieren. Man braucht unbedingt Kontaktlinsen. Diese haben ja eine ideale Außenform und ersetzen gewissermaßen die unvollkommene Hornhautvorderfläche. Probleme gibt es nur dann, wenn der Astigmatismus so stark ist, dass die Kontaktlinse nicht richtig auf der Hornhaut liegen bleiben will. Für solche Fälle gibt es Spezialisten, die auch bei schwierigen Verhältnissen eine Kontaktlinsenanpassung hinkriegen.

Wie wird die Brille bestimmt?

Meistens durch Probieren. Es ist aber nicht so, dass der Augenarzt oder Optiker aus einer großen Kiste immer weitere Probiergläser herausfischt, bis er eins findet, das passt. Man folgt einer gut erprobten Strategie, hat ein ausgeklügeltes System, mit dem man schließlich die passenden Brillengläser ermittelt. Der Brillenempfänger muss dabei mitarbeiten. Von ihm wird verlangt, klar zu sagen, ob ein geändertes Glas das Bild verbes-

Kontaktlinsen aus Silikonhydrogel auf den Markt, einem Material, das gut sauerstoffdurchlässig ist. Sie sind wasserhaltig und lassen Sauerstoff und Nährstoffe zur Hornhaut durch. Man kann sie sogar über Nacht tragen und verwendet sie beispielsweise bei Hornhautverletzungen als »Verband«, wodurch die Heilung beschleunigt und Schmerzen gelindert werden.

Es ist viel leichter, sich an weiche als an harte Kontaktlinsen zu gewöhnen. Daher sind weiche Kontaktlinsen sehr beliebt und können fast überall ohne Rezept und ohne Hygieneeinweisung gekauft werden. Entscheidend für die Langzeitverträglichkeit ist neben dem Material die saubere Handhabung (jedes Mal vor Linsenkontakt müssen die Hände gewaschen werden) und Pflege mit dafür geeigneten Pflegemitteln. Beachtet man das nicht, kann man mit weichen Linsen Schaden an seinen Augen anrichten. In der Hornhaut können sich Risse und sogar Geschwüre bilden. Bakterien, Pilze oder – besonders schlimm – Amöben können sich unter der Kontaktlinse häuslich einrichten und sich von der Hornhaut ernähren. Die Hornhaut wird dabei von der weichen Kontaktlinse wie von einem Verband abgedeckt, was die Beschwerden gering hält, und man merkt erst, dass etwas nicht stimmt, wenn das Bild trüb wird. Dann kann es aber schon zu spät sein. Ganz am Ende kann die Hornhautverpflanzung oder gar der Verlust des Auges stehen.

Eine besondere Art der Kontaktlinsenanpassung nennt sich Orthokeratologie, auf Deutsch »die Lehre von der richtigen Hornhaut«. Dabei werden formstabile (»harte«) Kontaktlinsen angepasst, die nicht nur den jeweiligen Sehfehler korrigieren, sondern auch die Hornhaut so verformen, dass man auch ohne Kontaktlinse oder Brille weiter scharf sehen kann. Die Hornhaut will natürlich wieder in ihre gewohnte Form zurück, deshalb ist dieser Effekt nur vorübergehend. Man trägt diese Linsen über Nacht, und wenn alles stimmt, sieht man am Tag ohne jede Sehhilfe scharf. Das Problem: Man weiß nicht genau, wie schnell die Hornhaut wieder in ihre angestammte Form zurückkehrt. Abends, wenn es dunkel wird und man die Korrektur am dringendsten braucht, lässt die Wirkung nach. Autofahren darf man deshalb mit dieser Art der Korrektur nicht.

Tipp

Grundregeln für den Umgang mit weichen Kontaktlinsen

Kontaktlinsen sollten immer von Fachleuten angepasst und kontrolliert werden. Dazu gehört auch eine Einweisung in den Umgang mit dem »Fremdkörper«, den man künftig in direkten Kontakt mit einem unserer empfindlichsten Körperteile bringen will. Der Kontaktlinsenträger muss sich streng an die Trage- und Reinigungsregeln halten, beispielsweise für seinen Kontaktlinsentyp vorgesehene Reinigungslösungen statt Leitungswasser verwenden. Tageslinsen sind keine Zweitageslinsen, und der Kontaktlinsentag hat auch keine 24, sondern maximal 16 Stunden. Dann müssen die Linsen raus und entsorgt werden. Sie kosten oft ja nicht einmal 1 Euro pro Paar. Auch bei Linsen für eine längere Tragedauer muss man sich strikt an die Empfehlungen halten. Weiche Kontaktlinsen altern und verlieren ihre Luftdurchlässigkeit. Außerdem – sie sind ja wasserhaltig – kann sich allerlei Unerwünschtes darin ansammeln, auch wenn man sie gut reinigt. Deshalb soll man mit weichen Kontaktlinsen auch nicht schwimmen gehen, sonst enthält die Linse danach Chlorwasser oder eine Bakterienprobe aus dem Baggersee. Schwer vorstellbar, dass sich die Hornhaut darüber freut. Außerdem ist Schwimmen eine gute Gelegenheit, Kontaktlinsen zu verlieren. Beim Tauchen mit Maske hingegen sind weiche Tageslinsen eine gute Lösung, denn unter harten Linsen kann sich durch Druckänderung Luft ansammeln und die Sicht verschlechtern. In die Sauna gehören Kontaktlinsen nicht, denn trockene Luft ist für Kontaktlinsenträger kein günstiges Milieu. Ein Austrocknen der Kontaktlinsen ist weder für das Sehen noch für die Hornhaut gut. Tränenersatzmittel und möglicherweise Luftbefeuchter können helfen. Staubige Umgebungen sind ebenfalls alles andere als ideal und können den Gebrauch von Kontaktlinsen unmöglich machen. Für eine Saharaexpedition ist eine Brille mit Seitenschutz weitaus geeigneter. Auch in der Backstube hält sich die Freude an den Kontaktlinsen sehr in Grenzen.

Es gibt sicherlich Menschen, die damit zufrieden sind. Für mich ist es eine unangenehme Vorstellung, meiner Hornhaut eine andere Form aufzuzwingen. Ich würde viel lieber tagsüber eine Brille tragen, als mich über Nacht mit einer Kontaktlinse zu plagen. Man muss dazu wohl eine ziemliche Aversion gegen die Brille hegen. Aber für den myopen Schauspieler, der im Wüstensand einen römischen Legionär spielen soll, könnte die Orthokeratologie eine Lösung sein …

Zum Augenarzt oder zum Optiker?

Das ist ein Kapitel, das mir als konfliktscheuem Menschen Probleme bereitet. Zwischen den beiden Berufsgruppen gibt es ja nicht zu übersehende Überschneidungen, damit naturgemäß Konkurrenz und mit einer gewissen Regelmäßigkeit auch Streitigkeiten. Dabei geht es meistens darum, wo der Kompetenzbereich des einen aufhört und der des anderen beginnt. Einiges ist klar geregelt: Ein Optiker darf keine ärztlichen Tätigkeiten ausführen, zum Beispiel darf er dem Kunden nicht die Pupillen erweitern oder ihm eine Diagnose stellen. Eine Brille bestimmen und die Sehschärfe prüfen, das können beide, es hat noch keinen Wettbewerb gegeben, wer darin besser ist. Auch Kontaktlinsen anpassen können beide, und es gibt sowohl unter Optikern als auch unter Augenärzten Anpasser, die zu wahren Meisterstücken fähig sind, beispielsweise bei schwierigen Hornhautverhältnissen. Unbestritten sind Optiker überlegen, wenn es um die handwerkliche Herstellung und Anpassung der Brille geht, etwa um die richtige Zentrierung der Gläser. Natürlich gehen die Möglichkeiten eines Optikers über diesen eher handwerklichen Aspekt hinaus. Man verwendet dafür gerne den Begriff »Optometrist«, der in Deutschland aber nicht geschützt ist. Dieser hat meistens eine Hochschulausbildung, die auch augenheilkundliche Kenntnisse umfasst. Mit modernen technischen Geräten sind Optiker durchaus in der Lage, Augenkrankheiten zu erkennen. Vom Gesetz sind ihnen da aber Grenzen vorgegeben. Ein Optiker wird, sobald er den Verdacht hat, dass eine Augenkrankheit vorliegt, den Besuch beim Augenarzt empfehlen. Insofern ist es unwahrscheinlich, dass schlimme Krankheiten übersehen werden, wenn man sich an einen Optiker wendet, etwa weil der Augenarzt keinen Termin mehr frei hat. Es ist jedenfalls viel weniger riskant, als sich einem Heilpraktiker statt einem Internisten anzuvertrauen. Allerdings hat ein Augenarzt im Gegensatz zum Optiker ein vollständiges, mindestens sechsjähriges Medizinstudium hinter sich und besitzt als Arzt deshalb einen Überblick über die gesamte Medizin.

Eigentlich sollte man Hand in Hand arbeiten, zu tun gibt es ja wirklich genug, und der Bedarf wird nicht geringer, weil wir ja bekanntermaßen immer älter werden. Nach meiner Auffassung ist ein Grundübel die Gebührenordnung der Ärzte. Ein Augenarzt erhält so wenig Geld für die Behandlung eines Kassenpatienten, dass seine Praxis nur dann wirtschaftlich arbeiten kann, wenn ein großer Teil seiner Patienten an einfachen, rasch zu lösenden Problemen leidet, zum Beispiel eine Lesebrille oder ein Tränenersatzmittel braucht. Eigentlich sollte sich ein Augenarzt vornehmlich um aufwendige, komplexe Fälle kümmern. Daher wäre es sinnvoller, die Augenärzte fair zu bezahlen, sodass sie mit ausreichend Zeit für Gespräche und Untersuchungen eine geringere Zahl von Patienten umfassend betreuen könnten, die wirkliche Augenprobleme haben. Dazu wären ein Umdenken und eine Neuausrichtung der gesamten Medizin erforderlich, was m. E. allen Vorteile brächte und das Verhältnis von Augenärzten und Optikern neu und besser gestalten würde. Im Kleinen gibt es schon jede Menge gute und fruchtbare Zusammenarbeit zwischen unseren Berufsgruppen.

Es ist kaum zu verstehen, dass es so schwer ist, einen Augenarzttermin zu bekommen, dass die Ambulanzen der Augenkliniken überquellen und für abschreckend lange Wartezeiten berüchtigt sind, obwohl die Ärzte dort nicht selten am Limit arbeiten. Gleichzeitig beginnen Finanzinvestoren sich zunehmend für Augenarztpraxen zu interessieren, ein Indiz dafür, dass dieses Fach wirtschaftlich interessant ist. Die Probleme der fehlenden Kapazitäten werden damit aber nicht gelöst, denn Investoren interessieren vor allem lukrative Diagnosen, nicht jene Patienten, die langer Gespräche und aufwendiger Therapieplanungen bedürfen. Das berührt die gesamte Ausrichtung unserer Medizin.

Warum wir Blau eigentlich nicht richtig sehen können

Es gibt noch mehr optische Probleme als die klassischen Fehlsichtigkeiten. Unser Auge ist ein Zweilinser, ein schlechtes optisches System mit allerlei Mängeln, die auf seiner einfachen Konstruktion beruhen. Mit einem sehr interessanten Fehler müssen wir uns noch befassen, es ist die chromatische Aberration (von altgriech. *chróma* »Farbe« und lat. *aberrare* »abschweifen«). Dieses Problem hat auch das beste Auge.

Kurzwelliges blaues Licht wird in optischen Systemen stärker gebrochen als langwelliges rotes Licht. Um diesen Fehler in den Griff zu bekommen, wird bei Fotoobjektiven viel Aufwand getrieben, etwa zahlreiche Linsen, unterschiedliche Glassorten im selben Objektiv. Trotzdem sieht man beim genauen Hinsehen auf vielen Fotos blaue und rote Begleitstreifen an kontrastreichen Strukturen, wenn die Korrektur der chromatischen Aberration nur unzureichend gelungen ist. Auch für unser Auge ist das ein Problem. Da blaues Licht stärker gebrochen wird, ist das Auge für Blau myoper, das heißt, die Strahlen treffen sich vor der Netzhaut. Ein Myoper wird ohne Brille blaue Strukturen also besonders schlecht sehen. Man kann darauf einen orientierenden Sehtest aufbauen. Normalsichtige sehen blaue Zeichen und rote Zeichen etwa gleich gut, Myope sehen die blauen schlechter. Noch besser geht dieser Test mit roten und grünen Zeichen. Mit Blau hat unser Auge nämlich tatsächlich ein Problem. Die chromatische Aberration stört erheblich. Das Auge hat sich dazu eine einfache Lösung ausgedacht. Es lässt die Blau-Sinneszellen in der Fovea weg: Wo nichts ist, kann nichts stören.

Aber wir sehen doch Blau? Das schon, aber streng genommen nicht, wenn wir ganz genau drauf schauen. Wir raten, dass da etwas Blaues sein muss, weil wir es zuvor mit einer Netzhautstelle außerhalb des Zentrums wahrgenommen haben. Den Helligkeitsunterschied sieht man auf jeden Fall, denn auch unsere Empfänger für Rot und Grün können Blau sehen. Tatsächlich beruht sehr vieles beim Sehen auf Raten und Erfahrung. Doch davon später (siehe S. 96 f.).

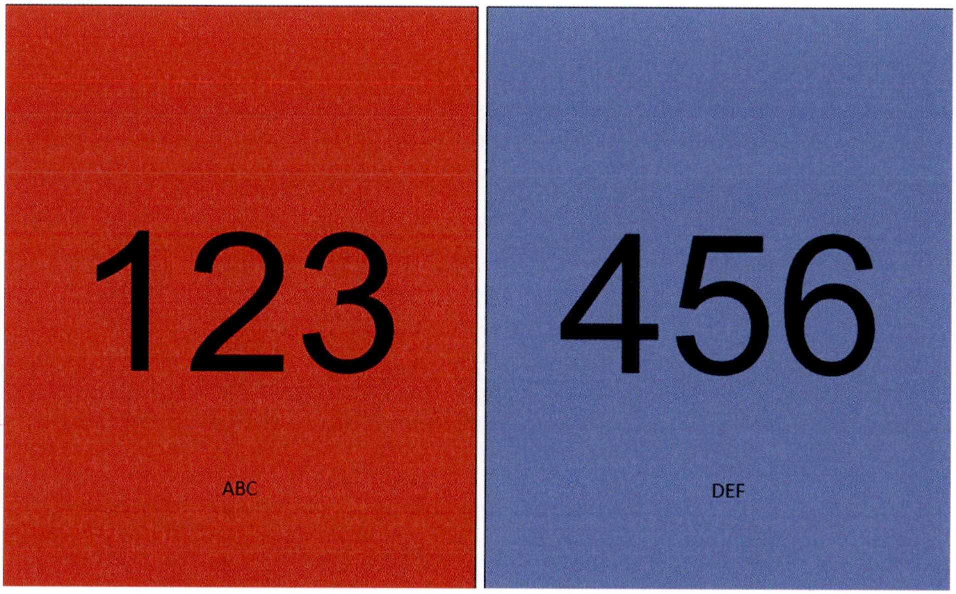

Abb. 9: Die chromatische Aberration

Die chromatische Aberration kann eine Myopie sichtbar machen. Myope können die Zahlen im blauen Feld schlechter lesen als Normalsichtige und Hyperope. Prüfen Sie es möglichst aus 2 Meter Entfernung, da man eine Myopie ja erst beim Blick in die Ferne bemerkt. Presbyope werden hingegen die Ziffern im blauen Feld aus Leseabstand deutlicher sehen als die im roten Feld, wenn sie ihre Lesebrille abnehmen.

Man kann die chromatische Aberration aber nicht nur zu einem kleinen Sehtest nutzen. Will man einen Handzettel entwerfen, den Presbyope auch ohne Brille lesen können, nimmt man am besten weiße Schrift auf blauem Hintergrund. Will man ein Plakat gestalten, das Myope auch ohne Brille einigermaßen lesen können, wählt man einen roten Hintergrund. Ob weiße oder schwarze Schrift ist dann egal, Hauptsache, der Kontrast stimmt.

Wie unser Auge aus der Not eine Tugend macht – die Noniussehschärfe

Schon mehrmals haben wir beklagt, dass unser Auge nur über ein zweilinsiges Objektiv verfügt, das gar kein richtig gestochen scharfes Bild liefern kann. Die meisten unserer Leser werden dennoch nicht das Gefühl haben, optisch schlecht ausgerüstet zu sein. Warum ist das so?

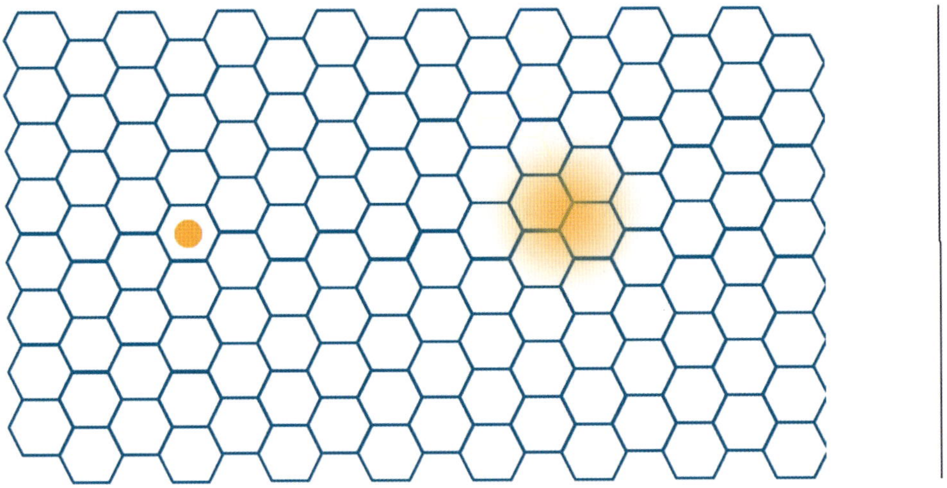

Abb. 10: Die Noniussehschärfe
Wenn es darum geht, festzustellen, ob eine Linie einen kleinen Versatz zeigt, sind wir zu beinahe fantastischen Höchstleistungen fähig. Man braucht das beispielsweise, wenn man eine Schieblehre abliest (rechts in dieser Abb.). Darin sind wir fünf- bis zehnmal so gut wie im Erkennen kleiner Objekte. Tatsächlich geht die Auflösung über das hinaus, was aufgrund der Sinneszellendichte möglich erscheint. Verantwortlich dafür ist sehr wahrscheinlich die schlechte Optik unseres Auges. Wäre die Optik perfekt, würde ein winziger Punkt gestochen scharf auf 1–3 Sinneszellen abgebildet werden. Die Abbildung ist aber unscharf und streut auf mehrere Sinneszellen. Daraus kann die »Elektronik« unserer Netzhaut genauer berechnen, wo die Mitte des abgebildeten Punktes liegt und wie er genau aussieht.

Auf der Netzhaut sitzen unsere Sinneszellen, die Fotorezeptoren, bienenwabenartig dicht an dicht. Wäre unser Auge mit dem Superobjektiv eines Kameraherstellers bestückt und hätte ein absolut gestochen scharfes Bild, so würde ein winziger Punkt, ein Planet am Abendhimmel etwa, genau auf einem Rezeptor oder auf einem seiner Nachbarn abgebildet werden. Ein unscharfes Bild fällt hingegen auf mehrere benachbarte Rezeptoren. Wenn diese sich untereinander verständigen (und das tun sie), können sie ausrechnen, wo genau sich der Mittelpunkt des auf der Netzhaut abgebildeten Punktes befindet. Damit erreicht das Auge unter bestimmten Bedingungen höhere Sehschärfen, als man dies aufgrund des Abstandes seiner Rezeptoren ausrechnen kann. Das lässt sich sehr eindrucksvoll mit der Noniussehschärfe zeigen, bei der es darum geht, zu entscheiden, ob eine Linie durchgehend oder leicht versetzt verläuft. Dabei sind wir zu Extremleistungen fähig. Man könnte sagen: Das Auge holt maximal viel aus seiner schlechten Optik heraus, ja mehr noch, die schlechte Optik ist in gewisser Weise notwendig, damit wir besonders scharf sehen können!

KAPITEL 3

Was ist eigentlich gutes Sehen?

Die Sehschärfe

Was wir alle kennen, ist die Sehschärfe. Oft spricht man auch von Sehkraft, aber mit dem Begriff Sehschärfe wird klarer, was gemeint ist. Sie wird bestimmt, indem man immer kleinere Sehzeichen, meistens Buchstaben oder Zahlen, liest, bis man mehr falsch als richtig benennt. Die Maßeinheit dazu ist das Auflösungsvermögen der Netzhaut, gemessen in Winkelgrad (leider schon wieder Mathematik …). 1 Winkelgrad wären 1,75 m in 100 m, also eine normalgroße Person. Die sieht man doch auf jeden Fall! Sicher, das wäre aber auch eine ziemlich schlechte Sehschärfe, wir können mehr. Ein Winkelgrad hat 60 Winkel- oder Bogenminuten. 1 Winkelminute wären folglich etwa 3 cm in 100 m oder ein Golfball in 150 m, das ist schon schwieriger. Aber das schaffen die meisten von uns locker. Ein Golfball in 300 m, da steigen dann viele aus.

Die Auflösung von einer Winkelminute ist definiert als Sehschärfe 1,0. Das hat man einfach so vereinbart, und es bedeutet nichts Weiteres. Schafft man 0,5 Winkelminuten, wäre die Sehschärfe 2,0, schafft man nur 2 Winkelminuten, wäre es 0,5. Sieht man einen Fußball in der Stuttgarter Mercedes-Benz-Arena vor dem weiter entfernten Tor, wenn man in der hintersten Reihe steht, hat man eine Sehschärfe von mindestens 0,2.

Statt »Sehschärfe« sagt der Augenarzt gerne »Visus«. Das schreibt sich schneller und klingt gelehrter, es bedeutet aber genau dasselbe. 1,0 gilt als der magische Visus. Damit ist man meistens zufrieden und spricht stolz von 100 %. Allerdings schaffen die meisten Menschen mehr als 1,0. 1,25, 1,6 oder gar 2,0 sind keine Seltenheiten, es gibt sogar Leute, die noch mehr schaffen. Es gibt durchaus Situationen, in denen ein Patient über eine schlechte Sehschärfe klagt, obwohl er beim Test auf 1,0 kommt. Vielleicht hat er vorher 2,0 gesehen. Das empfindet er dann als genauso großen Verlust wie jemand, der von 1,0 auf 0,5 abfällt. Visus 1,0 ist ziemlich in Ordnung. Es reicht für den Busführerschein, für den Verkehrspilotenschein, und man könnte in Stuttgart das Fußballspiel selbst dann von den hinteren Rängen aus verfolgen, wenn mit einem Tischtennisball gespielt würde.

Die meisten Europäer geben die Sehschärfe in Dezimalzahlen an. Nicht so die Engländer: Bei ihnen entspricht der Visus 1,0 dem Wert 6/6. Das ist doch dasselbe, nur umständlicher ausgedrückt, wird ein mathematisch versierter Leser einwenden. Stimmt, aber hinter der Bruchzahl steckt eine weitere Information: Der Untersuchte sieht in 6 yard (yd), was er normalerweise in 6 yd (ca. 5,50 m) sehen sollte. Lautet seine Sehschärfe 6/24, sieht er in 6 yd, was er eigentlich in 24 yd sehen sollte. Hat er 9/6, würde er in 9 yd sehen, was er eigentlich nur in 6 yd zu sehen bräuchte. Die Amerikaner beziehen sich statt auf 6 yd auf 20 feet (6,10 m). Ihr Visus 1,0 heißt also 20/20.

Auch wir in Deutschland benutzen dieses System manchmal, wenn die Sehschärfe eines Patienten sehr schlecht ist. Dann halten wir ihm eine Sehtafel im Abstand von 1 m vor die Augen und testen, bis zu welcher Größe die Sehzeichen für ihn noch lesbar sind. Als Ergebnis schreibt man dann z. B. 1/35. Das bedeutet, der Patient liest in 1 m Entfernung, was er eigentlich in 35 m lesen sollte. Damit haben wir auch ausgedrückt, wie getestet wurde. Diese Tafel endet meist bei 1/50. Ist die Sehschärfe noch schlechter, sind die nächsten Stufen, um Sehvermögen zu beschreiben: Fingerzählen, Wahrnehmung von Handbewegungen, Lichtscheinwahrnehmung, typischerweise wird das aus 30–50 cm Entfernung geprüft.

Unser Sinnessystem arbeitet nicht linear, sondern logarithmisch. Das können Sie sich mit einem einfachen Versuch klarmachen. Begeben Sie sich in ein Zimmer mit nur einem Fenster, schließen Sie die Tür und lassen Sie den Rollladen herunter. Wetten, dass Sie es erst dann als halb so hell empfinden, wenn nur noch 10 % der Fensterfläche frei sind? Das gilt generell für unsere Sinne. Um Musik doppelt so laut zu kriegen, braucht man die zehnfache Energie. Genauso logarithmisch verhält es sich mit dem Visus. 0,1 ist halb so gut wie 1,0 und bedeutet nicht, dass man 90 % seines Sehvermögens verloren hat. Das ist ein Grund, warum man nicht von Prozent Sehschärfe sprechen sollte. Empfindungsgerechte Sehschärfestufen mit gleichem Abstand sind 0,1 – 0,125 – 0,16 - 0,2 – 0,25 – 0,32 – 0,4 - 0,5 – 0,63 – 0,8 – 1,0. Für mathematisch Versierte: Man bildet die nächste Zahl dieser Reihe, indem man mit der 10. Wurzel aus 10 multipliziert (= etwa 1,26).

Das Sehzeichen, das bei uns verwendet werden muss, etwa wenn es in einem Gutachten darum geht, ob jemand eine Rente erhalten kann oder die Anforderungen für das Autofahren erfüllt, ist der Landoltring, so genannt nach dem Schweizer Augenarzt Edmund Landolt. Es ist ein Ring mit einer Unterbrechung, deren Lage der Untersuchte angeben muss. Man will damit sicherstellen, dass ein Einwanderer aus einem Kulturkreis mit anderer Schrift keine schlechtere Chance hat als der Professor für Germanistik. Auch Helligkeit und Kontrast und Anzahl der Prüfzeichen sind vorgeschrieben. 8 mögliche Positionen hat die Lücke im Landoltring. Wenn 3 von 5 Darbietungen erkannt sind, gilt eine Stufe als geschafft, ab 3 Fehlern auf derselben Stufe ist der Test zu Ende. Wird mit 8 Zeichen pro Stufe geprüft, ist man ab 4 Fehlern durchgefallen. Raten ist nicht nur erlaubt, sondern gewünscht. Der Winkel, unter dem die Unterbrechung des Landoltrings erscheint, bestimmt den Visus. Wie Sie es sich wohl schon denken können, beträgt er für 1,0 1 Bogenminute.

Die Sehschärfe ist kein unverrückbar sicheres Maß. Ein hektischer, kurz angebundener Untersucher wird wahrscheinlich einen schlechteren Visus messen als ein freundlicher, geduldiger. Aber selbst wenn alles konstant gehalten wird, sind Schwankungen zwischen den Untersuchungen um ein bis zwei Stufen sehr häufig. Deshalb ist keine Panik angezeigt, wenn der Sehschärfewert sich verschlechtert hat. Es kann zufällig sein und nichts zu bedeuten haben. Bei wissenschaftlichen Studien betrachtet man meistens erst Veränderungen von mehr als zwei Stufen als relevant.

Ein einfacher Sehtest findet sich auf allen Straßen: Man nehme das Nummernschild eines Autos. In 1 m Entfernung gesehen, entspricht es dem 1/35 bis 1/40 der Sehtafel. Mit anderen Worten, wer es in 40 m Entfernung lesen kann, hat Visus 1,0. Wer auf 10 m heran muss, hat Visus 0,25. Junge, gesunde Leute sollten 50 m schaffen. Man muss natürlich jedes Auge für sich testen und dabei aufpassen, dass einem die ungewohnte Einäugigkeit nicht zum Verhängnis wird.

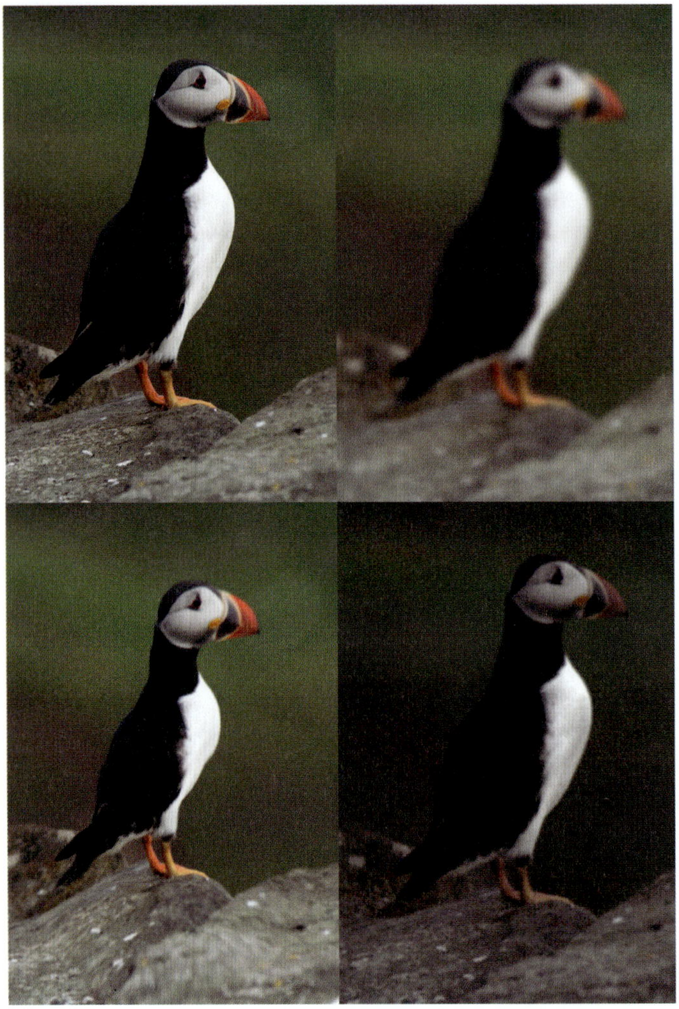

***Abb. 13:* Der Seheindruck bei Augenkrankheiten**

Dass die Sehschärfe nicht alles sagt, zeigt dieses Bild. Bei vielen Augenerkrankungen ist der Seheindruck charakteristisch. Links oben ist das Ausgangsbild, rechts oben die Sicht eines Patienten mit unkorrigierter Fehlsichtigkeit, es ist einfach nur unscharf. Links unten Makulaerkrankung mit Flüssigkeitseinlagerung, der Papageitaucher erscheint verzerrt und kleiner, das Bild ist eher heller, die Farben bleiben aber klar. Bei einer Sehnerverkrankung (rechts unten) erscheint das Bild dunkler, die Farben verwaschen und entsättigt.
(Die Abb. 11 und 12 finden Sie in der Umschlagklappe.)

Nummernschild lesbar aus	Visus
50 m	1,25
40 m	1
32 m	0,8
25 m	0,5
20 m	0,4
16 m	0,3
10 m	0,25
4 m	0,1
2 m	0,05
80 cm	0,02

Die Sehschärfe ist sehr wichtig bei vielen Eignungsuntersuchungen für bestimmte Berufe, aber auch bei sozialmedizinischen Gutachten.

		Nummernschildentfernung etwa
Berufspilot	1,0	40 m
Bus, Lkw	0,8	32 m
Pkw	0,5	20 m
Sehbehinderung	0,3	12 m
Blindheit (Blindengeld)	0,02	< 1 m

Die Sehschärfe sagt nicht alles

Vielleicht konnten Sie sich beim Autokennzeichen-Sehtest eine gute Sehschärfe bescheinigen, haben aber trotzdem das Gefühl, schlecht zu sehen, beispielsweise wenn Sie bei Nacht und Regen mit dem Auto unterwegs sind. Zunächst einmal: Unter diesen Bedingungen schlecht zu sehen, ist normal. Wer behauptet, bei Regen und Dunkelheit gut zu sehen, ist hochgradig unfallgefährdet. Er leidet nämlich an der häufigsten Unfallursache: Selbstüberschätzung.

Die Zahlen und Buchstaben auf dem Nummernschild haben einen hohen Kontrast. Wir müssen aber auch Objekte erkennen, die nur einen geringen Kontrast zu ihrer Umgebung bilden. Beispielsweise Spinnweben vor einer weißen Wand oder den Fußgänger im grauen Mantel am nächtlichen Straßenrand. Wir sollten bemerken, wenn unser Gegenüber beim Gespräch errötet oder erblasst. Dazu brauchen wir Kontrastunterscheidungsvermögen, eine weitere Messgröße für unser Sehvermögen. In den meisten Fällen kann man davon ausgehen, dass bei guter Sehschärfe auch das Kontrastunterscheidungsvermögen gut ist. Das stimmt aber nicht immer.

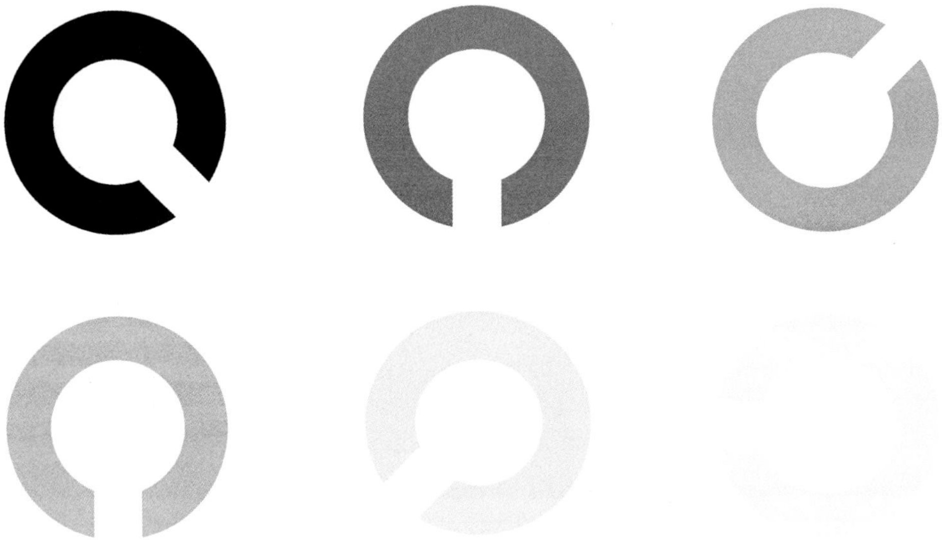

Abb. 14: Landoltringe zum Test des Kontrastsehens

Hier sind die Landoltringe alle gleich groß, aber der Kontrast wird immer schwächer. Damit kann man das Kontrastsehenprüfen. Vgl. dazu Abb. 11 (Klappe)

Sehschärfeprüfungen erfolgen gemäß Vorschrift bei hohem Kontrast, also unter Idealbedingungen. Es gibt zahlreiche Störungen, die das Erkennen schwacher Kontraste erheblich beeinträchtigen, ohne dass die Sehschärfe des betreffenden Menschen schlecht ist. Man erkennt problemlos das kontrastreiche Nummernschild, nicht aber den nächtlichen Fußgänger im grauen Mantel. Etwas ist dabei wichtig: Das Kontrastsehvermögen ist stark helligkeitsabhängig. Im Hellen sind wir um den Faktor 30 besser als im Dunkeln.

Sehr interessant ist der Zusammenhang zwischen Sehschärfe und Kontrastsehen, das ist nämlich nicht so einfach wie man denkt: Je größer ein Objekt ist, desto besser sieht man es. Das stimmt nur bedingt. Bei reduziertem Kontrast sieht man etwas kleinere Objekte besser als ganz große (Abb. 15). Bei ungefähr 5 Linien pro Grad liegt unser Optimum, in einen Sehschärfewert umgerechnet sind das 0,1 oder etwas darunter. Das ist die Sehschärfe, die unsere Netzhaut im peripheren Gesichtsfeld hat. Ganz offensichtlich ist unser Sehsystem darauf optimiert, schwache Kontraste da zu entdecken, wo man gerade nicht hinschaut.

Wollte man herausfinden, wie gut jemand wirklich sieht, müsste man auch das Kontrastsehen testen, am besten im Hellen und im Dunkeln, denn das kann sich unterscheiden. Es gibt dafür geeignete Testverfahren, die sich vielfach bewährt haben, sie werden aber wenig eingesetzt. Das liegt zum Teil daran, dass man keinen griffigen Normalwert wie den Visus 1,0 hat. Vielmehr hat jeder Test seinen eigenen Normwert. Ein anderes Problem: Es gibt keine bindenden Vorschriften, und man kann sich mit solchen Tests ganz leicht Probleme schaffen. Niemand hört nämlich gern, dass er etwas nicht mehr darf, vor allem wenn es mit dem Autofahren zu tun hat. Deswegen verzichtet man als Augenarzt lieber auf Tests, deren Ergebnis ein Nachtfahrverbot sein könnte. Man braucht nicht viel Fantasie, um sich die dann folgenden Diskussionen auszumalen. Im Sinne der Verkehrssicherheit und weil das Kontrastsehen mit dem Alter deutlich abnimmt, wäre es durchaus wünschenswert, es häufiger zu testen. Schließlich hat man als Arzt auch die Pflicht, seine Patienten aufzuklären, wenn ihnen Gefahr droht.

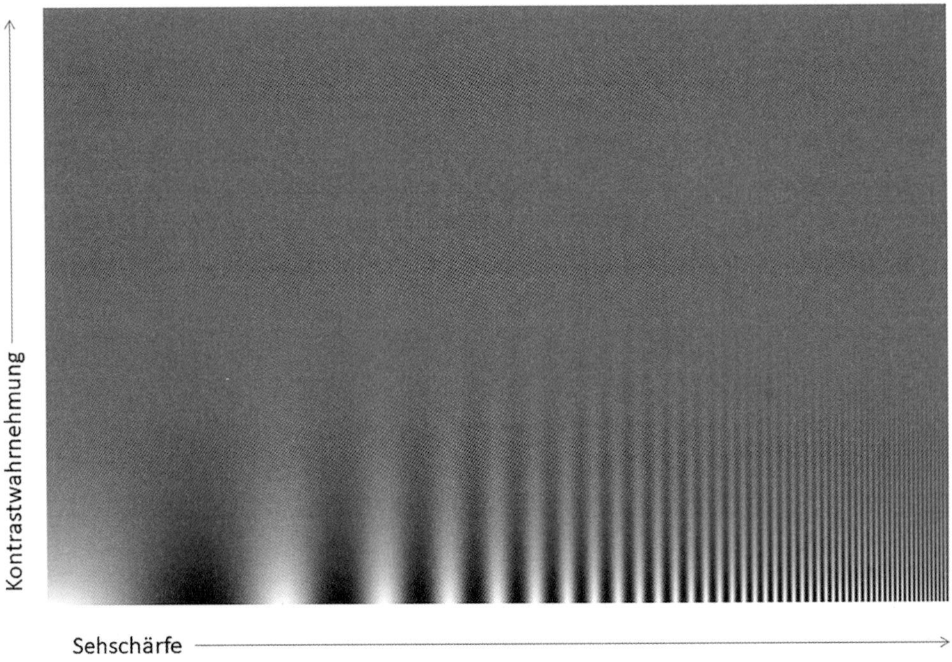

Abb. 15 Kontrast-Visus-Diagramm

Dieses Bild zeigt den Zusammenhang zwischen Sehschärfe und Kontrastwahrnehmung. Nach rechts werden die Linien immer feiner, man braucht eine immer bessere Sehschärfe, um sie zu erkennen. Nach oben hin nimmt der Kontrast ab, und man braucht eine immer bessere Kontrastwahrnehmung. Erstaunlicherweise sind es nicht die breiten Streifen, die man bei schwachem Kontrast am besten erkennt, sondern die mittleren Streifen. Deren Größe entspricht etwa der Sehschärfe der peripheren Netzhaut.

Wenn Sie Ihr Kontrastsehen testen wollen, sei Ihnen die Webseite https://michaelbach.de/fract/ empfohlen. Dort finden Sie eine ganze Reihe von Sehtests, auch eine genauere Sehschärfeprüfung als die Nummernschild-Methode.

Das Gesichtsfeld

Mit der Sehschärfe und dem Kontrastsehen haben wir bereits zwei Funktionen kennengelernt, mit denen sich das Sehen messen lässt. Das Gesichtsfeld ist eine weitere Funktion. Der Augenarzt untersucht das Gesichtsfeld, nicht bei jedem Patienten, denn die Untersuchung braucht etwas Zeit. Nur die Fovea sieht wirklich scharf. Sie überprüfen wir, wenn wir die Sehschärfe bestimmen, wir messen das Auflösungsvermögen der Netzhaut. Bei der Gesichtsfeldprüfung, »Perimetrie« genannt, messen wir im Unterschied dazu, bis zu welchem Kontrast ein kleiner Lichtpunkt an verschiedenen Orten der Netzhaut zu erkennen ist. Man misst das Sehen da, wo der Patient gerade nicht hinschaut. Das Auge darf sich dabei möglichst nicht bewegen, sonst würde man das Blickfeld messen. Man stellt das Auge dadurch ruhig, dass man es zwingt, immer auf denselben Punkt zu schauen. Das ist anstrengend. Der Punkt befindet sich im Zentrum einer Halbkugel, in der – von einem Computer gesteuert – an verschiedenen Stellen Lichtpunkte aufleuchten. Der Patient muss eine Taste drücken, wenn er den Blitz gesehen hat; hat er nichts gesehen, darf er nicht drücken. Das Ganze geht sehr flott, alle 1–2 Sekunden erscheint ein Punkt. Und man darf den Punkten nicht nachschauen, muss ständig nur in die Mitte blicken.

Wir wollen es nicht verschweigen: Das Gerät ist hinterhältig. Es tut manchmal nur so, als würde es einen Prüfpunkt zeigen, und manchmal präsentiert es Prüfpunkte, die der Untersuchte unbedingt sehen müsste. Am Schluss listet es auf, wie oft sich der Patient hat reinlegen lassen bzw. wie oft er nicht aufgepasst hat. Passiert das zu oft, ist das Testergebnis nutzlos. Es hat also keinen Zweck, das Gerät überlisten zu wollen. Es lässt sich nicht

Info

Kann mich ein Augenarzt um den Führerschein bringen?

Natürlich kommt es immer wieder vor, dass ein Patient die erforderlichen 0,5 für das Autofahren nicht erreicht. »Was dann? Muss ich das melden?«, frage ich mich als Augenarzt. In der ehemaligen DDR und noch heute in Schweden müsste ich das. Ich betrachte es aber nicht als meine ärztliche Aufgabe, den Straßenverkehr zu überwachen. Meine Verpflichtung gilt zunächst einmal meinen Patienten. Es gibt in Deutschland kein Gesetz, das mich verpflichtet, die Führerscheinstelle von der fehlenden Fahreignung eines Patienten zu unterrichten. Ich fände es schlimm, wenn ich das müsste. In sehr vielen Fällen lässt sich, wie wir noch erfahren werden, mangelhaftes Sehen bei Nacht durch einfache Maßnahmen verbessern. Viele Patienten würden sich nicht zum Augenarzt trauen, wenn sie wüssten, dass die Untersuchung mit dem Verlust ihres Führerscheins enden könnte. Und diejenigen, die einfach nur eine neue Brille oder Augentropfen brauchen, kämen aus lauter Angst um ihren »Lappen« wahrscheinlich auch nicht. Um einen untauglichen Autofahrer aus dem Verkehr zu ziehen, riskiert man, dass Dutzende, vielleicht Hunderte genauso schlecht Sehende unerkannt und ungebessert weiter fahren. Die ärztliche Schweigepflicht ist zudem ein sehr hohes Gut, man darf sie nur in Ausnahmefällen brechen. Aber: In sehr kritischen Fällen darf der Augenarzt das durchaus tun. Davon wird er sicherlich nur sehr selten Gebrauch machen – dann wenn unmittelbare Gefahr droht. Ein Arzt wird auf jeden Fall einen Vermerk in der Krankenakte machen, und er wird es dem Patienten möglicherweise schriftlich geben, dass er nicht mehr Auto fahren darf. Passiert dem Betreffenden dann ein Unfall, kann dieser Brief oder schon die Notiz, dass er über seine Fahruntauglichkeit informiert wurde, gegen ihn verwendet werden. Aufklären muss der Arzt; täte er es nicht, beginge er einen Behandlungsfehler, genauso als würde er einem Patienten verschweigen, dass sein Bluthochdruck von 200/140 behandelt werden muss.

täuschen, man kann die Messung unbrauchbar machen, aber nicht verfälschen. Die Prüfpunkte haben meistens die Größe von etwa einem halben Grad, das entspricht der Größe des Mondes (oder der Sonne) am Himmel.

Durchgesetzt hat sich das Verfahren, an möglichst vielen Orten den schwächsten Kontrast zu ermitteln, den man gerade noch sehen kann. Dabei muss der Computer natürlich herumprobieren und mal sichtbare, mal nicht sichtbare Prüfpunkte zeigen, um diese Kontrastschwelle zu bestimmen (man spricht von »überschwellig« oder »unterschwellig«). Das heißt in der Realität, dass der Untersuchte die Hälfte der Zeit gar nichts sieht. Die Perimetrie ist deshalb anstrengend, frustrierend und verursacht Unbehagen. Man hat die ganze Zeit den Eindruck, etwas falsch zu machen. Und am Ende hat man das Gefühl, sehr schlecht abgeschnitten zu haben, befürchtet, dass der Augenarzt einem gleich das Autofahren verbieten wird und wundert sich schließlich, wenn das Gesichtsfeld ganz manierlich aussieht.

Perimetrie geht auch angenehmer. In Tübingen hat eine der ersten Lehrstuhlinhaberinnen in der Augenheilkunde, meine akademische Lehrerin Elfriede Aulhorn, sehr viel für die Erforschung der Gesichtsfelduntersuchung geleistet. Nebenbei bemerkt: Eine ganze Menge dessen, was Sie hier im Buch lesen, hat sie mir beigebracht. Wir machen es hier mit der Perimetrie – basierend auf Frau Prof. Aulhorns Ideen – etwas anders als der Rest der Welt. Da man weiß, wie ein normales Gesichtsfeld auszusehen hat, sind wir damit zufrieden, nachzuprüfen, ob der Patient in etwa das sieht, was er sehen soll. Das ist viel weniger frustrierend, denn man sieht tatsächlich während der ganzen Untersuchung etwas, wenn das Gesichtsfeld in Ordnung ist. Nur wenn das Gerät seine Täuschungsversuche unternimmt oder der blinde Fleck getroffen wird, sieht der Patient nichts. Allerdings untersuchen wir viele Punkte, da wir großes Interesse an der Form der Gesichtsfeldausfälle haben.

Es gibt ein weiteres Verfahren, das ebenfalls nicht so frustrierend ist wie die Schwellenbestimmung: Der Patient schaut wiederum mitten in die Kugel, und der Untersucher bewegt Lichtpunkte verschiedener Helligkeit und Größe von außen nach innen. Wenn der Patient sie sieht, quittiert er das mit einem Signal. Vorteil des Verfahrens: Man kann sich dem Untersuchten anpassen. Nachteil: Die Untersucher müssen versiert und erfahren sein.

Es wäre allerdings falsch, zu glauben, die computergesteuerte Perimetrie würde ohne erfahrene Untersucher funktionieren. Es sind viele Fehler möglich. Die Ergebnisausdrucke sind oft sehr kompliziert, nicht jeder versteht sie und kann sie richtig interpretieren. Am besten ist es, wenn der Untersucher, der ein Computerperimeter bedient, auch Erfahrung mit der manuell ausgeführten Perimetrie besitzt.

Die Form eines Gesichtsfeldausfalls sagt dem Arzt viel über seine Ursache und den Ort, wo der Schaden entstanden ist. Trifft ein Schaden den Sehnerv nahe bei der Papille, auch innerhalb des Auges, bevor sich die Axone der Sehnervfasern gebündelt haben, entstehen bogenförmige elegant aussehende Ausfälle, die im Gesichtsfeld der nasalen Seite nicht die horizontale Mittellinie überschreiten (siehe dazu Abb. 32 in Kapitel 6 »Augenkrankheiten« auf S. 196).

Trifft den Sehnerv innerhalb der Augenhöhle ein Schaden, etwa eine Entzündung, findet man sehr wahrscheinlich einen Ausfall in der Mitte des Gesichtsfeldes, einfach deshalb, weil die meisten Axone im Sehnerv für die Informationen aus der Mitte zuständig sind. Ist das Chiasma betroffen, fallen Bereiche der temporalen Gesichtsfelder beider Augen aus. Ab dem Chiasma ist der Schaden nicht mehr einseitig, sondern betrifft beide Augen. Unter dem Chiasma hat die Hirnanhangdrüse ihren Sitz, die Hypophyse, in der Tumoren entstehen können. Der Arzt kann hier nicht nur auf den Ort des Schadens, sondern auch auf dessen Ursache schließen. Schäden in der Sehbahn hinter dem Chiasma betreffen immer beide Gesichtsfelder auf derselben Seite. Die häufigste Ursache dafür ist ein Schlaganfall (siehe Abb. 21). Der Ausfall einer Seite der Sehbahn bedeutet demnach, dass der gegenüberliegende Teil des Gesichtsfeldes auf beiden Augen ausfällt. Das ist sehr viel schlimmer als der Funktionsverlust eines Auges. Daran gewöhnt man sich meistens ziemlich schnell. Man hat schließlich ein fast vollständiges Gesichtsfeld, nur der Teil fehlt, der durch die Nase abgeschirmt wird. Beim Sehbahnschaden fehlt aber eine Seite komplett. Das bedeutet, dass man Dinge auf dieser Seite leicht übersieht, beim Lesen Probleme hat und nicht mehr Autofahren darf.

Das Gesichtsfeld ist notwendig zur Orientierung. Es ist nach der temporalen Seite eine Spur größer als 90 ° (wir können demnach ein klein wenig hinter uns sehen). Nach nasal und nach unten beträgt es 60 °, nach oben 50 °. Das variiert etwas, je nachdem wie tief die Augen liegen. Fällt der untere Teil aus, werden wir über alles Mögliche stolpern, fällt eine Seite aus, werden wir irgendwo anstoßen, Dinge übersehen. Von oben drohen weniger Gefahren in unserem Alltag, deshalb ist ein Ausfall nach oben auch nicht so schlimm. Dennoch, man wird sich ab und zu den Kopf anstoßen.

Es gibt leider Krankheiten, bei denen das gesamte periphere Gesichtsfeld ausfallen kann. Die bekannteste ist die Retinitis pigmentosa, keine Entzündung, wie der Name suggeriert, sondern eine vererbte Degeneration der Fotorezeptoren der Netzhaut. Ohne peripheres Gesichtsfeld ist man orientierungslos. Wenn nur noch 5 ° nach jeder Richtung übrig sind, wird man vor dem Gesetz mit einem Blinden gleichgesetzt, und das zu Recht. Man kann sich nicht mehr ohne Hilfe oder Hilfsmittel in fremder Umgebung orientieren und bewegen. Selbst wenn man nur 1/50 sieht, aber ein normales Gesichtsfeld hat, kann man immer noch ohne besondere Hilfsmittel spazieren gehen. Man kann zwar keine Hausnummern oder Straßenschilder lesen und erkennt seine Freunde nicht, aber man findet seinen Weg. Ganz anders, wenn man das periphere Gesichtsfeld verloren hat: Da kann es sein, dass man auch kleine Details noch erkennt, etwa die Kirchturmuhr, aber man seinen Weg nicht mehr findet.

Wie empfindet man einen Gesichtsfeldausfall? Wie einen schwarzen Fleck, den wir vor uns hertragen? Das wäre sehr unangenehm. Unser Gehirn bewahrt uns davor. Wir sehen weder schwarz noch grau oder gar nichts, unser Gehirn füllt einfach etwas Passendes in den Gesichtsfeldausfall. Das kann es gut, denn es hat Übung mit dem blinden Fleck, über den es uns zeitlebens hinwegtäuscht.

KAPITEL 4

Auge und Gehirn

Wunderwerk Netzhaut

Wir haben die gar nicht so tolle, aber äußerst effiziente Optik des Auges kennengelernt, nun wenden wir uns seinem Herzstück zu, der Netzhaut oder Retina, der alle Bauteile des Auges zuarbeiten müssen. Sie entspricht dem Sensor in der Digitalkamera. Genau wie dieser wandelt die Netzhaut Licht in ein elektrisches Signal um. Der wesentliche Unterschied zwischen beiden ist die Anordnung der Sensorelemente. In der Netzhaut nennen wir sie Fotorezeptoren, auf Lichtverarbeitung spezialisierte Sinneszellen. Ihr Pendant in der Kamera sind die Pixel, die Einzelelemente des Bildsensors. Dabei handelt es sich um lichtempfindliche Dioden. Im Sensor der Digitalkamera sind sie in Vierergruppen angeordnet. Vor jeder Diode sitzt ein kleines Filterchen. In dem Quartett tragen zwei Dioden einen Grünfilter, je eine einen Blau- und einen Rotfilter. Alle vier Elemente können genutzt werden, um die Auflösung des Bildes zu bestimmen. Die Farbe ergibt sich aus dem Zusammenspiel benachbarter Pixel. Ein solcher Einzelsensor ist bei einer guten Kamera 6 µm groß.

Auch das Auge benutzt Sensoren, diese haben allerdings kein Filterchen, sondern sind unterschiedlich empfindlich – das Filter befindet sich gewissermaßen in ihrem Inneren. Genau wie die Kamera haben wir Sensoren für Grün, Rot und Blau. Sie heißen im Auge Zapfen, sind etwa 50 µm lang (das entspricht der Dicke eines kräftigen Haars) und haben 2–3 µm Durchmesser. Wir besitzen 6 Millionen davon, nicht gerade viel – selbst für ein Smartphone wären diese 6 Megapixel recht wenig. Allerdings gibt es noch andere Fotorezeptoren, die sogenannten Stäbchen. Von denen haben wir immerhin 120 Millionen. Sie sind genauso dick wie die Zapfen, aber fast doppelt so lang. Beide zusammen sind dicht gepackt und formen einen Teppich, der die unterste Schicht der Netzhaut bildet. Ein ganz wesentlicher Unterschied zwischen dem Bildsensor einer Kamera und der Netzhaut ist die Verteilung der Fotorezeptoren. Im Kamerachip sind die Bildelemente exakt gleichmäßig verteilt, in der Mitte sitzen genauso viele Pixel pro mm^2 wie am Rand. Im Auge sind die Zapfen in der Makula viel dichter gepackt. Im Zentrum passen zwanzigmal mehr Zapfen auf einen Quadratmillimeter als in der Netzhaut weiter draußen. Die Stäbchen halten sich von der Makula fern, sie lassen einen kleinen Bereich frei, damit die Zapfen sich dort ungestört entfalten können. Warum sie »Zapfen« und nicht »Zäpfchen« heißen, weiß niemand so recht. Man kann sich aber als Kenner der Terminologie wunderbar aufplustern, wenn jemand die Zapfen zu Zäpfchen degradiert und darauf hinweisen, dass das einzig wahre Zäpfchen im Rachenraum und nicht im Auge zu finden ist.

Die unterschiedliche Verteilung der Zapfen auf der Netzhaut können Sie selbst unmittelbar testen. Wenn Sie ein Wort dieses Textes angestrengt fixieren, können Sie das, was ein wenig daneben steht, nicht mehr lesen, Sie müssen Ihr Auge ein klein wenig bewegen, um das nächste Wort zu erkennen. Der Netzhautbereich, in dem man in Lesedistanz scharf genug sehen kann, um kleine Buchstaben zu lesen, hat einen Durchmesser von nur 1,5 mm. Wir kennen ihn bereits, er heißt Fovea (»Grube«) und ist der zentrale Teil der Makula, die 5,5 mm misst. Im Durchschnitt müssen sich in der Netzhaut 6000 Zapfen 1 mm^2 teilen, in der Fovea sind es über 100 000. Außerhalb der Makulagegend steht nur noch eine Notbesetzung an Zapfen bereit, zwanzigmal weniger als in der Fovea. Das reicht aber durchaus. Wir erkennen Farben auch da, wo wir nicht hinschauen, aber wir sehen dort nicht mehr scharf.

Die Fovea wird deshalb als »Grube« bezeichnet, weil über ihr die oberen Schichten der Netzhaut fehlen, um ein optimal scharfes Bild zu ermöglichen. Richtig, die Rezeptoren liegen ganz unten in der Netzhaut, das Licht muss die oberen Schichten komplett passieren. Die Größe der Fovea von 1,5 mm entspricht einem Bildwinkel von 5 °. In 100 m Entfernung sieht man knapp 9 m unter diesem Winkel von 5 °. Das reicht gerade so für den Anstoßkreis im Stadion vom hinteren Rang aus. Will man den Torwart scharf sehen, muss man eine Augenbewegung machen.

Dies bedeutet, dass unser Sehen ein völlig anderes ist als die Aufnahme einer Digitalkamera. Wir sehen nur scharf, was wir anschauen, das Drumherum versinkt in Unschärfe (siehe Abb. 16). Würden wir ständig hochaufgelöste Bilder an unser Gehirn senden, wäre es in seiner Kapazität überfordert und würde den Betrieb einstellen. Das Sehen nimmt sowieso

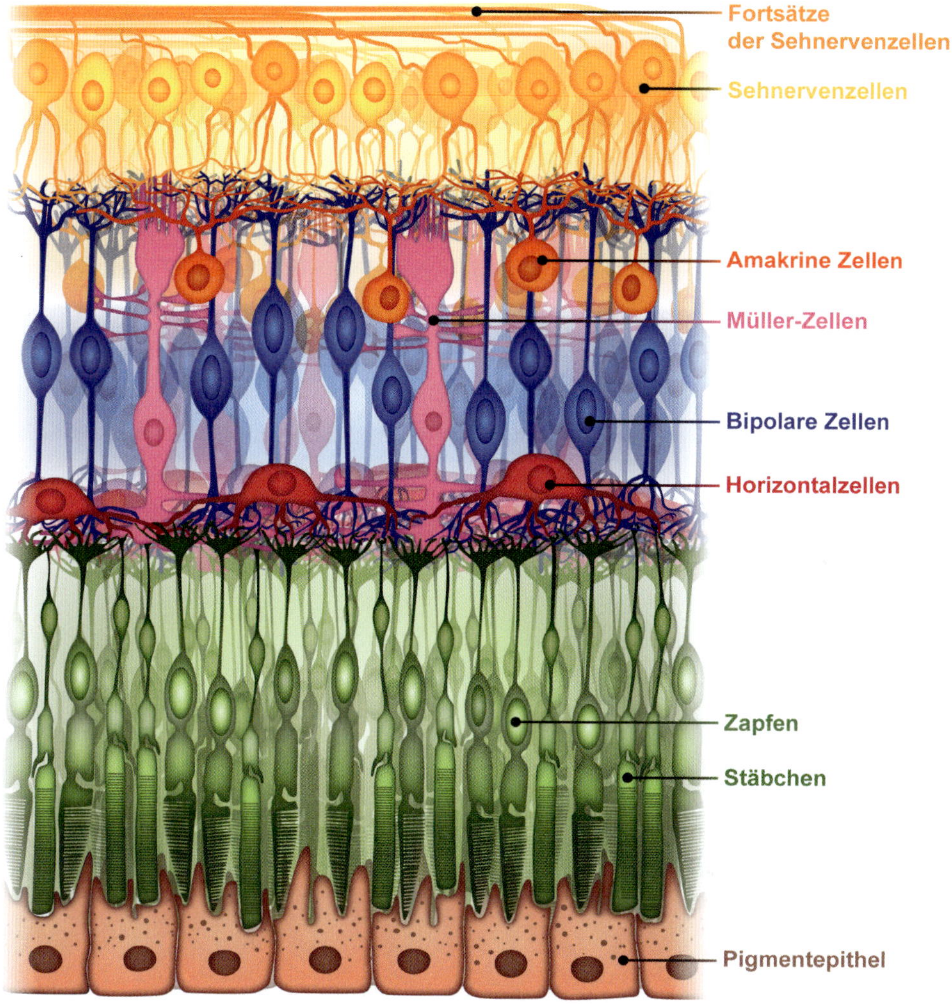

Abb. 16: Einblick in die Netzhaut

Dargestellt sind die verschiedenen Schichten der Netzhaut. Die Fortsätze der Sehnervzellen (Ganglienzellen) bilden den Sehnerv. In der Schicht der Fotorezeptoren (Zapfen und Stäbchen) ist der erste Rezeptor von rechts ein Zapfen, daneben sind dann zwei Stäbchen.

einen großen Teil seiner Arbeit ein. Wieso glauben wir dennoch, vor uns so etwas wie das Digitalfoto unserer Umwelt zu sehen? Wieso glauben wir, etwas gestochen scharf gesehen zu haben, wenn wir eigentlich nur einen kleinen Teil davon scharf sehen?

Wir schauen blitzschnell umher, dahin wo wir glauben, dass etwas Interessantes zu sehen sei, wir nehmen gewissermaßen Stichproben von unserer Umwelt. Die Augenbewegungen werden uns nicht bewusst. Dann kommt uns unser Gehirn zu Hilfe. Es füllt die Lücken zwischen den einzelnen Stichproben, die wir von unserer Umgebung gespeichert haben. Was wir sehen, ist demnach das, was wir nach Meinung unseres Gehirns sehen sollten. Niemals sehen zwei Menschen das genau gleiche Bild.

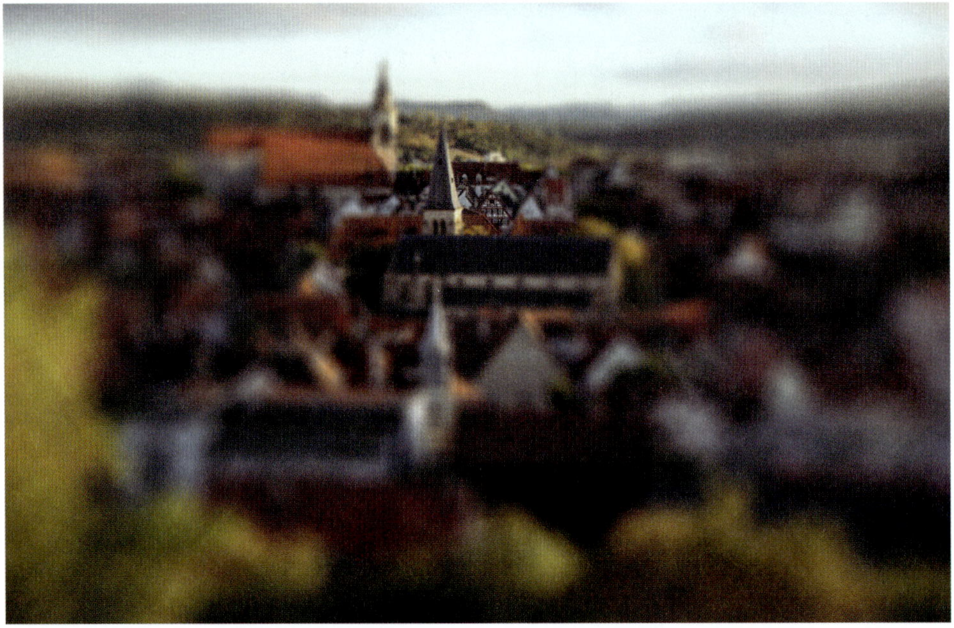

Abb. 17: Wie wir wirklich sehen

Wirklich scharf erscheint uns nur, was auf der Fovea abgebildet wird, hier ist es das kleine Fachwerkhaus oberhalb der Bildmitte. Der Blick auf die Tübinger Altstadt soll dies verdeutlichen. Zur Peripherie hin wird das Bild immer unschärfer, hier wurde dieser Effekt durch Bildbearbeitung erzeugt.

Dass wir Dinge unterschiedlich sehen, hat nicht nur mit Erziehung und Moral zu tun, es ist eine grundlegende Eigenschaft des Sehens.

Wie unser Bild von der Außenwelt zustande kommt, hat etwas Geheimnisvolles. Stichproben mit schnellen Blickbewegungen eingesammelt, aufgefüllt aus unserem Gedächtnis oder unserer Fantasie, vermitteln uns den Eindruck, einen Film von der Außenwelt zu sehen. Dabei können wir nicht einmal einen Seheindruck lange speichern. Ausprobieren können Sie das anhand der Rätsel, bei denen es darum geht, die Unterschiede zwischen zwei Bildern zu finden. Das Hin- und Herschauen reicht schon aus, damit wir vergessen, was wir gerade gesehen haben.

Jetzt sind wir von der Netzhaut fast in die Bereiche der Philosophie vorgedrungen. Aber wir müssen noch über die Stäbchen reden. Ihre ruhen sich gerade aus. Sie liegen vielleicht am Strand, während Sie dieses Buch lesen oder Sie haben wenigstens das Licht eingeschaltet. Das stört die Stäbchen. Nähmen sie jetzt ihren Betrieb auf, wären Sie heftig geblendet. Stäbchen verrichten ihren Dienst, wenn es dunkel wird. Dann laufen sie zur Hochform auf. Bis es so weit ist, müssen sie sich allerdings vorbereiten, den Sehfarbstoff bereitstellen, den sie brauchen, um Licht in elektrische Signale umzuwandeln. Angenommen, Sie arbeiten an einem sonnigen Frühlingstag im Garten und müssen in den dunklen Keller gehen, um nach den Tomatenstangen suchen, die Sie im Herbst dort verstaut haben. Zunächst sehen Sie gar nichts. Erst nach einigen Minuten treten einzelne Objekte deutlicher aus dem Dunkel hervor. Es dauert eine gute halbe Stunde, bis die Stäbchen voll leistungsfähig sind, aber schon nach einer Viertelstunde arbeiten sie ganz ordentlich. Man nennt diesen Vorgang Dunkeladaptation. Sie können es ausprobieren, wenn Sie sich bei Neumond eine Nachtwanderung gönnen. Die Stirnlampen bleiben zu Hause, Taschenlampen-Apps sind tabu. Denn wenn Sie Licht einschalten, ist die ganze schöne Adaptation dahin, und Sie müssen von vorne beginnen. Am Anfang wird Ihr Gang tapsig und unsicher sein, wie bei einem Monster aus einem Gruselfilm, aber nach 30 Minuten werden Sie sich elegant und sicher bewegen und anfangen, Details im Wald zu erkennen.

Glauben Sie nicht? Sie sind nachtblind, sagen Sie. Ich könnte wetten, dass Sie es nicht sind, und würde sehr wahrscheinlich gewinnen. Dass die Stäbchen in unseren Augen nicht funktionieren oder gar fehlen, ist extrem selten. Echte Nachtblindheit bedeutet, dass Sie bei besagter Nachtwanderung auch nach einer halben Stunde noch geführt werden müssen. Was Sie unter Nachtblindheit verstehen, ist vor allem die Unsicherheit beim nächtlichen Autofahren. Daran sind selten die Stäbchen schuld, es gibt vier andere Gründe: 1. (und immer zutreffend): Man sieht nachts tatsächlich schlecht. 2. (häufig zutreffend): Die Brille stimmt nicht oder ist schmutzig. 3. (ebenfalls häufig): Die Augen sind trocken. 4. (seltener) Die Augenlinse ist trüb. Außer bei 1 lässt sich bei allen anderen Ursachen Abhilfe schaffen. Es gibt keine Ausrede, planen Sie die Nachtwanderung bei Neumond, und Sie werden buchstäblich sehen, dass Sie nicht nachtblind sind.

Wir verfügen über 120 Millionen Stäbchen. »120 Megapixel«, konstatiert der Fotograf begeistert, »so etwas gibt es nicht einmal auf dem Semiprofi-Fotomarkt.« Eigentlich müssten wir doch fantastisch scharf sehen, wenn es uns gelingt, die Stäbchen in Betrieb zu nehmen. Der Fotograf wird sich, ausgerüstet mit einem Superteleobjektiv, bei Neumond auf den Hochsitz begeben und erwarten, dass sich vor ihm eine Wunderwelt mit Rehen, Hasen, Wildschweinen und Eulen auftut, nachdem er eine halbe Stunde adaptiert hat. Nach dieser halben Stunde sieht er tatsächlich sehr viel besser als am Anfang, er wird wahrscheinlich auch die erwartete Tierwelt entdecken, aber in keiner Weise so brillant, wie er sie mit 120 Megapixeln sehen müsste. Denn der Zweck dieser 120-Megapixel-Stäbchen ist nicht das scharfe Sehen, sondern die maximale Lichtverstärkung. Um diese zu erreichen, werden mehrere Sinneszellen zusammengeschaltet.

Zudem werden Sie registrieren, dass Sie besser sehen, wenn Sie an etwas knapp vorbeischauen. Das liegt daran, dass sich die Stäbchen aus der Fovea zurückgezogen haben, um den Zapfen das Feld dort alleine zu überlassen. Zapfen sind für das scharfe Sehen zuständig, Stäbchen fürs Lichtsammeln. Sie können das an einem Stern in der Deichsel des Großen Wagens testen. Er heißt Mizar und hat einen heimlichen Begleiter namens Alkor (das »Reiterlein«), den man nur mit guter Sehschärfe erkennt, am besten dann, wenn man ein klein wenig daran vorbeischaut. Im Volksmund ist er auch als »Augenprüfer« bekannt.

Wie bewerkstelligen es unsere Zapfen und Stäbchen, dass aus einem Lichtstrahl ein elektrisches Signal wird? Sie sind Zellen, die aus zwei Teilen bestehen. Der eine, nach vorne gerichtete Teil, beherbergt den Zellkern und die Mitochondrien, die Kraftwerke der Zellen, gewissermaßen ihre Infrastruktur. Nach hinten gerichtet ist der eigentlich interessante Teil, der das Lichtsignal umwandelt. Dieser Teil besteht aus vielen kleinen, wie Geldrollen übereinandergeschichteten Membranen. Bei Zapfen sind das Einstülpungen der Zellmembran von außen, bei den Stäbchen liegen die Membranen tatsächlich wie aufeinandergestapelte Münzen im Zellinneren. Sinn dieser vielen Membranen ist es, die Oberfläche zu vergrößern, auf der sich die Reaktionen abspielen. Irgendeines der vielen Segmente wird das Lichtquant schon einfangen. Diese Segmente werden alle zehn Tage erneuert, der äußere Teil abgebaut und vom Kernbereich der Zelle nachgeliefert. Die Zelle leistet sich einen enormen Aufwand. Der Grund: Die chemischen Reaktionen, die aus Licht Strom erzeugen, sind sehr komplex, und dabei entsteht Abfall, Müll, mit dem die Zelle nichts Vernünftiges anfangen kann. Dann wird er eben weggeräumt. Fehler in diesem Müllentsorgungssystem können zu schwerwiegenden Krankheiten führen, sind aber sehr selten.

Die »Geldrollen« sind von Membranen umschlossene kleine Bereiche. Es gibt also ein Inneres und ein Äußeres. Die Membranen haben Poren, die nur durchlassen, was ihnen taugt, und sie verfügen über einen Mechanismus, der hinauswirft, was nicht passt und hereinschafft, was man gerne drinnen hätte. Das erfordert Energie und bewirkt, dass das Innere im Vergleich zum Äußeren positiv geladen ist. Trifft nun ein Lichtstrahl auf die Zelle, erhöht sich die Spannung zwischen Innerem und Äußeren noch mehr. Das ist einmalig: Bei anderen Sinneszellen baut sich die Spannung ab, wenn sie erregt werden, bei der Sehzelle erhöht sie sich.

Das Prinzip der chemischen Reaktion in der Zelle besteht darin, zu verstärken. Das erste an der Reaktion beteiligte Molekül heißt Rhodopsin. Dieses aktiviert, wenn es von einem Lichtstrahl getroffen wird, 3000 Moleküle der zweiten Stufe (Transducin), diese zweite Stufe aktiviert wiederum ein Enzym (Phosphodiesterase), das 2000 Moleküle der dritten Stufe aktiviert, die wiederum für die entscheidenden Änderungen der Durchlässigkeit der Zellmembran verantwortlich sind. Es errechnet sich demnach eine 6-millionenfache Verstärkung. Der Vorgang ist sehr komplex, viele Reaktionen und Nebenreaktionen spielen sich ab. Nach der Belichtung muss das System wieder neu aufgeladen werden, Müll muss beseitigt, und Kanäle müssen geschlossen werden. Es ist anfällig für alle möglichen Gifte und verbraucht sehr viel Energie.

Deshalb besitzt die Netzhaut eine luxuriöse Blutversorgung. Die Aderhaut unter der Netzhaut stellt den Fotorezeptoren eine große Menge leicht zugängliches sauerstoffangereichertes Blut zur Verfügung. Die Schicht zwischen Aderhaut und Netzhaut ist das Pigmentepithel, das eine Art Müllabfuhr für die Netzhaut darstellt und für den Abtransport der gebrauchten Membransegmente zuständig ist. Sie heißt Pigmentepithel, weil sie Pigment enthält, das vermutlich als Lichtfilter dient. Viele Tiere, beispielsweise Rehe, Schafe und Katzen, haben an dieser Stelle eine spiegelartig reflektierende Schicht, die man sehen kann, wenn man bei Dunkelheit mit einer Stirnlampe spazieren geht. Die Spiegelschicht, das *Tapetum lucidum* (»leuchtender Teppich«) dient dazu, dem Lichtstrahl eine zweite Chance zu geben, wenn er die Netzhaut passiert, aber keine Erregung ausgelöst hat. Bei uns Menschen gibt es diese zweite Chance nicht, das Pigment absorbiert das Licht.

Die Netzhaut hat noch ein zweites Blutversorgungssystem. Das sind nun klassische Blutgefäße, Arterien und Venen, sehr klein, die dicksten haben etwa 0,15 mm Durchmesser. Sie verlaufen auf der Netzhaut und versorgen ihre nach innen, das heißt, dem Glaskörper zugewandten Schichten, also Sehnervzellen, Amakrine und teilweise Bipolare. Der Augenarzt kann diese Blutgefäße bei der Untersuchung des Augenhintergrunds sehen und mit Einschränkungen Rückschlüsse auf das gesamte Blutgefäßsystem des Patienten ziehen. Man kann sie auch bei sich selbst sichtbar machen, allerdings nicht ihre Feinstruktur. Sie wundern sich wahrscheinlich, warum sie nicht ohnehin sichtbar sind, denn sie müssten ja einen Schatten auf die Fotorezeptoren werfen. Unsere Netzhaut hat aber eine sehr praktische Einrichtung, die das verhindert: Alles, was immer an derselben Stelle liegt, wird nicht mehr weitergeleitet, wird gewissermaßen gelöscht. Dieser sogenannte Troxler-Effekt funktioniert auch beim Betrachten von Bildern. Wir müssen immer wieder durch kleine Augenbewegungen das Bild auf der Netzhaut auffrischen, damit es sichtbar bleibt. Wenn wir nun bewirken, dass der Schatten unserer Blutgefäße auf der Netzhaut ein klein wenig woandershin fällt als üblich, können wir sie plötzlich sehen. Dazu leuchten wir mit einem kleinen Lämpchen von der Seite durch die seitliche Lederhaut in unser Auge und wackeln mit diesem Lämpchen ein bisschen hin und her. Plötzlich erscheint das Spinnennetz unserer Blutgefäße, die aus der zentralen Arterie und Vene aus der Papille austreten (siehe Abb. 37 und 38).

Zum Sehen brauchen wir unser Gehirn. Also sind die Fotorezeptoren der Netzhaut mit dem Gehirn verkabelt, dieses Kabel zum Gehirn heißt Sehnerv. Aber die Fotorezeptoren sind nicht direkt mit den Nervenzellen des Sehnervs verbunden, sondern es sind Zellen dazwischengeschaltet, die Bipolare genannt werden. Bipolar deshalb, weil sie an jedem Ende eine Kontaktstelle haben – anders kann es gar nicht sein, sonst würde die Informationsweitergabe ja hier stoppen. Dann gibt es noch Zellen, welche die Rezeptoren, Bipolaren und Ganglienzellen untereinander vernetzen (Netzhaut!). Sie heißen Horizontalzellen (sie verlaufen horizontal in der Netzhaut) und Amakrinzellen. Auch diese vernetzen das System parallel zu den Horizontalzellen. Ihr Name bedeutet »ungroße Zellen«. Vermutlich haben sie ihn bekommen, bevor man eine Ahnung hatte, welchem Zweck sie dienen, weil amakrin gelehrt und geheimnisvoll klingt. Die Amakrinzellen sind für die Vernetzung von Bipolar- und Sehnervzellen zuständig, die Horizontalzellen vernetzen Rezeptoren und Bipolarzellen.

Der Verbund von Zellen zwischen Fotorezeptoren und Sehnerv dient der Bildverbesserung. Und in dieser Beziehung ähnelt die Netzhaut wieder dem Sensor der Digitalkamera. Deren Chip enthält nämlich nicht nur die Fotodioden, sondern auch eine Menge Mikroelektronik zur Verbesserung des Bildes, zur Komprimierung der Daten, zur Steuerung der Empfindlichkeit und zur Weiterverarbeitung.

Wir müssen uns sowohl an einem Sonnentag im Schnee als auch auf der Nachtwanderung bei Neumond zurechtfinden. Das Helligkeitsverhältnis zwischen diesen Extremen kann mehr als 1:1 Billion sein, das entspricht 40 Blendenstufen. Die Pupille, die Blende des Auges, kann zwischen 8 und 2 mm variieren. Das Auge hat eine Brennweite von ca. 16 mm, daraus errechnet sich ein Spielraum zwischen Blende 2 und 8, das sind gerade mal vier Stufen. Damit kommt man nicht weit. Allerdings geht es sehr schnell, die Pupille braucht für ihre Reaktion lediglich eine halbe Sekunde. Alle anderen Mechanismen dauern länger. Einen kennen wir schon. Er wird für die untersten zehn Blendenstufen eingesetzt: Das Auge wechselt den Sensor, geht vom Zapfensystem auf das Stäbchensystem. Der Umbau dauert, wie wir bei der Nachtwanderung gelernt haben, 30 Minuten. Sowohl im Zapfen- als auch im Stäbchenbereich muss die Lichtempfindlichkeit der Netzhaut über eine gewaltige Spannweite von Helligkeiten angepasst werden. Das leistet der Zellverbund zwischen Fotorezeptor und Sehnervzelle.

Oft liegen aber auch gleichzeitig sehr helle und sehr dunkle Bereiche in unserem Netzhautbild, also hohe Kontraste. Dann gehen Details in den hellen oder dunklen Bildbereichen verloren, genau wie beim Fotografieren. Manchmal ist der Kontrast aber auch sehr gering, sodass wir gerne mehr sehen möchten. Genau wie bei einem Bildbearbeitungsprogramm ist in unser Auge eine globale und eine lokale Kontrastanpassung eingebaut. Damit lässt sich die gesamte Kontrastempfindlichkeit der Netzhaut einstellen, aber auch lokale Bereiche manipulieren. Das leistet das Wunderwerk aus Fotorezeptor, Bipolarzelle, Horizontalzellen und Amakrinzellen.

Diese Kontrastanpassungen sind keine Sache von Sekundenbruchteilen, sie dauern mehrere Sekunden bis Minuten. Sie funktionieren bei jedem Auge getrennt, ja sogar für jedes Netzhautareal einzeln.

Eine Geschichte aus der augenärztlichen Praxis verdeutlicht dies. Man könnte sie im Nachhinein als lustig bezeichnen, für die Betroffenen war sie das zunächst gar nicht. Mehrere junge, anscheinend völlig gesunde Menschen suchten – unabhängig voneinander – ihren Augenarzt mit folgender Geschichte auf: Sie seien nachts aus dem Schlaf aufgewacht und hätten festgestellt, dass die Leuchtschrift ihres Weckers mit einem Auge gesehen sehr viel dunkler gewesen sei als mit dem anderen Auge. Das habe so etwa zehn Minuten angehalten. Die übliche Untersuchung erbrachte keinen Unterschied zwischen den Augen der Patienten, alles wirkte völlig normal. Man vermutete eine vorübergehende Durchblutungsstörung des betreffenden Auges oder des Sehnervs. Das gibt es tatsächlich, wenn auch bei jungen Leuten eher selten. Es heißt »transitorische ischämische Attacke« (»vorübergehender Anfall von Blutmangel«) und ist Vorbote eines Schlaganfalls, also etwas, das ernst genommen werden muss. Umfangreiche Abklärungen, Kernspintomografie, EKG, Ultraschall von Herz und Halsschlagadern, Laboruntersuchungen, ja sogar Nervenwasseruntersuchungen wurden veranlasst, alles blieb ohne auffälligen Befund. Es herrschte Ratlosigkeit, bis ein Augenarzt eine Patientin fragte: »Was haben Sie eigentlich gemacht, als Sie aufgewacht sind?« Antwort: »Da habe ich natürlich erst mal nach meinen Mails und Facebook geschaut, so fünf Minuten lang. Dann wollte ich wieder einschlafen, als ich die unterschiedliche Helligkeitswahrnehmung bemerkte«. Man kann es leicht rekonstruieren, wenn man im Bett auf der Seite liegt und sein Smartphone checkt, schaut man oft nur mit einem Auge, das andere wird durch einen Kissenzipfel verdeckt. Probieren Sie es aus, fünf Minuten genügen. Das Smartphone-Auge wird erheblich dunkler sehen als das abgeschirmte Auge. Die Wirkung hält mindestens fünf Minuten an.

Dieses Experiment zeigt, dass jedes Auge Helligkeits- und Kontrastwahrnehmung unabhängig vom anderen steuern kann. Sogar innerhalb eines Auges lässt sich die Empfindlichkeit lokal anpassen. Auch für die Farbwahrnehmung funktioniert diese nach Netzhautarealen und Seiten getrennte Justierung (siehe Abb. 19). Wenn Sie ein Foto betrachten, das man in die Gegenfarben umgekehrt hat, und blicken dann auf das gleiche Foto als Schwarz-Weiß-Bild, sehen sie das Bild in seinen richtigen Farben (siehe Abb. 20). Der Effekt hält nur kurz an, aber er ist verblüffend.

Unsere Netzhaut versucht, uns mit krassen Kontrasten zu verschonen. Helle Lichter werden abgeschwächt, schwache Lichter verstärkt. Wenn die Rot-Zapfen stark erregt werden, werden sie heruntergeregelt, und wenn wir dann auf einen weißen oder gelben Hintergrund schauen, erscheinen Nachbilder in der Gegenfarbe. Die können sehr deutlich sein und manchmal hartnäckig lange bestehen, vor allem, wenn Ihre Fovea hellem Licht ausgesetzt wurde, wie zum Beispiel während der Untersuchung beim Augenarzt. Das ist eine normale Erscheinung, die sich aber durchaus beunruhigend anfühlen kann. Manchmal irritieren uns auch Nachbilder, deren Auslöser wir gar nicht beachtet haben, wenn irgendwo im Gesichtsfeld eine helle Struktur zu sehen gewesen ist, etwa eine Reklame oder eine Ampel. Dann taucht diese in der Gegenfarbe auf, und wir möchten natürlich hinschauen. Da sich dieser Prozess aber in der Netzhaut abspielt und das helle Licht ihr gewissermaßen einen Stempel aufgedrückt hat, bleibt das Bild immer an derselben Stelle, und wir treiben es mit unserem Blick vor uns her, ohne es aber fixieren zu können. Das dauert selten länger als eine Minute. Solche Erlebnisse ermöglichen es uns, der Netzhaut ein wenig bei der Bildverarbeitung zuzuschauen (siehe Abb. 18).

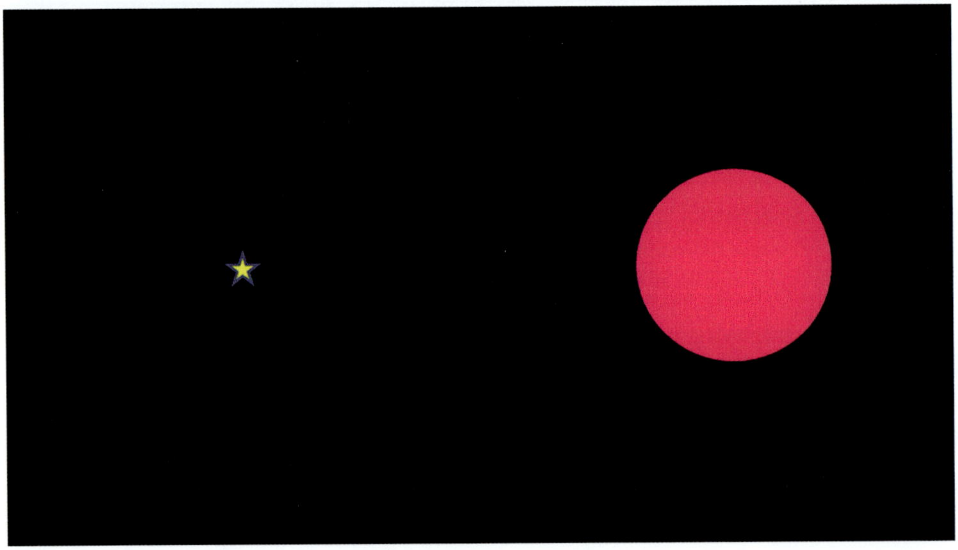

Abb. 18: Exzentrisches Nachbild

Ein Nachbild entsteht durch lokale Farb- und Helligkeitsanpassung. Schauen Sie etwa 15 Sekunden lang auf den Stern, danach auf eine weiße Wand oder eine weiße Buchseite. Jetzt sehen Sie einen blaugrünen Kreis. Wenn Sie ihm nachblicken, bewegt er sich weg.

Schauen Sie danach bei Abb. 18 15 Sekunden lang direkt auf den purpurfarbenen Kreis und dann auf eine weiße Buchseite. Jetzt haben Sie ein kräftiges blaugrünes Nachbild da, wo Sie hinschauen. Die Netzhaut kann Farbwahrnehmung und Kontrast an jedem Ort lokal anpassen. Das kann mitunter überraschen und sogar stören. Solche Nachbilder sind aber normal, meistens sind sie nach einer Minute wieder verschwunden.

Ein Geflecht aus Bipolaren, Horizontalzellen und Amakrinen verbindet Rezeptoren und Sehnervzellen. Man nennt sie korrekt Ganglienzellen, aber der Begriff »Sehnervzellen« sagt, wohin sie gehören, während Ganglienzelle eigentlich nur ein anderer Name für Nervenzelle ist. Diese haben – wie alle Nervenzellen – einen Zellkörper mit Zellkern und der üblichen Infrastruktur, kurzen Fortsätzen, den Dendriten, die sich mit den Bipolaren und Amakrinen verzahnen und deren Signal übernehmen, sowie einen richtig langen Fortsatz, das Axon, das den Sehnerv bildet. Es ist nicht nur einige Tausendstel Millimeter lang wie der Zellkörper, sondern einige Zentimeter. Das Axon verlässt das Auge gebündelt durch die Papille und endet erst im Gehirn, wo wir es später weiterverfolgen werden (siehe S. 92). Der Sehnerv enthält 1,2 Millionen Axone. Moment mal: 6 Millionen Zapfen, 120 Millionen Stäbchen und dann nur 1,2 Millionen Kabel? 1,2 Megapixel, das ist die Urzeit der Digitalfotografie! Jetzt verstehen wir auch, warum wir die 120 Millionen Stäbchen nicht zum scharfen Sehen benutzen können. Das Leitungsnetz gibt es nicht her. Viele Rezeptoren müssen sich ein Kabel teilen. Dieses Zahlenverhältnis bedeutet auch, dass bereits in der Netzhaut jede Menge Signalverarbeitung stattfindet.

Unser Gehirn hat offensichtlich keine Lust, jeden einzelnen Pixel unseres Netzhautbildes auszulesen und zu bewerten. Das überlässt es der Netzhaut, die man von ihrem anatomischen Bau her durchaus als eine »Außenstelle des Gehirns« betrachten kann. Das Gehirn konzentriert sich auf das, was wichtig ist. Einzelne Pixel werden zusammengefasst, und dazwischen wird geschätzt, wie das Bild aussehen könnte. In der Fovea hat sehr wahrscheinlich jeder Rezeptor seine eigene Sehnervzelle. Ganz genau kann man das nicht sagen, weil die Information ja nicht direkt weitergegeben wird, sondern den mit der Nachbarschaft vernetzten Bipolar-, Horizontal- und

Amakrinzellenkomplex passieren muss. Weiter peripher teilen sich mehrere Rezeptoren eine Sehnervzelle. Stäbchen und Zapfen müssen sich abstimmen, wer gerade senden darf. Sie hemmen sich deshalb gegenseitig.

Man kann sich die Netzhaut vorstellen wie ein Großraumbüro: Ganz zentral sitzen die wichtigsten Personen, von denen jeder seinen eigenen Büroboten hat, der die Arbeitsergebnisse zur Firmenleitung trägt, peripher sind mehrere Sachbearbeiter zu einer Einheit zusammengefasst und müssen sich einen Büroboten teilen. In der Netzhaut nennt man diese Einheiten »rezeptive Felder«. Diese sind im Zentrum sehr klein und werden nach draußen immer größer. Weit draußen sind sie hundertmal so groß wie in der Fovea. Rezeptive Felder sind nicht streng voneinander getrennt, sie überlappen sich. Wahrscheinlich wäre das im Großraumbüro genauso, ein Sachbearbeiter kann auch zu zwei benachbarten Arbeitsgruppen gehören.

Rezeptive Felder lassen sich in einen zentralen und einen peripheren Bereich untergliedern. Nun gibt es Sehnervzellen, die unterschiedlich reagieren, je nachdem, ob ihr Zentrum oder die Peripherie ein Signal erzeugt hat, weil es von einem Lichtstrahl getroffen wurde. Die einen melden dem Gehirn »Lichteinfall!«, wenn das Zentrum getroffen wird und ignorieren die Peripherie, die anderen machen es genau umgekehrt. In unserem Großraumbüro würde Chaos herrschen. Informationen würden nur weitergegeben, wenn sie von Mitarbeitern kämen, die dem Büroboten genehm sind. Warum tun die Sehnervzellen so etwas? Wenn es schädlich für das Unternehmen Netzhaut wäre, müsste man schleunigst eine Umorganisation einleiten. Warum dürfen Sehnervzellen auf diese seltsame Art weiterarbeiten? Der Grund: Sie heben damit die Arbeit ihrer Nachbarn besonders heraus. Wegen der schlechten Optik unseres Auges fällt das Licht selten genau auf ein rezeptives Feld, es streut immer auch ein bisschen daneben. Da sitzen dann die Ganglienzellen, die melden, es sei dunkler geworden, obwohl sie von den Rezeptoren die Information »Lichteinfall!« bekommen haben. Ein kleines Licht strahlt noch heller, wenn man das Drumherum dunkler erscheinen lässt. Das genau ist der Sinn des Manövers, es dient dazu, Kontrast zu verstärken bzw. zu steuern, denn damit kann man Kontraste auch abschwächen.

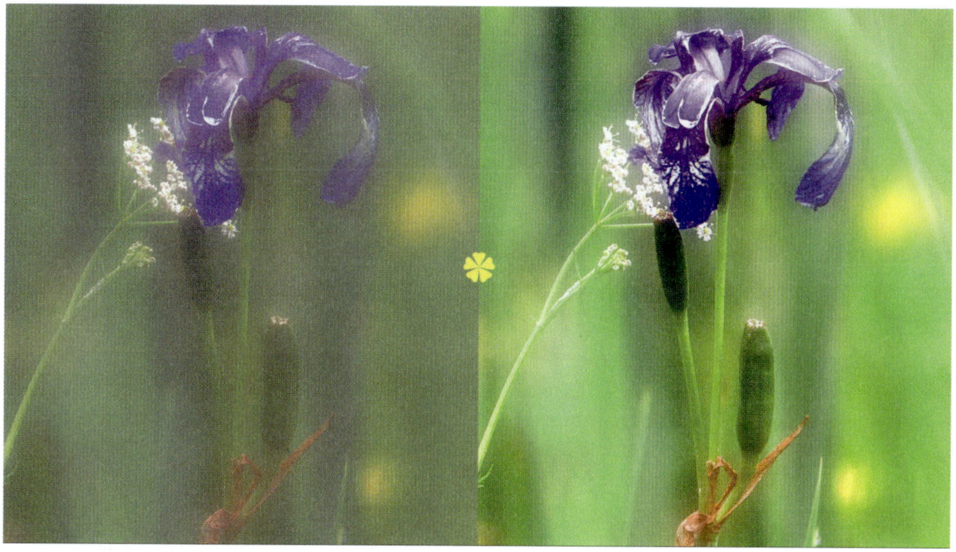

Abb. 19: Kontrastanpassung in der Netzhaut
Halten Sie sich ein Auge zu und schauen Sie etwa 20 Sekunden genau auf die gelbe Markierung in der Mitte zwischen den beiden oberen Bildern. Dann schauen Sie sofort auf die gleiche Stelle beim unteren Bildpaar. Die Kontrastverhältnisse erscheinen jetzt vertauscht, obwohl die beiden unteren Bilder gleich sind.

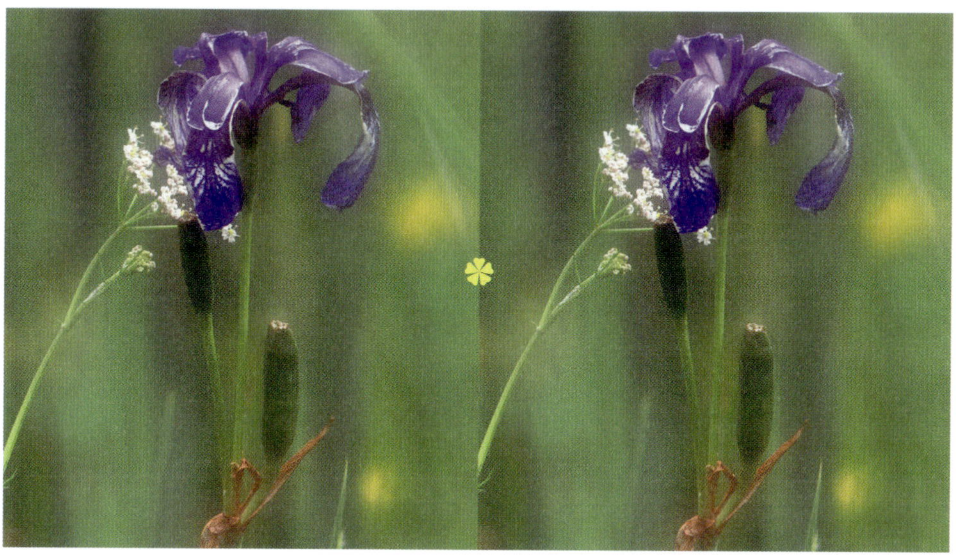

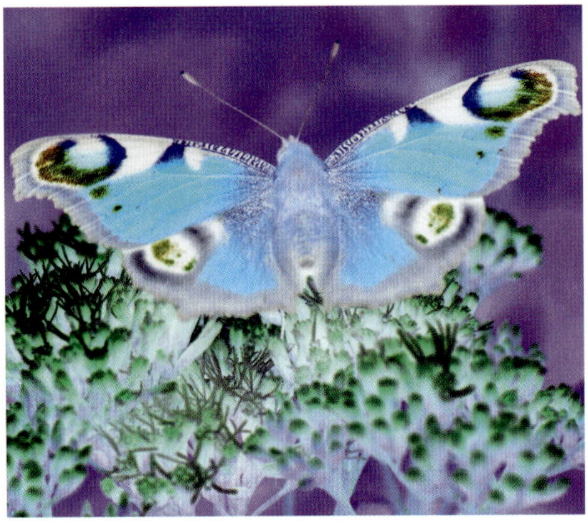

Abb. 20: Farbanpassung

Auch das Farbensehen kann unsere Netzhaut anpassen: Schauen Sie etwa 20 Sekunden auf den Kopf dieses Falsch-Farben-Bildes eines Schmetterlings. Schauen Sie dann auf dieselbe Stelle auf dem unteren Bild. Für einen kurzen Augenblick sollten Sie die richtigen Farben sehen. Erklärung: Das obere Bild zeigte die Gegenfarben des Originals. Die Netzhaut bemüht sich um Ausgleich. Sie versucht, den kräftigen Farbeindruck zu mildern, indem sie die Empfindlichkeit für die Falschfarben zugunsten der Gegenfarben herabsetzt.

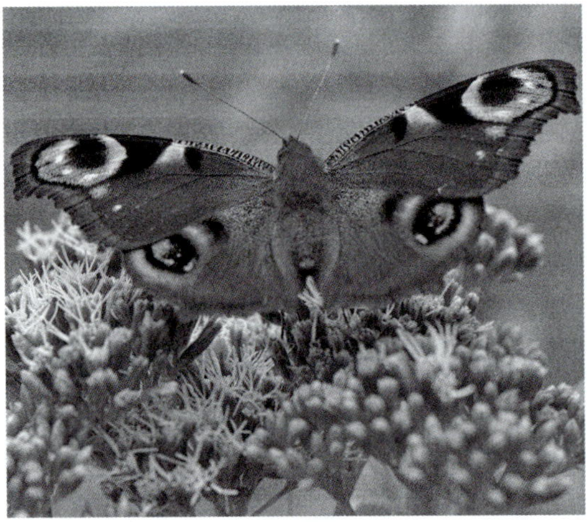

Nachdem Sie bei Abb. 19 das obere Bild betrachtet haben, erscheinen Ihnen die beiden unteren Blumen im Kontrast unterschiedlich, genau entgegengesetzt wie oben. Die beiden unteren Bilder sind allerdings genau gleich. Dies zeigt, dass sich unser Kontrastsehen sogar nach Netzhautregionen anpassen kann. Wo vorher der Kontrast hoch war, wird die Kontrastempfindlichkeit gesenkt.

Unter den Sehnervzellen gibt es Spezialisten – nicht alle können alles. Zellen, die durch ihre Größe auffallen, nennt man *magnozellulär*, auf Deutsch »großzellig«. Sie machen etwa 10 % der Gesamtmenge aus und sind zuständig für die Weitermeldung von Bewegungsreizen. Ihr Arbeitsfeld ist eher die periphere Netzhaut, von der Fovea halten sie sich fern. Dort sind – man könnte es sich fast denken – die kleinen Nervenzellen, Fachbegriff *parvozellulär*, tätig. Die stellen fast den ganzen Rest der Sehnervzellenmannschaft und sind für die meisten anderen Funktionen zuständig: Sehschärfe, Auflösung feiner Strukturen und Farbe. Richtig: Unser Bewegungssystem ist farbenblind.

Die magnozellulären oder M-Zellen, wie wir sie abgekürzt nennen, sind besonders in der Netzhautperipherie aktiv, und sie leiten sehr schnell. Dieses System war ideal geschaffen für unsere Vorfahren: Wenn sich irgendwo im Gebüsch etwas bewegte, musste man schnell hinschauen können, um zu entscheiden, ob es sich um etwas möglicherweise Essbares oder um einen hungrigen Säbelzahntiger handelte. Die M-Zellen haben demnach allen Grund, schnell zu sein. Die P-Zellen (so kürzt man die parvozellulären ab) können es ruhiger angehen lassen. Man nimmt sich Zeit, etwas genau und in Ruhe anzuschauen.

Dass die M-Zellen in der peripheren Netzhaut zu Hause sind, wussten Sie schon im Kindergarten. Natürlich hat Ihnen damals niemand von Sehnervzellen erzählt, aber wenn Sie jemanden auf sich aufmerksam machen wollten, winkten Sie ihm zu. Die Bewegung im peripheren Gesichtsfeld der Zielperson erreicht die M-Zellen, die sofort weitermelden: »Schau mal hin, da will jemand etwas von dir!« Nun richtet unsere Zielperson ihre Fovea auf Ihre winkende Hand, die P-Zellen übernehmen und erkennen, dass Sie es sind, man winkt vielleicht zurück oder kommt zu Ihnen herüber. Das ist unser tägliches Spiel, die M-Zellen melden: »Da ist was!«, und die P-Zellen klären, was es ist. Bewegung bedeutet, es erscheinen Seheindrücke auf der Netzhaut, die sich schnell ändern. Deshalb wird auch Blinken als Bewegung empfunden, deshalb blinken Signale, die Aufmerksamkeit erregen wollen.

Wir wollen Ihnen nicht verschweigen, dass es noch mehr Sehnervzellen gibt, sie sind aber Minderheiten und für unser Verständnis des Sehens nicht so sehr wichtig. Eine Art ist besonders interessant, denn sie haben etwas, das andere Sehnervzellen nicht haben: Sie enthalten Sehfarbstoff, Melanopsin, mit dessen Hilfe sie Licht in elektrische Signale umwandeln können. Sie bräuchten demnach das ganze vorgeschaltete System aus Rezeptoren, Bipolaren, Amakrinen und Horizontalzellen gar nicht. Es sind aber weniger als 1 % der Sehnervzellen, das reicht nicht aus, um ein brauchbares Bild zu entwerfen. Das versuchen sie auch gar nicht erst. Es handelt sich um ein Belichtungsmesssystem, das mit den Zentren zur Pupillensteuerung und mit den Zentren zur Einstellung unseres Tag-Nacht-Rhythmus verbunden ist. Dieses System ist wahrscheinlich zuverlässiger und schneller als die Abfrage der Helligkeit in den Sehzentren im Gehirn, wo ja unser Seheindruck ständig weiterverarbeitet und zum Teil manipuliert wird.

Noch eine weitere Zellart der Netzhaut verdient es, erwähnt zu werden: Es sind die nach dem Anatomen Heinrich Müller benannten Müller-Zellen. Sie durchziehen die komplette Netzhaut, so wie Stützpfeiler. Da sie dem typischen Stützgewebe des Gehirns sehr ähnlich sind, glaubte man lange, die mechanische Stabilisierung sei ihre einzige Funktion. Aber sie tragen auch zur Aufrechterhaltung der passenden Mineralstoffkonzentration bei, und sie funktionieren außerdem als eine Art Lichtleiter, wie eine Fiberoptik, die das Licht vom Glaskörper gezielt zu den Rezeptoren durchschleust.

Adaptation: Anpassung an gigantische Lichtunterschiede

Wir haben es schon angesprochen: Unsere Augen müssen sich einem gewaltigen Helligkeitsumfang anpassen. Die hellsten Lichter, die wir sehen können, sind eine Billion Mal heller als die schwächsten Lichter, die wir im Dunkeln gerade so wahrnehmen können. Einen solchen Kontrastumfang kann keine Kamera einfach so bewältigen. Unser Auge kann es schon, hat aber damit Mühe. Es nutzt drei Mechanismen: die Pupille, die allerdings nur einen kleinen Bereich abdeckt, höchstens 5 Blendenstufen. Dann kann die Netzhaut ihre Empfindlichkeit verändern, so wie wir es auch bei einer Kamera mit der ISO-Zahl können. Mit den Stäbchen besitzt das Augen jedoch gewissermaßen noch einen zweiten Kamerachip, der sehr viel empfindlicher ist als der Zapfenchip, den wir im Hellen benutzen. Um Höchstleistungen zu erbringen, müssen die Stäbchen vorbereitet werden, sie müssen Sehfarbstoff synthetisieren. Dafür brauchen sie viel Energie, Zeit und Vitamin A. Entsprechend kann Nachtblindheit auf einem Vitamin-A-Mangel beruhen. Das ist bei uns sehr selten, kommt aber bei Mangelernährung vor. Es wäre jedoch nicht klug, auf gut Glück (also ohne Bestimmung des Vitamin-A-Status und die Beratung durch einen Arzt) eine Vitamin-A-Behandlung zu beginnen, weil man das Gefühl hat, nachts schlecht zu sehen. Wie schon besprochen hat schlechtes Nachtsehen nur sehr selten mit einer Fehlfunktion der Stäbchen zu tun. Vitamin A würde nichts nützen, es hat aber Nebenwirkungen, so kann es beispielsweise die Leber schädigen oder den Hirndruck erhöhen.

Kommen wir aus dem Hellen in einen völlig dunklen Raum, sind die Stäbchen zunächst noch abgeschaltet. Die Zapfen werden jetzt immer empfindlicher, aber schon nach 5 Minuten können sie sich nicht mehr wesentlich steigern. Dann fangen die Stäbchen an mitzuhelfen. Wie schon erwähnt brauchen sie etwa 30 Minuten, um ihre volle Leistung zu erreichen. Ein kurzer Lichtblitz reicht, um diesen Adaptationsvorgang zu stören und ihn abzubrechen, dann läuft die Zeit wieder von vorne. An helle Beleuchtung adaptiert man viel schneller, das dauert nur wenige Minuten. Die Stäbchen beginnen ihre Arbeit ab einer Helligkeit, bei der ein Fotograf mit Blende 2,8 und 100 ISO 0,5 s Belichtungszeit einstellen müsste.

Bis zu einer Belichtungszeit von 30 s tragen die Zapfen noch ein wenig bei, darunter sind die Stäbchen auf sich allein gestellt. Man spricht dann vom »skotopischen« Sehen im Gegensatz zum »photopischen« Sehen, wenn die Zapfen allein die Arbeit verrichten.

Etwas für Spezialisten: Unser Maß dafür, wie hell etwas ist, welche Leuchtdichte es hat, sind die Candela pro m^2 (cd/m^2). Die kann ich tatsächlich auch mit einer Fotokamera messen, wenn sie die Belichtungszeit anzeigt und manuell einstellbar ist. Stellt man auf 100 ISO Empfindlichkeit und Blende 2,8, entspricht der Kehrwert der Belichtungszeit den cd/m^2. Da die Kameras meistens den Kehrwert anzeigen (125 statt 1/125) kann man die cd/m^2 direkt ablesen.

Sehnerv und Sehbahn – vom Auge zum Gehirn

Der Sehnerv, das sind die gebündelten Fortsätze der Sehnervzellen, die Axone. Diese sind richtig lang, etwa 10 cm. Der eigentliche Sehnerv ist nicht einmal 5 cm lang, dann mündet er in die Sehnervkreuzung, das Chiasma. Die Axone reichen also über den Sehnerv und das Chiasma hinaus (siehe Abb. 21). Der Sehnerv liegt – zwischen den Augenmuskeln in Fettgewebe eingebettet – in der Augenhöhle gelagert. Er durchtritt dann den relativ gefährlichen Sehnervkanal (siehe S. 14) ins Schädelinnere und mündet ins Chiasma, auf Deutsch »Kreuzung«, nach der Form des griechischen Buchstaben X (Chi).

Sichtbar ist der Sehnerv nur an der Stelle, wo er beginnt, an der Papille, auch »Sehnervkopf« genannt. Dort treffen sich die Axone aller auf der gesamten Netzhaut verstreut liegenden Sehnervzellen. Sie machen einen eleganten Bogen um die Fovea und respektieren ziemlich strikt oben und unten: Axone aus der unteren Netzhauthälfte treten unten in die Papille ein, Axone von oben schließen sich oben an. Die Papille ist eine Stelle, die sich der Augenarzt genau anschaut. Dort kann er sehen, ob der Sehnerv eines Patienten normal oder geschädigt ist, ob beispielsweise eine Entzündung vorliegt. An der Papille gibt es keine Fotorezeptoren, deshalb ist diese Stelle blind und wird im Gesichtsfeld »blinder Fleck« genannt.

Wollen Sie Ihren blinden Fleck einmal sehen? Das ist nicht schwer. Sie müssen dazu mit einem Auge schauen. Kneifen Sie Ihr linkes Auge zu und nehmen Sie ein Lineal oder einen Meterstab in die linke Hand, den Daumen bei 0. Den Meterstab halten Sie in Armlänge in etwa 50 cm Abstand und platzieren den Daumen der rechten Hand bei etwa 14 cm. Wenn Sie diesen Daumen etwas hin- und herbewegen, wird er verschwinden und wieder auftauchen. Sie haben Ihren blinden Fleck gefunden! Mit etwas Übung können Sie es zu erstaunlicher Fertigkeit bringen und zum Beispiel bei einem langweiligen Vortrag den Kopf des Redners im blinden Fleck verschwinden lassen. Sie werden staunen, wie viel darin Platz findet. Und Sie staunen noch mehr, dass es unser Sehsystem so vortrefflich beherrscht, seine Existenz vor uns zu verschleiern, selbst dann, wenn wir einäugig schauen.

Zurück zum Sehnerv. Auf dem Weg zum Chiasma orientieren sich die nach oben und unten getrennten Axone neu. Beim Chiasma angekommen, sind sie ganz strikt nach rechter und linker Netzhauthälfte getrennt. Besser reden wir aber von »nasaler« und »temporaler« Netzhaut, nasal ist klar, das ist die der Nase zugewandte Hälfte, temporal logischerweise die der Schläfe zugewandte. (Das lateinische Wort *tempus* bedeutet nicht nur Zeit, sondern auch Schläfe.)

Bei uns Menschen kreuzt im Chiasma etwa die Hälfte der Axone des Sehnervs. Bei vielen Tieren ist der Anteil der kreuzenden Fasern höher. Interessanterweise ist das auch bei Menschen mit Albinismus der Fall. Dieser angeborene Pigmentmangel, das heißt Körperhaare und Haut sind sehr hell, geht auch mit reduzierter Sehschärfe und Augenzittern einher.

Die Axone aus der nasalen Hälfte der einen und der temporalen Hälfte der anderen Netzhaut ziehen durch das Chiasma nach hinten und enden nach etwa 4 cm an einem Teil des Gehirns mit Namen Thalamus (auf Deutsch »Schlafgemach«), genau genommen an einer seitlich daran anhaftenden

Struktur, dem Corpus geniculatum laterale (»seitlicher Kniekörper«, meist mit »Kniehöcker« übersetzt). Dort nehmen die Axone mit den nächsten Nervenzellen der Sehbahn Kontakt auf und geben ihr Signal weiter.

Das Corpus geniculatum laterale ist interessant aufgebaut. Auf jeder Seite kommen die Informationen von *beiden* Augen an, aber jeweils nur von *einer* Gesichtsfeldhälfte. In den linken Corpus gelangen die Axone der linken Netzhauthälfte, in den rechten die Axone der rechten Hälfte. Sie enden in sechs Schichten. In den Schichten 1 und 2 enden die M-Zellen, in den Schichten 3 bis 6 die P-Zellen. Die Funktionstrennung wird also beibehalten, ebenso die Seitentrennung: Die erste Schicht empfängt Informationen von der Gegenseite, die zweite von derselben Seite, die dritte ebenfalls, die vierte wieder von der Gegenseite, die fünfte von derselben Seite und die sechste von der Gegenseite. Es herrscht Ordnung im Corpus geniculatum laterale.

Die Axone aus der nasalen Netzhaut wechseln im Chiasma die Seite und schließen sich den Axonen von der temporalen Seite auf dem Weg zum Corpus geniculatum laterale an, wo sie dann genau die für sie bestimmte Schicht erreichen müssen. Nasale Axone der Gegenseite und temporale Axone derselben Seite verlaufen ab dem Chiasma gemeinsam (siehe Abb. 21).

Man muss sich verdeutlichen: Die nasale Netzhaut bildet die temporale Umwelt ab, die temporale Netzhaut die nasale. Alles im Auge ist umgekehrt. Da unser Gehirn weiß, wie es richtig herum sein muss, ist das nicht schlimm, es rechnet einfach alles um. Sie können in einem einfachen Versuch demonstrieren, wie es wirklich ist, indem Sie dem Auge einen ungewohnten Reiz verpassen: Drücken Sie mit einem Finger (sanft!) von der Seite auf Ihren rechten Augapfel. Sie werden die Druckstelle genau gegenüber, auf der linken Seite, sehen. Dort sehen Sie auch die Druckstelle, wenn Sie das linke Auge sachte von nasal drücken (was ein bisschen schwieriger ist). Auf der linken Seite im Tractus opticus (so nennt man das Nervenfaserbündel vom Chiasma zum Corpus geniculatum laterale) verlaufen die Informationen aus der rechten Seite unseres Umfeldes zum Corpus geniculatum laterale und umgekehrt (siehe Abb. 21).

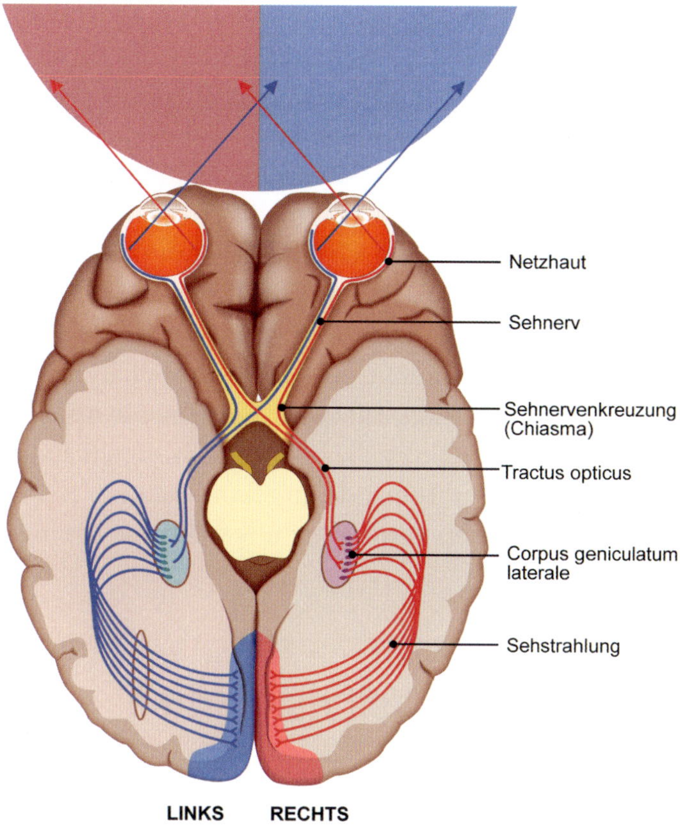

Abb. 21: Die Sehbahn

Beide Augen nehmen mit der Netzhaut ein vollständiges Bild auf, das im Sehnerv in Richtung Gehirn gesendet wird. In der Sehnervkreuzung werden die Bilder neu sortiert: Was aus der schläfenseitigen Netzhaut stammt, geht direkt auf derselben Seite weiter, was aus der nasenseitigen Netzhaut kommt, kreuzt auf die Gegenseite. Das hat zur Folge, dass ab dem Tractus opticus das Bild der rechtsseitigen Außenwelt auf der linken Seite weiterbefördert wird und umgekehrt. Im Corpus geniculatum laterale endet der Fortsatz der Sehnervzelle, deren Zellkörper in der Netzhaut sitzt. Von dort zieht die Sehbahn in einem Bogen zur Sehrinde im hinteren Anteil des Großhirns. Die Aufteilung in rechte und linke Bildhälfte geht genau durch die Makula in der Netzhautmitte. Um die Zeichnung klarer zu halten, erscheint es hier, als wäre der Sehnerveintritt die Trennstelle.

Die Nervenzellen des Corpus geniculatum laterale senden ihre Axone als Sehstrahlung zur Sehrinde. Anatomisch sieht das tatsächlich wie ein Strahlenkranz aus. Die Sehbahn wird aufgefächert, weil sie um den großen Seitenventrikel herumziehen muss. Ventrikel sind ziemlich große flüssigkeitsgefüllte Hohlräume im Gehirn. Die Axone der Nervenzellen im Corpus geniculatum laterale enden schließlich in der Sehrinde, die bei uns Menschen im Gehirn ganz nach hinten gewandert ist, in den Okzipitallappen, den Hinterhauptslappen. Der Bereich, in dem die visuellen Sinneseindrücke ankommen, heißt Area striata, weil er im anatomischen Bild gestreift aussieht. Es braucht bis dahin vier Schaltzentralen: Rezeptorzelle, bipolare Zelle, Sehnervzelle und Nervenzelle im Corpus geniculatum laterale. Von der Rezeptorzelle benötigt das Signal erstaunlich lange 0,1 Sekunden, bis es in der Sehrinde angekommen ist. Sie ist aber noch nicht die Endstation. Damit werden wir uns später befassen.

Die geheimnisvolle Welt der Farben

Die Welt erscheint uns bunt. Sie ist nicht wirklich bunt, unsere Netzhaut ist aber darauf eingerichtet, sie bunt zu sehen. Für das Farbensehen sind die Zapfen zuständig. Wir haben drei verschiedene Ausführungen: rot-, grün- oder blauempfindlich, also RGB, genau wie unser Monitor, wie der Kamerasensor. Die Blauzapfen sind die seltensten, ihr Anteil beträgt nur knapp 10 %. Am meisten haben wir Rotzapfen (60 %), 30 % sind Grünzapfen (wir erinnern uns: Auf dem Kamerasensor sind die Grünempfänger mit 50 % am häufigsten, den Rest teilen sich Rot- und Blauempfänger).

Eine reife Erdbeere sieht rot aus, tatsächlich hat sie aber gar keine Farben. Die Farbe entsteht in unserem Gehirn. Die Erdbeere behält das meiste Licht, das die Sonne auf sie wirft, für sich und strahlt nur rote Farbe zurück. Genau genommen müssten wir sagen, sie strahlt einen langwelligen Teil des Lichtspektrums zurück, der vor allem unsere Rotzapfen veranlasst, ein elektrisches Signal weiterzusenden. Erst jenseits der Sehrinde im Gehirn, also dort, wo unsere Seheindrücke nachbearbeitet werden, entsteht tatsächlich ein Farbeindruck. Woher wir das wissen? Wenn dieses Zentrum ausfällt, was sehr selten einmal durch einen Schlaganfall passieren kann, sieht man nur noch Graustufen und kann mit Farben nichts mehr anfangen.

Für uns Menschen sichtbares Licht hat die Wellenlänge von 400 bis 700 nm. 400 nm ist blau (oder fast violett) = kurzwellig, 700 nm ist rot = langwellig. Was kürzer als 400 nm ist, nennt man »ultraviolett«, Wellenlängen länger als 700 nm bezeichnet man als »infrarot«. Bienen können übrigens auch UV-Licht sehen und dadurch Blütenpflanzen noch besser unterscheiden. Manche Schlangen sehen im infraroten Bereich und entdecken so ihre Beute im Gras, denn lebende Wesen strahlen Infrarotlicht ab.

Wieso sehen wir einen blauen Himmel, obwohl wir so wenig Blauzapfen haben? Ganz einfach, weil auch Rot- und Grünzapfen für Blau empfindlich sind. Sie sind für ein viel breiteres Farbspektrum empfindlich als für die reinen Farben Rot oder Grün. Rot- und Grünzapfen unterscheiden sich zudem nur sehr wenig. Die Erdbeere spricht demnach auch den Grünzapfen an, den Rotzapfen aber stärker, deshalb sehen wir sie rot.

Dass wir drei verschiedene Rezeptoren haben, einen für kurz-, einen für mittel- und einen für langwelliges Licht bedingt, dass wir Farben unterscheiden können. Ihre Empfindlichkeitsbereiche überlappen sich stark, aber sie reagieren unterschiedlich auf die gleiche Farbe, und diese unterschiedliche Reaktion ist der Grund, weshalb wir Farben unterscheiden können. Das ist ähnlich wie bei unserer Digitalkamera: Durch drei Farbfilterchen sind die einzelnen Pixel auch unterschiedlich farbempfindlich. Man hat damit die Zapfen gewissermaßen nachgebaut.

Wer die Anzahl der Sehnervzellen noch im Gedächtnis hat, wird sich jetzt wieder wundern: Wir haben drei Farbkanäle, also braucht jeder Rezeptor seine eigene Sehnervzelle. Wir haben aber nur 1,2 Millionen Sehnervzellen, die wir dann ja auch noch auf drei unterschiedliche Fotorezeptoren aufteilen müssen. Wir errechnen 0,4 Megapixel und sind bei den frühen Anfängen der Digitalfotografie. Ist unser Auge denn so primitiv?

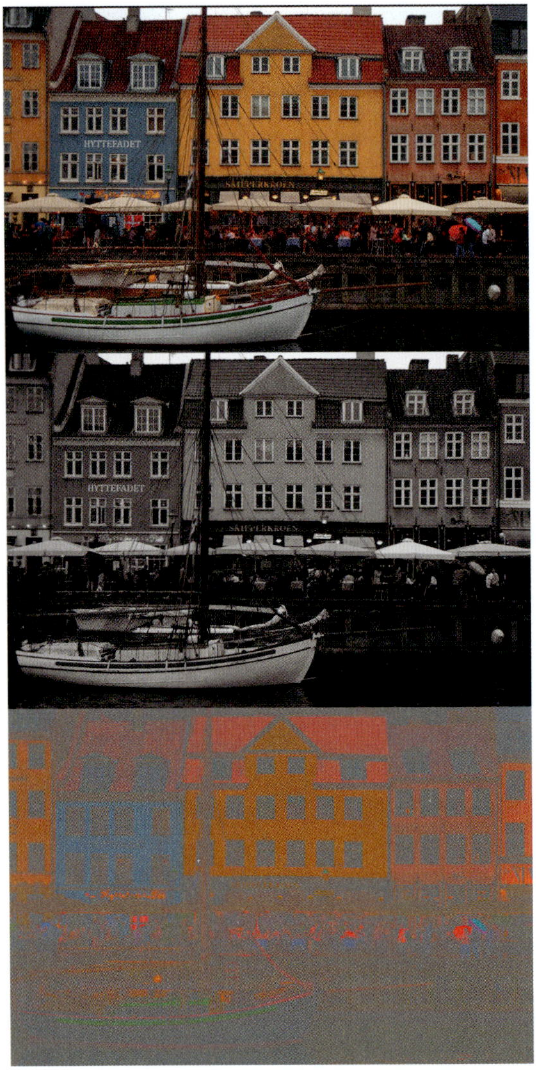

Abb. 22: Farben und Graustufen vs Foto ohne Kontrast

Bei diesem Bild der bunten Häuser von Nyhavn in Kopenhagen wurden zunächst die Farben entfernt. Daraus resultiert ein Graustufenbild in der Mitte, mit dem wir durchaus etwas anfangen können. Nehmen wir aber stattdessen alle Helligkeitsunterschiede weg (so gut das eben geht), dann bleibt im unteren Bild eine abstrakt-bunte Farbenwelt übrig, in der wir nicht mehr gut zurechtkämen.

Zunächst einmal müssen wir uns eines klarmachen: Farben sind eine Zugabe, sie sind nützlich, um sich besser zurechtzufinden. Die Nahrungssuche wird einfacher, wenn man reife von unreifen Erdbeeren schon vor dem Pflücken unterscheiden kann, aber zwingend notwendig ist das ja nicht. Wir würden auch in einer Graustufenwelt nicht verhungern. In den 60er-Jahren gab es kein Farbfernsehen, und alle freuten sich an kleinen grauen Bildern. Nähme man uns die Helligkeitskontraste und ließe nur die Farbkontraste übrig, wäre die Welt sehr seltsam und würde einer abstrakten Malerei ähneln (siehe Abb. 22). Deshalb trägt das Auge zuallererst Sorge dafür, dass die Helligkeitskontraste stimmen. Dem Gehirn wird ein Schwarz-Weiß-Bild (Graustufenbild) ordentlicher Qualität vorgelegt. Das ist unsere Basis, das brauchen wir zum Überleben.

Die Farbinformationen werden zusätzlich zum Graustufenbild über zwei Leitungen statt über drei zum Gehirn geleitet. Ein Kanal übermittelt das Rot-Grün-Verhältnis, der andere das Blau-Gelb-Verhältnis. Das sind Gegenfarben, auf diese Weise braucht man jeweils nur eine einzige Zahl, um beide zu beschreiben. So spart unser System Leitungskapazität. Wenn die Rot-Grün-Sehnervzelle 0,7 sendet, meint sie 70 % rot und 30 % grün. Mathematisch kann man sich das etwa so vorstellen: Die für die reine Helligkeit zuständige Sehnervzelle sendet die Summe der Signale von Rot- und Grünzapfen ans Gehirn (die blauen sind eine kleine Minderheit, sie werden dafür nicht gebraucht), die Rot-Grün-Sehnervzelle sendet den Unterschied zwischen Rot- und Grünzapfen, und die Blau-Gelb-Sehnervzelle sendet den Unterschied zwischen Blauzapfen und Helligkeitssystem (die Summe von Rot- und Grünzapfen).

Das alles dient der Datenreduktion. Es verstärkt aber auch die Farbempfindungen. Rot- und Grünzapfen sind ja sehr ähnlich. Kommt es zu Störungen im System durch Streulicht (Blendung) oder Durchblutungsprobleme der Netzhaut, werden beide Zapfen beeinträchtigt, ihr Signal würde abfallen und wäre für das Gehirn vielleicht nicht mehr richtig zu entschlüsseln. Aber der Unterschied zwischen beiden wird durch eine Störung des gesamten Systems weniger stark gestört. Unser Gleichgewichtssystem macht es genauso, es reagiert auf Seitenunterschiede statt auf die absoluten Werte jeder Seite. Das vermindert die Störanfälligkeit. Auch für die benachteiligten Blauzapfen ist das System gut, sie können sich damit besser in Szene setzen. Außerdem kann die Netzhaut in dieses System regulierend eingreifen. Sehen wir viel Rot, wird die Rotempfindung heruntergeregelt und Grün wird kräftiger. Das hält eine Zeit lang vor. Deshalb sieht man dann ein Nachbild in der Gegenfarbe (siehe Abb. 20).

Unser Farbensehen ist ein gewisser Luxus, aber es leistet Erstaunliches. Dazu brauchen wir das Gehirn. Farben werden im Schläfenlappen verarbeitet, nachdem das primäre dafür zuständige Gehirn die Farbsignale aussortiert hat. Ein kleines Wunder ist die Farbkonstanz. Ganz gleich, ob wir eine Erdbeere im Neonlicht der Küche, unter blauem Mittagshimmel, im Nebel oder beim Sonnenuntergang betrachten, sie erscheint immer rot. Sie ist selbst dann rot, wenn sie es gar nicht sein kann. Die Farbe eines Objekts richtet sich nach dem Lichtanteil, den es reflektiert. Wenn wir die Erdbeere mit Licht beleuchten, das gar keine Rotanteile enthält (man setzt einen blauen Filter davor), dann dürfte sie gar nicht rot aussehen, sondern müsste irgendwie dunkelgrau sein. Lege ich eine Handvoll Erdbeeren auf einen Teller mit noch etwas Zucker dazu, sagt unser Gehirn der blauen Beleuchtung zum Trotz: Das sind Erdbeeren; jemand will sie essen; er hat Zucker darauf gestreut, also sind sie reif, und folglich müssen sie rot sein. Dann wird das Bild korrigiert, indem das vermutete beleuchtende Licht verrechnet wird. Unser Gehirn wird eher einen Teller von seltsamer Farbe in Kauf nehmen als blaue Erdbeeren.

Wir brauchen eine Referenz, um Farben einzuschätzen, etwas, dessen Farbe wir gut kennen. Das haben wir meistens. Die Farben von Kleidungsstücken können wir ziemlich eindeutig bestimmen, wenn sie von einer Person getragen werden, deren Hautfarbe wir einschätzen können. Die Hautfarbe gibt uns die Referenz. Fehlt diese, kann es ziemlich abenteuerlich werden. So entbrannte ein heftiger Streit über die Farbe eines im Internet abgebildeten Kleides, bei dem eine solche Referenz fehlte (Näheres finden Sie unter dem Suchbegriff »dressgate« im Internet).

Unser Gehirn nutzt schlichtweg auch Erfahrungen. Tomaten können nicht strahlend blau sein, auch wenn in dem sie beleuchtenden Licht kein Fünkchen Rot enthalten ist, will uns das Gehirn glauben machen, sie seien irgendwie rot. Auch wenn ein hellhäutiger Nordeuropäer bei Sonnenuntergang aussehen müsste, als hätte er einen kräftigen Sonnenbrand, wird uns vom Gehirn weiterhin ein heller Teint vorgespiegelt. Farben sind eine Illusion, unser Gehirn zensiert und manipuliert kräftig, was wir zu sehen bekommen.

Gestörtes Farbensehen, ein Männerproblem

Wirklich farbenblind sind nur ganz wenige Menschen. Das beträfe diejenigen, die von Geburt an keine funktionierenden Zapfen oder nur Blauzapfen und Stäbchen haben. Sie sehen auch nicht scharf, denn die Stäbchen haben große rezeptive Felder, und Blauzapfen sind rar. Es gibt unter 30 000 Menschen einen mit dieser Störung. Man nennt sie Achromatopsie, »Farblosigkeit«. Das Hauptproblem dieser Menschen ist ihre starke Blendungsempfindlichkeit, weil ihre Stäbchen unter Bedingungen arbeiten müssen, für die sie nicht vorgesehen sind. Sie sind eigentlich für das Sehen im Dunkeln gedacht. Bei einer Nachtwanderung kann ein Patient mit Achromatopsie sehr gut mithalten, ein heller Sommertag ist ihm aber äußerst unangenehm, er wird eine dunkle Brille tragen.

Die zahlenmäßig bedeutenden Farbsinnstörungen sind Probleme der Rot- und Grünzapfen. Entweder fehlt einer der beiden ganz, oder sie sind falsch justiert. Im ersten Fall spricht man von Anopie, im zweiten Fall von Anomalie. Davor setzt man die Worte Prot- (steht für Rot, bedeutet 1.) oder Deuter- (steht für Grün, bedeutet 2.). Ja, es gibt auch ein Trit- (für Blau). Das ist aber sehr selten und kommt nicht ohne weitere gravierende Fehler der Netzhaut oder des Sehnervs vor. Protanomalie, Protanopie, Deuteranomalie und Deuteranopie sind demnach die Farbsinnstörungen, die uns im Alltag begegnen werden. Wir bevorzugen die Fachbegriffe anstelle ihrer volkstümlichen Übersetzungen (Rotschwäche, Rotblindheit usw.), denn »Schwäche« mag ja noch angehen, aber »Blindheit« stimmt definitiv nicht. Rot ist zwar für den Protanopen ziemlich dunkel, aber keineswegs schwarz. Auch der »Grünblinde« kann Grün durchaus sehen, aber er hat unter bestimmten Bedingungen Schwierigkeiten, Farben zu unterscheiden.

7–8 % der Männer sind davon betroffen, aber nur 0,3 % der Frauen. Warum so viele Männer? Das Farbsinn-Gen liegt auf dem X-Chromosom, davon hat der Mann nur eines, die Frau aber zwei. Wenn ein fehlerhaftes und ein normales X-Chromosom vorhanden sind, dann wird das normal arbeitende das andere dominieren, der Farbsinn bleibt also normal. Eine Frau braucht demnach zwei betroffene X-Chromosomen, deren Farbsinnstörungen auch noch zusammenpassen müssen. Der Mann hat nur ein X, das andere ist das Y, das ihn zum Mann macht. Wenn im X ein falsches Farbsinn-Gen sitzt, dann nützt alle Männlichkeit nichts, das Y kann den Fehler nicht ausgleichen.

Die Farbsinnstörungen sind ungleich verteilt. Deuteranomalie macht die Hälfte aus, Deuteranopie ein Viertel, Protanomalie 10 % und Protanopie 15 %. Warum sind Farbsinnstörungen so häufig, warum hat sich die Evolution ihrer nicht entledigt, Zeit genug wäre doch gewesen? Es muss wohl so sein, dass diese Störungen nicht gefährlich sind und keinen Evolutionsnachteil bedeuten. Es könnte sogar so sein, dass es für eine Jagdtruppe Vorteile hat, wenn jemand dabei ist, der Farben anders sieht. Er sähe vielleicht die Ente im Schilf, die den anderen entginge.

In unserer heutigen Welt muss man keine Beutetiere mehr entdecken, aber Farbcodes, Warnleuchten, Pläne und Muster entschlüsseln. Ist eine Farbsinnstörung da ein Problem? Es gibt eine Reihe von Vorschriften zur Farbtüchtigkeit für viele Berufe: Polizist, Pilot, Lokomotivführer, Schiffsführer, Elektriker und etliche weitere.

Um herauszufinden, ob jemand eine Farbsinnstörung hat, muss man ihn untersuchen. Als Betroffener bemerkt man es nur ausnahmsweise selbst. Der bekannteste Test wurde 1917 von dem japanischen Augenarzt Shinobu

Ishihara vorgestellt und ist auch heute noch der mit Abstand am weitesten verbreitete. Der Test nutzt die Tatsache, dass Menschen mit Farbsinnstörungen nicht alle vorkommenden Farben unterscheiden können, sondern sich an unterschiedlicher Helligkeit orientieren müssen. Entzieht man ihnen die Möglichkeit, Helligkeitsunterschiede zu nutzen, machen sie Fehler bei der Farbunterscheidung.

Ein Problem liegt darin, dass nicht nur der Untersuchte, sondern auch der Untersucher dabei Fehler machen kann. Die Beleuchtung (indirektes Tageslicht) und der Untersuchungsabstand (75 cm) müssen stimmen. Das ist beileibe nicht immer der Fall. Richtig durchgeführt ist der Test sehr gut und erfasst auch die allermeisten der Betroffenen, aber einige Deuteranomale und Protanomale schaffen es trotzdem, ihn zu bestehen. Fällt nun jemand beim Ishihara-Test durch, muss man messen, wie ausgeprägt seine Farbsinnstörung ist, denn eine nur geringfügig ausgeprägte Grün- oder Rotschwäche ist auch in kritischen Berufen erlaubt.

Zum Messen einer Farbsinnstörung benötigt man ein Instrument mit dem seltsamen Namen Anomaloskop: Ein Gerät, um eine Anomalie zu sehen. Es erzeugt zwei gelbe Lichter. Eins ist wirklich gelb, exakt die richtige Wellenlänge, das andere wird aus Grün und Rot zusammengemischt. Moment: Grün plus Rot gibt ein schmutziges Braun, werden Sie einwenden. Stimmt, wenn Sie es mit dem Farbkasten herstellen, man nennt das »subtraktive Farbmischung«. Das Anomaloskop hingegen nimmt eine additive Farbmischung vor. Wenn Sie rotes und grünes Licht auf denselben weißen Untergrund projizieren, ergibt das gelbes Licht. Ihr Fernseher funktioniert so ähnlich.

Nun fordert man seinen Patienten auf, Mischungen aus rotem und grünem Licht mit dem reinen Gelb zu vergleichen. Braucht er sehr viel Grün, um die Mischung gelb erscheinen zu lassen, hat er eine Grünschwäche. Das Mischungsverhältnis ist ein Maß für die Schwere der Farbsinnstörung. Interessanterweise akzeptieren Patienten mit Anopien nahezu jede Mischung als gleich. Wenn man selbst in das Anomaloskop schaut, wird man entdecken, dass die Betroffenen meistens ziemlich krass danebenliegen. Demonstriert man das Ergebnis den Eltern eines Jugendlichen, der Maler werden will, erntet man erstauntes Kopfschütteln, und es ist zumindest den Eltern klar, dass die Lehrstelle als Maler für ihren Nachwuchs nicht infrage kommt.

Wir kennen noch weitere Tests, aber die beiden Klassiker Ishihara und Anomaloskop reichen meistens aus. Dabei gibt es aber ein Problem: Die Anomaloskop-Untersuchung ist nicht ganz einfach, und es gibt nur wenige Augenärzte, die sie tatsächlich beherrschen. Mit Sicherheit passieren viele Farbsinngestörte die Tests und können mit der Berufsausbildung als Pilot, Elektriker oder Polizist beginnen, obwohl sie eigentlich durchfallen müssten. Ist das gefährlich? Um ganz ehrlich zu sein: Man weiß es nicht. Für den betroffenen Polizisten kann es allerdings peinlich werden, wenn er vor Gericht aussagt, der Angeklagte habe einen grünen Mantel getragen und dessen Anwalt einen Farbtest beantragt.

Das größte Problem sind die Rotstörungen, denn damit erscheint Rot dunkler. Könnte so jemand eine rote Warnlampe übersehen? Könnte er ein Bremslicht übersehen? Theoretisch ja, bewiesen ist es nicht. Bis vor Kurzem war Protanopie für Busfahrer tabu, jetzt wird nur mehr eine entsprechende Aufklärung verlangt. Wir wissen nicht, ob das Risiko wirklich höher ist. In der Fliegerei wird immer wieder der Unfall einer Frachtmaschine in Florida zitiert, bei dem einer der Piloten eine Farbsinnstörung hatte. Die Piloten hatten den Anflugwinkel falsch eingeschätzt, der von farbkodierten Leuchten angezeigt wird. Aber beide Piloten waren übermüdet und hatten mehrere Sicherheitsvorschriften ihrer Airline missachtet. Ich wage zu behaupten, dass es nicht erwiesen ist, dass Farbsinnstörungen in der Fliegerei gefährlich sind, hätte aber dennoch ein ungutes Gefühl bei einem protanopen Piloten.

Es wäre eine Herausforderung für die Industrie, Warnlampen und Anzeigen zu konstruieren, die auch für Menschen mit Farbsinnstörungen sicher zu erkennen sind. Vor allem in der Seefahrt halte ich das für wichtig. Rote und grüne Laternen zeigen an, wo rechts und links ist, nicht uninteressant, denn daran erkennt man, in welche Richtung sich ein Schiff bewegt. Es sind schlimme Unfälle denkbar und auch schon passiert. Warum lässt man nicht die Backbordleuchte ein wenig blinken und nutzt so das M-System als Reserve, zumal es ja keine Farben braucht?

Kann man Farbsinnstörungen behandeln? Man könnte eine Filterbrille tragen. Das würde das Problem verschieben, aber nicht lösen. Einige Farben könnte man dann besser unterscheiden, andere wiederum schlechter. Kurz und gut, man muss sich mit seiner Farbsinnstörung arrangieren und sollte als Mann bei der Farbwahl lieber seiner Frau die Entscheidung überlassen, wenn man zu den 7– 8 % gehört.

Diskutiert werden auch Überempfindlichkeiten für bestimmte Farbanteile des Spektrums. Diese nach einer amerikanischen Psychologin »Irlen-Syndrom« benannte Störung soll Ursache von Legasthenie, Lernschwierigkeiten, Hyperaktivität, Konzentrationsschwäche, Kopfschmerzen und vielem mehr sein. Behandelt wird mit Farbfilterfolien. Der Zusammenhang ist sehr spekulativ, und es gibt bisher keine Studie, die den Nutzen der Therapie beweisen kann.

Das Farbensehen der Stäbchen

Mit Stäbchen kann man eigentlich keine Farben sehen, es gibt ja nur eine Sorte, und das Farbensehen beruht auf den unterschiedlichen Wahrnehmungen der drei Zapfen. Stäbchen haben aber genau wie die Zapfen einen Spektralbereich, in dem sie am empfindlichsten sind. Das ist die Farbe Blaugrün. Stäbchen sehen die Welt wie eine Schwarz-Weiß-Aufnahme mit Blaugrün-Filter. Rot sehen sie so gut wie gar nicht, es erscheint fast schwarz. Gelegentlich treten in Kriegsfilmen Besatzungsmitglieder von U-Booten mit roten Brillen auf. Sie wollten ihre Stäbchen von dem Licht abschirmen, für das sie besonders empfindlich sind, bevor sie wieder auf Wache ans Periskop mussten. Gleiches taten Radiologen im vorigen Jahrhundert, bevor sie mit dem lichtschwachen Leuchtschirm Durchleuchtungen vornahmen.

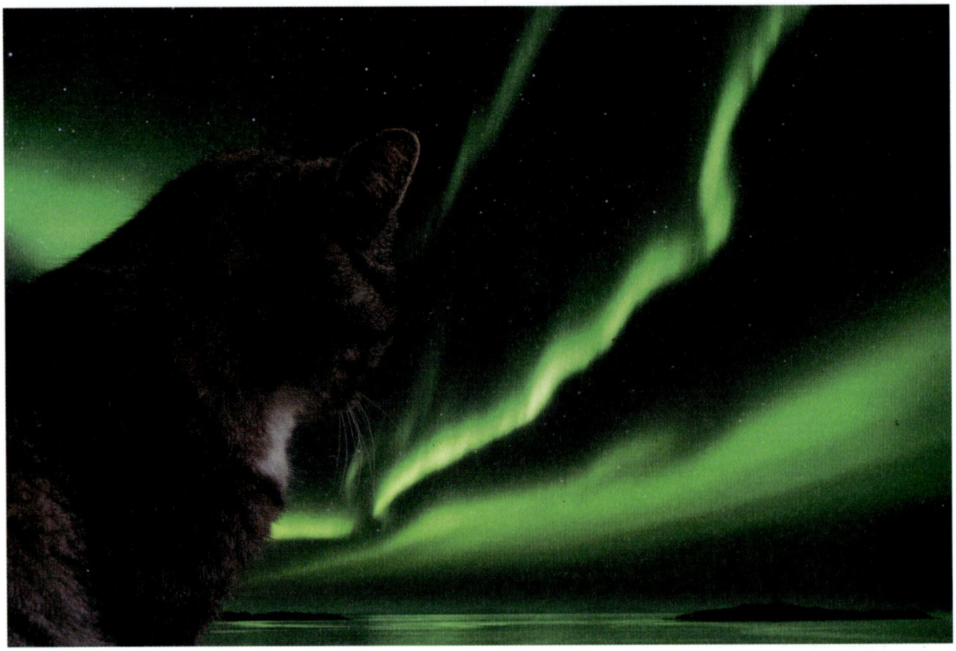

Abb. 23: Farben und Stäbchen
»Nachts sind alle Katzen grau«, sagt man. Das gilt auch unter dem Nordlicht. Das sieht allerdings in Wirklichkeit gar nicht so grün aus, da im Dunkeln die Stäbchen übernehmen, die nur Graustufen wiedergeben können. Die Kamera allerdings, die das Nordlicht fotografiert hat, ist auf Tageslichtempfindung eingestellt und benutzt natürlich alle ihre drei verschiedenen Pixel.

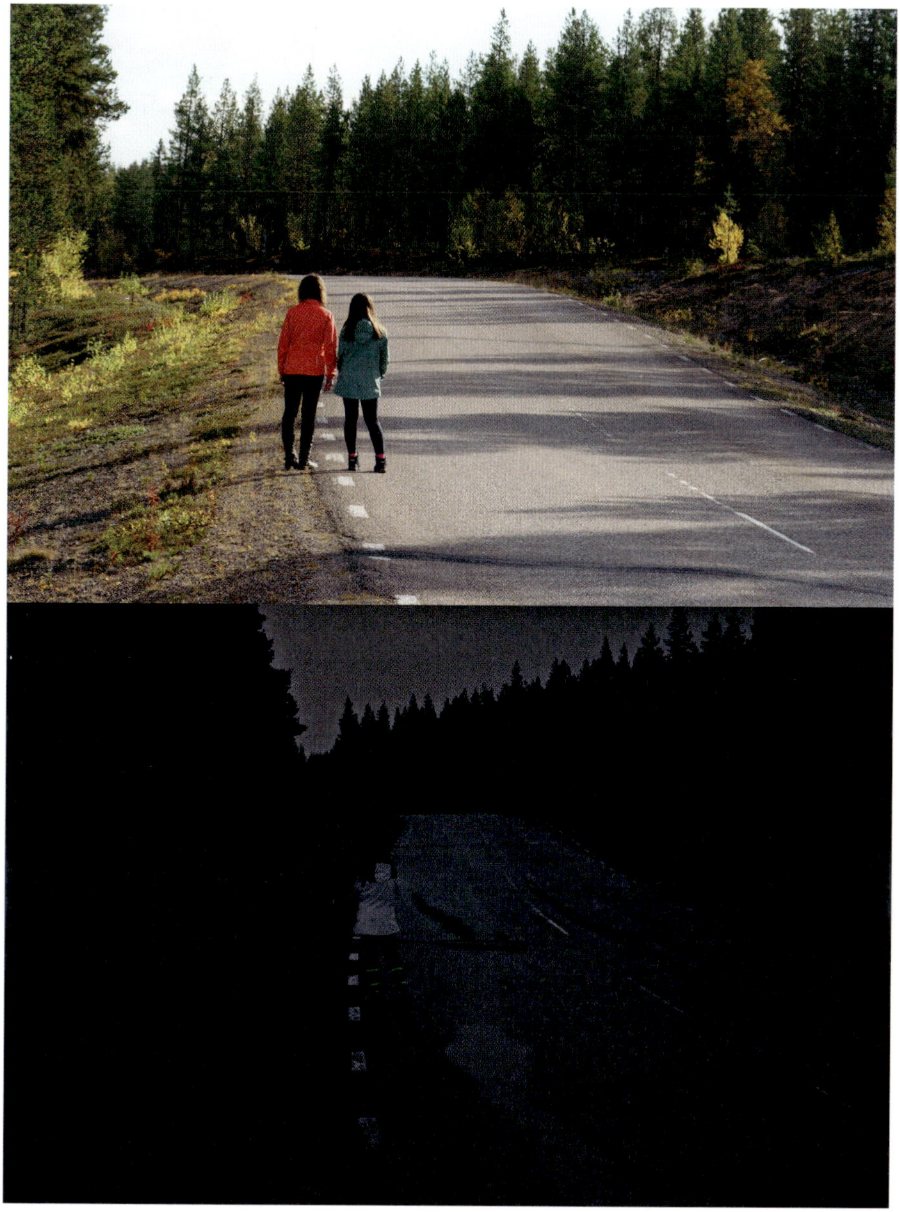

Abb. 24: Nachts in Rot und Blau
Tagsüber sieht man Rot sehr gut. Des Nachts aber wird es tief dunkelgrau bis schwarz. Blaugrün hingegen bleibt besser sichtbar. Selbst kleine helle Details an der Kleidung verbessern die Sichtbarkeit erheblich.

Info

Von Stäbchen, dunkelroten Brillen, blaugrünen Mänteln und grauen Katzen

Mit einer dunkelroten Brille könnten Sie sich auch auf eine Nachtwanderung vorbereiten, die Brille muss allerdings rundum abschließen.
Anders herum: Wenn Sie selbst auf Ihrer nächtlichen Wanderung gesehen werden wollen, tragen Sie besser keinen roten Mantel. Der erscheint fast schwarz, wenn die Stäbchen das Sehen übernehmen. Nachts sind alle Katzen grau, sagt man. Rote Katzen sind sogar schwarz. Wer gesehen werden will, kleidet sich hell, wenn es farbig sein soll, dann am besten blaugrün.

Beim nächtlichen Autofahren ist es angebracht, auf die Stäbchen Rücksicht zu nehmen. Sie brauchen sie, um außerhalb der Scheinwerferkegel noch etwas zu sehen. Stellen Sie die Armaturenbeleuchtung auf Rot, wenn Ihnen der Autohersteller diese Freiheit lässt. Haben Sie nur Blau zur Verfügung, war ein Konstrukteur am Werk, dem wichtiges Wissen fehlte.

Die lichtempfindlichen Sehnervzellen sehen Farben ähnlich wie die Stäbchen. Sie erinnern sich? Das sind diejenigen, die messen, wie hell es ist und den Schlaf-Wach-Rhythmus beeinflussen. Bei blauem Licht laufen sie zur Hochform auf und schalten das Gehirn auf »Wach«. Deshalb sollte man blaues Licht meiden, wenn man vorhat, schlafen zu gehen. Bei den meisten unserer täglichen Begleiter, Smartphones, Tablets und Computer, gibt es die Möglichkeit, am Abend automatisch wärmere Farben einzustellen. Diesen Vorteil sollte man nutzen.

Dass es den Schlaf stört, ist übrigens der einzige Nachteil von blauem Licht. Die Netzhaut nimmt durch künstliche Lichtquellen wie Monitore, LED- oder Energiesparlampen keinen Schaden. Dafür ist deren Energie viel zu gering.

Das Gehirn, mit dem wir sehen

Wir haben den Weg der vier Nervenzellen vom Auge zum Gehirn kennengelernt. Jetzt sind wir dort, wo die elektrischen Signale aus dem Auge verarbeitet werden. Dieser Teil des Gehirns liegt ganz hinten, man nennt ihn »Sehrinde«, als Teil der Hirnrinde, wo sich die signalverarbeitenden Zellen in der grauen Substanz aufhalten. Die Sehrinde ist komplizierter als das Corpus geniculatum laterale. Dort haben die Axone der Nervenzellen aus dem Corpus geniculatum laterale wieder ihre vorgeschriebenen Anschlüsse, alle in den ihnen zugewiesenen Zellschichten, die M-Zellen für sich und die P-Zellen für sich, allerdings ist das Ganze nicht mehr so überschaubar wie im Corpus geniculatum laterale. Die Schichten der Sehrinde haben untereinander zahlreiche Verbindungen.

Bei einer weit verbreiteten Störung gibt die Sehrinde einige Geheimnisse von sich preis. Es handelt sich um das sogenannte Flimmerskotom, eine an sich harmlose Sehstörung, die bei der Migräne auftreten kann. Sie dauert typischerweise etwa eine halbe Stunde, selten kürzer als zehn Minuten oder länger als eine Stunde. Sie geht den Kopfschmerzen voraus, tritt häufig aber auch unabhängig davon auf. Dabei beobachten die Betroffenen (überwiegend sind es Frauen) ein Flimmern, das zentral beginnt und sich im Gesichtsfeld nach rechts oder links außen hin ausbreitet. Es tritt in beiden Augen gleichzeitig auf und zeigt damit, dass es seinen Ursprung hinter dem Chiasma haben muss. Diese flimmernden Linien ähneln dem Ausschnitt aus einem Stern. Die Erscheinung ist ungefährlich und geht folgenlos vorbei. Ihre Ursache ist eine elektrische Störung, die von hinten nach vorne über die Sehrinde wandert. Sie beginnt im Zentrum, demnach hat das Zentrum des Gesichtsfeldes seine Repräsentation ganz hinten in der Sehrinde, also auch ganz hinten im Kopf. Man weiß, dass die verschiedenen Zellschichten der Sehrinde auf Linien bestimmter Orientierungen spezifisch reagieren. Die Winkel, welche die Zacken des »Migränesterns« miteinander bilden, zeigen die Winkelorientierungen benachbarter Zellschichten an.

In der Sehrinde kann man eine Karte erstellen, aus der hervorgeht, wo das Gesichtsfeld repräsentiert ist. Etwa die Hälfte ist zuständig für die inneren 10°. Die große Peripherie des Gesichtsfeldes hat nur eine ziemlich kleine Repräsentation. Dies entspricht auch der Verteilung der Zapfen auf der Netzhaut und der Größe der rezeptiven Felder. Folgerichtig wird das Flimmerskotom immer größer und wandert immer schneller, je weiter es in die Peripherie gelangt. Auf einem Monitor wäre das Bild, das im Gehirn entsteht, ziemlich verzerrt. Das Zentrum, die Stelle, die wir anschauen, wird stark bevorzugt.

Die Sehrinde allein würde nicht genügen, um uns ein Bild von unserer Umwelt zu präsentieren. Sie liefert gewissermaßen nur das Rohmaterial, aus dem das Gehirn sich unsere Umwelt konstruiert. Dieses Bild ist bereits reichlich bearbeitet, bevor es dieser höheren Instanz vorgelegt wird. Man darf sich die Arbeitsweise unserer visuellen Wahrnehmung nicht wie eine Maschine oder einen Computer vorstellen, wo genau definierte Bauteile für bestimmte Aufgaben zuständig sind. Eher gleicht unser Gehirn einer großen Behörde, in der es viele Büros, Archive, Besprechungsräume und eine Menge Infrastruktur gibt. Das kennen wir schon von der Netzhaut, aber jetzt ist es noch komplizierter. Die Arbeitsbereiche sind nicht immer ganz fest zugeordnet. Dazwischen wuseln Büroboten herum, es wird telefoniert, und es werden Nachrichten gesendet. Dabei gehen Informationen verloren, werden verfälscht, abgeschwächt oder übertrieben, manchmal absichtlich unterschlagen, weil man Ärger vermeiden will. Es ist schwer zu sagen, in welchem Bereich ganz genau was gearbeitet wird (so ist es ja auch in einer großen Behörde). Es ist immer ein ganzes Netzwerk mit einer Aufgabe beschäftigt. Genau wie im richtigen Leben erkennt man im Gehirn den Aufgabenbereich einer bestimmten Struktur erst dann richtig, wenn sie ausgefallen ist. In dieser Hinsicht verträgt das Gehirn allerhand, es kann sogar beträchtliche Schäden kompensieren. Würde man von der Hauptplatine eines Computers ein Stück absägen, würde er wahrscheinlich nicht mehr hochfahren. Unser analog arbeitendes Gehirn ist hingegen sehr redundant, es steckt Fehler weg. Alle Versuche, bestimmte Funktionen einem definierten Bereich zuzuordnen, sind deshalb mit einer gewissen Vorsicht zu interpretieren. Ebenso ist es nicht einfach, bestimmte Leistungen unseres Sehsystems voneinander abzugrenzen. Um sie zu verstehen, müssen wir das aber tun.

Klar ist jedenfalls: Die primäre Sehrinde, die erste Instanz, in der die Informationen aus der Netzhaut ankommen, ist nur einen kleiner Teil des Gehirns, das sich mit dem Sehen beschäftigt. Die folgenden Instanzen, Gehirnareale jenseits der Sehrinde, sind wahrscheinlich doppelt so groß, insgesamt ist fast die Hälfte unseres Gehirns irgendwie mit dem Sehen befasst.

Es muss irgendwo einen Bereich geben, der entscheidet, wo man hinschaut. Das ist essenziell für unser Überleben und hat wahrscheinlich etwas mit Bewegungswahrnehmung zu tun, ist also auf die Zulieferung der M-Zellen angewiesen. Dieses Zentrum gibt dem Blickbewegungssystem Befehle, wohin es zu schauen hat. Außerdem muss es ausgesprochen schnell sein, denn unsere Umwelt war und ist immer noch voller Gefahren (und Chancen). Solche Zentren haben wir tatsächlich, dort wo die Hirnteile Temporallappen, Parietallappen und Okzipitallappen aufeinandertreffen, eines auf jeder Seite. Das auf der linken Seite ist für die Umwelt auf der rechten Seite zuständig (also genau wie in der Sehrinde), und das auf der rechten Seite überblickt überraschenderweise beide Seiten, die rechte und die linke Seite.

Wenn durch einen Schlaganfall oder durch einen Unfall die linke Seite beschädigt wird, merkt man das kaum, die rechte Seite kann sie mit verwalten. Wenn aber das Zentrum rechts ausfällt, verliert unser Gehirn das Interesse an der linken Seite. Dieses ausgefallene Zentrum verarbeitet nicht nur Seheindrücke, darüber hinaus laufen dort viele Informationen zusammen, die uns vermitteln, wo in der Welt wir stehen: Gleichgewichtssystem, Sinnesorgane in den Muskeln, Gehör, Gedächtnis, alle versorgen sie dieses Zentrum mit Informationen.

Trifft man auf einen Patienten, dessen Sehsystem in dieser Weise geschädigt ist, so macht man einige merkwürdige Beobachtungen: Es kann sein, dass er mürrisch bis gar nicht reagiert, wenn wir auf seiner linken Seite stehen. Wechseln wir nach rechts, wird er freundlich und zugewandt. Vielleicht hat er sich nur auf der rechten Seite rasiert oder den linken Schuh nicht angezogen. Er hat nicht nur das Interesse an der Umwelt in Richtung nach links verloren, auch seiner eigenen linken Seite scheint er keine rechte Beachtung mehr zu schenken. Bitten wir ihn, eine Uhr zu malen, fehlen die Zeiten von 7 bis 11 Uhr. Der Patient wird natürlich öfter einmal mit seiner linken Seite irgendwo anstoßen. Erstaunlicherweise wird er das nicht seinem beschädigten Sehsystem zuschreiben, sondern sich über den im Weg stehenden Stuhl oder die zu enge Tür ärgern. Dass meistens auch sein Gesichtsfeld nach links ausgefallen ist, merkt er nicht einmal. Einen Teil seiner Probleme könnte man sich natürlich damit erklären. Richtig mysteriös wird es aber, wenn wir merken, dass die Störung des Patienten sogar seine innere Welt betrifft. Lassen wir ihn die Gebäude an einem bekannten Platz beschreiben, wird er nur erwähnen, was rechts von seinem gedachten Standpunkt liegt. Erst wenn wir ihn auffordern, gedanklich den Standpunkt zu wechseln, erwähnt er die anderen Gebäude.

Man nennt diese Störung, die eine Hälfte vernachlässigt, »Hemineglect«, was genau das bedeutet. Von einem Patienten wird erzählt, dass er nach der Entlassung aus der Klinik von seiner Wohnung zur Bäckerei laufen wollte, um Brötchen zu kaufen. Diese lag in seiner Laufrichtung auf der linken Straßenseite. Er lief daran vorbei, merkte schließlich, dass er zu weit gelaufen war und drehte um. Jetzt lag die Bäckerei rechts, und er kaufte seine Brötchen. Auf dem Weg nach Hause lag aber nun seine Wohnung links. Er ging auch hier zunächst daran vorbei und musste umdrehen. Das wiederholte sich an mehreren Tagen.

Zu einer weiteren seltsamen Störung kommt es bei ausgedehnteren Schäden in eben diesen Gehirnregionen. Irgendwo in beiden Scheitellappen existiert eine übergeordnete Zentrale, die alle Einzelinformationen, die unsere Augen überwiegend stichprobenartig einsammeln, zu einem Gesamtbild zusammensetzt. Wenn diese wichtige Zentrale nicht mehr funktioniert, ist der Betroffene nahezu hilflos, obwohl er eine gute Sehschärfe und ein normales Gesichtsfeld aufweist! Ein klassischer Test ist es, solchen Patienten einen großen Buchstaben zu zeigen, der aus kleinen Zahlen besteht. Spontan wird jeder auf die Frage: »Was sehen Sie hier?« zuerst das große, das globale Zeichen nennen. Ein Patient mit dieser Störung, die »Simultanagnosie« genannt wird, wird nur das kleine Zeichen angeben. Mit einer Karikatur oder einem Bild, das eine Geschichte erzählt, wird er nichts anfangen können. Eine einfache Labyrinthaufgabe, gedacht für ein Kindergartenkind, wird er kaum lösen können. Er ist blind, obwohl er gut sieht.

Simultanagnosie könnte man mit »Unfähigkeit, Gleichzeitigkeit zu erkennen« übersetzen, aber das beschreibt diese Störung nur unzureichend. Sie tritt sehr viel häufiger auf, als sie tatsächlich festgestellt wird. Solche Patienten können einzelne Blumen, aber keine Wiese mehr sehen. Der Arzt versteht nicht, warum sie so große Probleme haben, wo ihre Augen doch in Ordnung sind. Sie bekommen Antidepressiva verschrieben, und im schlimmsten Fall hält man sie für Simulanten.

```
5 5 5 5 5 5 5 5 5 5 5
5 5
5 5
5 5
5 5
5 5 5 5 5 5 5 5 5 5 5
5 5
5 5
5 5
5 5
5 5 5 5 5 5 5 5 5 5 5
```

Abb. 25: Ein »E« und eine 5

Ein Patient mit Simultanagnosie ist nicht mehr in der Lage oder hat große Mühe, zu erkennen, dass hier ein E dargestellt ist. Er nimmt nur die 5 wahr.

Unser Sehsystem braucht auch ein Archiv, eine Abteilung, die nachschlägt, was das sein könnte, was gerade der Sehrinde präsentiert wird. Das liegt im linken Schläfenlappen, im Gyrus angularis, wo wir ein Lager mit Begriffen und Wörtern vorrätig halten, das uns sagt, womit wir es zu tun haben. Nicht nur die Sehrinde hat darauf Zugriff, selbstverständlich dürfen es auch das Hörzentrum und der Tastsinn nutzen, ja sogar der Geruchssinn. Wenn nun durch einen Schlaganfall die Bahnen unterbrochen werden, die dieses Zentrum mit der Sehrinde verbinden, geschieht etwas Merkwürdiges. Man zeigt dem Betroffenen einen Gegenstand. Meist benutzt man einen Schlüsselbund, den hat man in der Regel zur Hand. Der Patient schaut den Schlüsselbund ratlos an: »Keine Ahnung, was das ist. Gesehen hab ich es schon mal …« Dann schüttelt man den Schlüsselbund: »Ach ja, klar, ein Schlüssel, ein Schlüsselbund!« Das typische Geräusch hat beim Patienten die Tür zum Gyrus angularis geöffnet, die von der Sehrinde aus nicht zugänglich war. Ebenso er hätte er den Schlüssel mittels Tastsinn erkennen können. Man nennt diese Störung »Objektagnosie«, Agnosie in der Bedeutung von Nicht-Erkenntnis.

Dieser Gyrus angularis ist auch unser Lesezentrum, wir haben nur eines auf der linken Seite. Es ist nicht nur für das Lesen zuständig, sondern auch für das Sprechen und Schreiben. Wird der Weg von der Sehrinde zum Gyrus angularis unterbrochen, kann der Betroffene nicht mehr lesen, sehr wohl aber noch normal sprechen und flüssig schreiben. Sein Lesen hört sich hingegen an wie bei einem Kind, das es gerade erst erlernt. Man nennt das »Alexie ohne Agraphie«, Leseunfähigkeit ohne Schreibunfähigkeit. Im Unterschied zu einem Legastheniker kann dieser Patient aber schnell und korrekt schreiben.

Besonders wichtig ist es offenbar für unser Gehirn, Gesichter zu erkennen. Dafür hat es ein eigenes Register, das ebenfalls im Temporallappen liegt, im Gyrus fusiformis rechts (diese Namen sind nicht besonders vielsagend, sondern beschreiben nur. *Gyrus* bedeutet »Rundung« oder »Wulst«, *angularis* heißt »gewinkelt«, *fusiformis* »spindelförmig«). Der Gyrus fusiformis ist, wie Sie wissen, sehr unterschiedlich leistungsfähig. Manche Leute erkennen jedes Gesicht mühelos, andere haben damit beträchtliche

Probleme und verwechseln sogar gute Bekannte. Durch einen Schlaganfall kann das Gesichtserkennungszentrum komplett ausfallen, dann erkennt der Patient niemand mehr allein am Gesicht. Er muss warten, bis er die Stimme hört, oder er merkt sich ein besonderes Erkennungszeichen. So sprach mich einmal ein Patient korrekt an, von dem ich wusste, dass er keine Gesichter mehr erkennen konnte. Ich fragte ihn, woran er mich erkannt habe: »Sie sind der einzige Arzt hier mit Bart«. Man nennt diese Störung »Prosopagnosie«, *prósopon* ist altgriechisch und bedeutet – Sie dachten es sich bestimmt – »Gesicht«. Ist die Störung voll ausgeprägt, erkennt der Patient nicht einmal mehr seine Ehefrau am Gesicht, sondern nur noch an ihrer Stimme oder Kleidung. Das Bild eines bekannten Politikers oder Künstlers schaut er ratlos an. So geht es uns ein wenig, wenn wir Gesichter unterscheiden müssen, für die wir nicht genug Muster gespeichert haben, beispielsweise wenn wir asiatische Kollegen treffen, die wir nicht genau kennen.

Man kann diesen Speicher offenbar auch für andere Zwecke nutzen. So verlor ein Autohändler nach einem Schlaganfall die Fähigkeit, ähnliche Autos zu unterscheiden, und ein Schäfer konnte seine Schafe nicht mehr auseinanderhalten.

Ganz in der Nähe des Gesichtsarchivs im Gyrus lingualis (»zungenförmig«) befindet sich die Zentrale für Farbunterscheidungen. Wenn die Verbindung der Sehrinde oder der Gyrus selbst beschädigt ist, kann der Patient keine Farben mehr benennen, auch wenn er die üblichen Farbtests richtig lösen würde. Er hat keine Störung der Farbunterscheidungsfähigkeit, aber er weiß nicht mehr, welche Farbe es ist, die er gerade sieht. Das ist wie alle diese Störungen schwer zu verstehen und noch schwerer nachzufühlen. Insbesondere wenn ihre linke Seite geschädigt ist, sind diese Patienten oft sehr ratlos und unglücklich. Sie fühlen sich unsicher in einer ihnen fremd gewordenen Welt.

Weiterhin scheint es einen Dienstbereich zu geben, der mit Seheindrücken aufräumt, dafür sorgt, dass nichts durcheinandergerät. Wir schauen ja beständig in der Gegend umher, das Gehirn bekommt zahlreiche Bilder geliefert, die es verarbeiten muss. Es muss in der Lage sein, ein Bild rechtzeitig zu löschen, bevor das nächste vorliegt, das vielleicht etwas ganz anderes zeigt. Gelingt diese Löschung nicht, sehen wir Bilder doppelt, dreifach und mehrfach. Man nennt diese Störung Palinopsie oder »Mehrfachsehen«. Der Ort des Schadens muss ziemlich unmittelbar bei der Sehrinde liegen, was ja auch plausibel ist. Überflüssige Bilder sollen nicht noch lange herumgereicht werden. Genau das passiert nämlich im Fall einer Störung.

Ein Patient erzählte uns von dem Arzt, der am Abend in Begleitung einer Krankenschwester an sein Bett getreten war und mittels eines Taschenlämpchens seine Augenbewegungen prüfen wollte. Am Ende der Untersuchung – als die beiden das Zimmer schon verlassen hatten –, schwebten Arzt, Schwester und Taschenlämpchen in mehrfacher Kopie auf und ab durch den Raum. Es dauerte einige Minuten, bis der Mann diese Trugwahrnehmung wieder loswurde.

Ein anderer Patient beobachtete während der Nachrichtensendung, dass fortwährend Ohren aus dem Kopf der Bundeskanzlerin quollen und sich nach rechts durch das Fernsehbild bewegten. Wieder ein anderer lief, während er sich von einem Schlaganfall erholte, vor die Klinik, um eine zu rauchen (natürlich gegen ärztlichen Rat!). Er sah eine junge Frau vorübergehen, die einen großen, auffälligen Ohrschmuck trug. Dann kam ein älterer Mann, den auch ein solcher Ohrschmuck zierte. Er habe zuerst gedacht, so berichtete er, das sei ein Verband und der Patient käme aus der HNO. Aber auch der nächste Passant und immer mehr Leute mit genau dem gleichen Ohrschmuck liefen vorbei. Da wurde es dem Patienten unheimlich, und er verzichtete auf die zweite Zigarette.

Man sieht daran, wie unser Gehirn versucht, uns vor unbegreiflichen Seheindrücken zu schützen. Während der erste Patient noch einen Fantasyfilm erlebte, wo bei dem schwebendem Krankenhauspersonal die physikalischen Gesetze aufgehoben schienen, versuchte das Gehirn im letzten Fall, diese Eindrücke irgendwie zurechtzurücken und seinem Besitzer vorzutäuschen, es sei alles in bester Ordnung und konform mit den physikalischen Gesetzen.

Die Bilder, die wir sehen, sind keine Aufnahmen einer Digitalkamera, wie wir schon im Kapitel über die Netzhaut (siehe S. 73) erfahren haben. Es ist eine Konstruktion, angefertigt in Kooperation von Netzhaut und Gehirn. Rohmaterial sind Momentaufnahmen unserer Umwelt, kurze Augenblicke, die wir einsammeln und zusammensetzen. Wenn wir etwas nicht angeschaut haben, kennen wir die Details nicht. Sie werden passend ergänzt. Das erklärt die großen Schwierigkeiten, die es uns bereitet, exakt wiederzugeben, was wir vor ein paar Sekunden gesehen haben. Es erklärt auch, warum wir so leicht etwas übersehen.

Es gibt ein bekanntes Experiment, bei dem man ein 30 Sekunden dauerndes Video von Basketball spielenden Jugendlichen sieht. Man erhält die Anweisung, bei einem der Spieler die Ballkontakte zu zählen. Während des Spiels läuft eine als Gorilla verkleidete Person quer durch das Spielfeld. Zwei Drittel der aufmerksam zählenden Zuschauer bemerken diesen Gorilla nicht. Solche »Fehlleistungen« sind völlig normal. In einem anderen Video wird ein 45 Sekunden dauernder einfacher Kartentrick vorgeführt. Die Zuschauer sind völlig ratlos, wenn man sie anschließend fragt, ob sich außer der Farbe der Spielkarten noch etwas verändert hat. Kaum einer bemerkt, dass sich die Farben der T-Shirts der beiden Akteure, des Tischtuchs und des Hintergrunds verändert haben. Wir nehmen etwas nur dann wahr, wenn wir es anschauen. Dafür haben wir bewährte Strategien. Wir wissen, wo wir hinschauen müssen. Bei Gesichtern sehen wir Augen und Mund besonders oft an, die Wangen kaum, die Ohren selten. Klar, Augen und Mund verraten uns die Stimmung unseres Gegenübers. Wie man etwas anschaut, trainiert man sein ganzes Leben lang und erwirbt spezifische Fähigkeiten. Auf der Schwäbischen Alb kann man an vielen Stellen Versteinerungen finden. Es macht Spaß, danach zu suchen. Einmal gingen wir mit einer befreundeten Archäologin spazieren – innerhalb weniger Minuten hatte sie ein halbes Dutzend schöne Versteinerungen in der Hand. Und einer unserer Enkel entdeckt mit seinen gerade mal zwei Jahren auf den unübersichtlichsten Bildern sekundenschnell jeden noch so kleinen Bagger. Entscheidend ist nicht, ob wir schärfer als der Durchschnitt sehen, entscheidend ist, wohin wir schauen. Deshalb geht es im nächsten Kapitel um Augenbewegungen.

Wie wir unsere Augen bewegen

Wir wissen schon, dass jedes unserer Augen über sechs Muskeln verfügt. Vier davon heißen *Rectus* »der Gerade«, zwei *Obliquus*, »der Schräge«. Dazu kommt noch die Information, wo sie das Auge anpacken: *lateralis* »an der Seite«, *medialis* »in der Mitte«, *superior* »oben«, *inferior* »unten«. Lateral bedeutet Schläfenseite, medial Nasenseite. Die Geraden packen es von hinten an, die Schrägen kommen von der Nasenseite und ein wenig von vorne. Der Obliquus inferior ist ziemlich weit vorne in der Orbita angebracht, der Obliquus superior kommt zusammen mit den geraden Muskeln aus der hinteren Augenhöhle und läuft über eine knöcherne Umlenkrolle. Man kann sich vorstellen, dass die Geraden das Auge in die Position ziehen, an der sie es anpacken, der Superior nach oben, der Lateralis zur Seite usw. Bei den Schrägen ist es umgekehrt, der Inferior hebt das Auge, der Superior senkt es. Das hängt allerdings davon ab, wo es gerade hinschaut. Schaut es nach innen, zur Nase hin, dann heben und senken die Schrägen tatsächlich. Schaut es nach außen, dann drehen sie es, der Superior nach innen, der Inferior nach außen. Die geraden Muskeln nach oben und unten machen es genau umgekehrt. Das Zusammenspiel der schrägen und geraden Augenmuskeln bewirkt, dass die Welt bei unserem Blick nach oben und unten gerade bleibt und sich nicht verdreht.

Wenn Sie sich das anschaulich machen wollen, nehmen Sie einen Apfel zur Hand. Das ist jetzt der »Augapfel«. Die Hornhaut denken wir uns gegenüber vom Stiel. Die vier geraden Muskeln würden also in Richtung des Apfelstiels ziehen, Sie können den Augapfel mit dem Finger in diese Richtung schieben. Schieben Sie oben, schaut er nach oben, schieben Sie unten, schaut er nach unten usw. Die schrägen Muskeln packen von vorne an, von der Mitte her. Ihr Apfel soll das rechte Auge spielen. Die schrägen Muskeln rollen nun das Auge, wenn es nach vorne oder etwas nach rechts blickt. Blickt es aber zur Mitte hin, also nach links, dann senkt der obere den »Augapfel« und der untere hebt ihn. Sie können das simulieren, indem Sie den Apfel in Zugrichtung der Muskeln schieben. Wenn Sie es verstanden haben, machen Sie am besten eine Pause und belohnen sich mit dem Apfel, Sie haben ihn sich verdient.

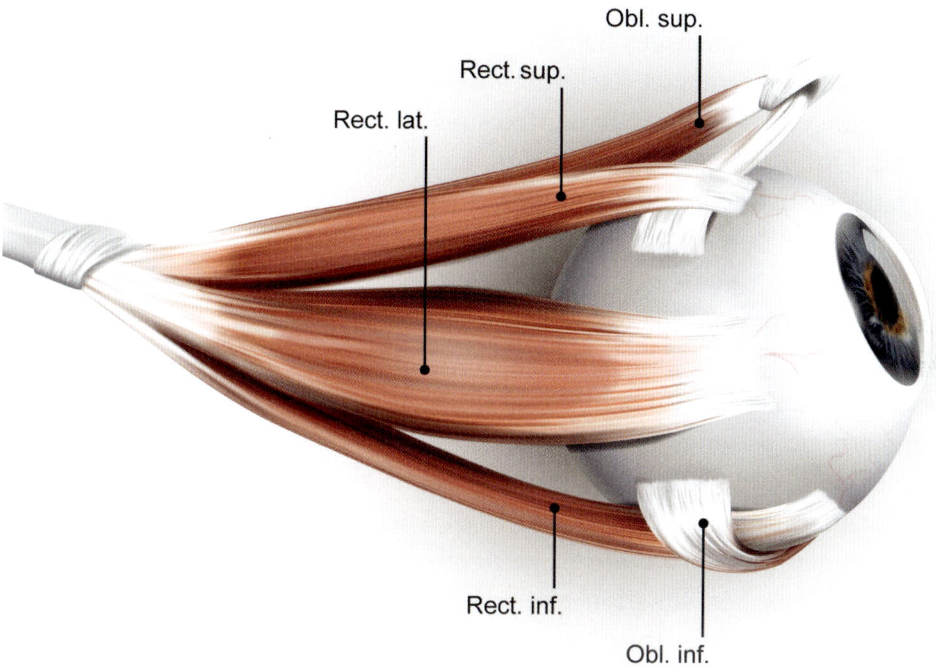

Abb. 26: Die Augenmuskeln
Die Zeichnung stellt dar, wie die Augenmuskeln am Augapfel angebracht sind: Rectus superior, Rectus lateralis, Rectus inferior, Obliquus superior und Obliquus inferior. Der Rectus medialis ist verdeckt. Es handelt sich um ein rechtes Auge. So wie es jetzt steht, würden die beiden schrägen (»obliquus«) Muskeln das Auge drehen, wenn es nach links schaut, vom Betrachter weg, senkt es der Obliquus superior, und der Obliquus inferior hebt es an.

Das kommt Ihnen alles ziemlich kompliziert vor? Ist es tatsächlich. Auch wir Augenärzte tun uns zugegebenermaßen damit schwer. Wir haben aber jemanden, der uns hilft. Es gibt einen Beruf, der sich genau damit, mit den Augenbewegungen und dem Schielen, beschäftigt. Es sind weit überwiegend Frauen, die sich auf die komplizierte Materie der Augenstellungen und Augenbewegungen einlassen, die Berufsbezeichnung ist Orthoptistin, was so viel wie »richtiges Sehen« oder »gerades Sehen« bedeutet. Orthoptistinnen wissen, was Sache ist und können auch unter schwierigsten Bedingungen (viele ihrer Patienten sind Kinder) zuverlässige Befunde erheben. Ohne diese hochprofessionellen Mitarbeiterinnen hätten wir es als Augenärzte manchmal schwer. Sie sind unverzichtbar, wenn es ums Schielen und seine Behandlung geht.

Unsere Augenmuskeln sind sehr kräftig, sie haben einen gewissen Überschuss an Kraft. Training brauchen sie keines, sie sind ja den ganzen Tag bei der Arbeit, selbst im Schlaf sind sie nicht untätig. Normalerweise funktionieren sie problemlos und präzise, wir spüren sie nicht. Wir können sie nicht einzeln betätigen, immer nur im Verbund miteinander, aufeinander abgestimmt. Wenn Sie möchten, können Sie gerne extreme Augenbewegungen probieren, die Augen rollen oder gegeneinander bewegen, manche Menschen schaffen eine zirkusreife Performance. Sie brauchen keine Angst zu haben, Ihre Augen werden nicht hängen bleiben. Man kann selbst durch wildeste Augengymnastik kein dauerhaftes Schielen hervorrufen, man braucht weder mit Muskelkater noch mit Muskelfaserriss oder Sehnenabriss zu rechnen. Schielen mit Augengymnastik heilen kann man allerdings auch nicht.

Gelegentlich passiert es, dass die Augen in Naheinstellung stecken bleiben. Das bedeutet, sie schielen nach innen, die Linse stellt sich auf nah ein, und die Pupillen werden sehr eng. Man sieht in der Ferne unscharf und doppelt und nennt es »Naheinstellungsspasmus« (Spasmus = Krampf). Ursache davon ist keine übertriebene Augengymnastik, sondern meistens Stress, typischerweise bei Prüfungsvorbereitungen. Oft genügt eine kurze Entspannung, manchmal braucht es jedoch psychotherapeutische Hilfe.

Wir können frei entscheiden, wohin wir schauen wollen, wir können unsere Augen sogar ohne bestimmten Sinn und Zweck nach links oder rechts richten. Aber natürlich dienen unsere Augenbewegungen einem Zweck. Am wichtigsten ist es für uns, nach etwas zu schauen, das sich irgendwo im Gesichtsfeld bewegt. Diese Augenbewegung muss sehr schnell vonstattengehen. Ausgelöst wird sie von einem Steuerzentrum, das in der Nähe der Sehrinde liegt. Am Zustandekommen dieser Augenbewegung arbeiten viele Bereiche des Gehirns mit. Das Augenbewegungssystem muss wissen, wohin genau die Augen gerichtet werden müssen, denn einmal gestartet, lässt sich eine schnelle Augenbewegung nicht mehr verändern. Es muss auch vorher schon feststehen, wie viel Energie notwendig ist, um das Auge in der vorausberechneten Position zu halten. Es würde nämlich am liebsten wieder in seine Geradeausposition zurückkehren, denn da sind die Muskeln im Gleichgewicht und müssen sich am wenigsten anstrengen.

Demnach sind viele Regionen im Gehirn am Zustandekommen einer schnellen Augenbewegung beteiligt. Wir haben im Frontalhirn sogar eine Region, die Augenbewegungen unterdrücken kann. Wozu soll das gut sein? Stellen Sie sich vor, unser Vorfahr sitzt am Abend am Lagerfeuer und will sich einen Speer schnitzen. Jetzt, wo er in Ruhe arbeiten kann, wäre es kontraproduktiv, wenn er bei jeder Bewegung in seinem Gesichtsfeld direkt hinschauen würde. Nicht umsonst liegen diese Zentren dort, wo man unseren Willen vermutet. Das Unterdrücken reflexartiger Augenbewegungen war für die Entwicklung unserer Kultur essenziell.

Gesteuert werden die Augenmuskeln von Kerngebieten im Hirnstamm, die für sie verantwortlich sind; jeder Muskel hat sein eigenes Steuerzentrum. Vier davon schicken ihre Axone in denselben Nerv, er heißt Okulomotorius, zu Deutsch Augenbeweger: Rectus medialis, superior und inferior sowie Obliquus inferior. Der Verbund dieser Kerne wird Okulomotoriuskern genannt. Der Rectus lateralis hat seinen eigenen Nerv, den Abduzens oder »Wegzieher«, denn er zieht das Auge auf die Seite. Auch der Obliquus superior hat seinen eigenen Nerv, den Trochlearis. Die Trochlea ist die knöcherne Rolle, über die er läuft, damit er das Auge von vorne anpacken kann, obwohl er von hinten kommt.

Diese Muskeln müssen präzise zusammenarbeiten, je nachdem, wohin wir schauen wollen. Die dafür zuständigen Zentren liegen im Hirnstamm und sind natürlich miteinander verkabelt. Wollen wir nach rechts schauen, müssen Rectus lateralis rechts und Rectus medialis links zusammenarbeiten. Ihre Kontrahenten, Rectus medialis rechts und Rectus lateralis links, müssen sich entspannen. Das wird alles koordiniert und ist bereits berechnet, bevor die Augenbewegung einsetzt. Auch ist bereits eine weitere Instanz informiert, die sicherstellt, dass die Muskeln exakt so viel Nervenimpulse erhalten, wie sie brauchen, um das Auge an seinem Zielort festzuhalten. Schließlich haben wir die Blickbewegung ja gemacht, weil wir genau sehen wollten, was sich da vor uns bewegt hat.

Jetzt haben Sie vielleicht Lust bekommen, dieses Wunderwerk einmal bei sich selbst zu sehen. Begeben Sie sich zum nächsten Spiegel, treten sie so nahe heran, dass Sie Ihre Augen gut sehen können (Myope und junge Menschen sind im Vorteil, Presbyope müssen etwas zurücktreten, Sie wollen Ihre Augen ja möglichst ohne spiegelnde Brille beobachten). Nun bringen Sie zwei Markierungen horizontal am Spiegel an, die etwa so weit auseinanderliegen sollten, wie Ihre Entfernung zum Spiegel beträgt. Sie wollen schließlich richtig schöne große Augenbewegungen machen. Jetzt blicken Sie schnell zwischen den Punkten hin und her.

Überraschung: Ganz offensichtlich kriegen Sie gar keine Augenbewegungen hin! Sie sehen zwar, dass Ihre Augen rechts oder links stehen, also müssen Sie es irgendwie geschafft haben, Ihre Augen auf den Punkt zu bringen, aber die Bewegung haben Sie gar nicht gesehen. Sie müssen dazu jemand anderen um Hilfe bitten. Diese Person wird Ihnen sagen, dass Sie sich keine Sorgen zu machen brauchen, Ihre Augen haben sich ganz normal hin- und herbewegt. Ohne dass Sie es selbst gesehen haben! Bevor Sie nun beginnen, an sich zu zweifeln: Es ist alles in Ordnung. Man kann seine eigenen Augenbewegungen nicht sehen. Der Seheindruck wird während der Bewegung kurzerhand abgeschaltet.

Wie schon erwähnt: Unser Sinnessystem meint es gut mit uns. Es möchte nicht, dass wir durch ein über die Netzhaut huschendes Bild irritiert werden. Sonst würde unser Leben aussehen, als sei es von einem betrunkenen Kameramann mit einer Handkamera ohne Bildstabilisierung gefilmt worden. Wie dieses Ausblenden irritierender Bewegungswahrnehmung funktioniert, war lange unklar. Man glaubte, das Gehirn bekäme eine Kopie des Befehls, der die Augenbewegung veranlasst hat, der ihm signalisiert: »Fahr den Sehkanal kurz runter, jetzt wird es gleich hektisch!« Dieser Vorgang müsste mehrmals pro Sekunde stattfinden, schwer vorstellbar, aber möglich. Eine kürzlich gemachte Entdeckung erklärt das Phänomen aber plausibel und elegant: Bereits die Netzhaut stellt fest, dass eine Bildbewegung stattfindet. Die Netzhaut analysiert, ob das Bild sich in einer Weise bewegt, wie sie durch eine schnelle Augenbewegung zustande kommt. Es ist denkbar, dass auch die Rückkoppelung der Augenbewegung ans Gehirn eingreift, aber die Bildverarbeitung in der Netzhaut ist natürlich schneller und setzt direkt an der Quelle an. Für die Dauer der Augenbewegung wird das Gehirn kurz auf »blind« geschaltet, damit uns von dem vorbeihuschenden Bild nicht schwindlig wird.

Unsere Augen sind schnell. Für eine 60°-Bewegung (die Bewegungsstrecke ist etwa genauso lang wie der Abstand zum Blickziel) braucht man etwa 0,1 s, hinzu kommt noch etwas Rechenzeit kurz vorher. Der »Blackout« kann durchaus 0,15 s dauern. Beim Blick in den rechten Außenspiegel bei 120 km/h fährt man demnach gut 5 m blind und merkt es nicht. Denn natürlich verheimlicht uns unser Gehirn diese »Geisterfahrt«. Schließlich sollen wir uns ja nicht ängstigen.

Wir hatten gerade die Bildstabilisierung angesprochen. Das haben unsere Augen auch. Die steuernden Kerne haben eine sehr schnelle Verbindung zu einem Bildstabilisator in drei Ebenen. Wir finden ihn im Innenohr, es sind die drei Bogengänge des Gleichgewichtssystems. Mit einem ungeheuer schnellen Reflex drehen sie die Augen entgegen der Richtung der Kopfbewegung.

Wie gut unsere Bildstabilisierung ist, können Sie testen, indem Sie beim Lesen immer schneller den Kopf schütteln oder nicken. Sie werden erstaunlich lange mithalten können, bevor Sie aufgeben müssen und das

Lesen nicht mehr geht. Jetzt bewegen Sie das Buch hin und her oder rauf und runter, dabei erreichen Sie das Limit sehr viel früher. Einem bewegten Ziel mit den Augen zu folgen, ist sehr viel schwieriger, als die Augen stabil zu halten, während man den Kopf bewegt. Das Blickfolgesystem ist einfach zu langsam, die Steuerung durch das Gleichgewichtsorgan hingegen ungemein schnell, 10 ms ist die Latenz für diesen Reflex. Er wird »vestibulo-okulärer Reflex« genannt, nicht ganz zutreffend, denn das Vestibulum ist erst der Vorraum zu den drei Bogengängen, die den Reflex auslösen.

Diese Bogengänge reagieren auf Seitenunterschiede; auf diese Weise haben Störungen, die beide Seiten betreffen, wenig Einfluss auf unser Gleichgewichtsempfinden. Was passiert, wenn ein Bogengang ausfällt? Dann entsteht ein Unterschied, und das System meldet, dass der Kopf sich dreht, und pflichtgemäß werden die Augen in die Gegenrichtung bewegt. Daraufhin merkt das Sehsystem, dass die Augen eigentlich besser bleiben sollten, wo sie gerade waren, weil man sich ja nicht wirklich dreht, und es holt die Augen schnellstmöglich wieder zurück. Das passt nun wiederum dem Gleichgewichtssystem nicht, also lenkt es die Augen erneut aus, und das Sehsystem korrigiert wieder. Das nennt man »Nystagmus«, was Nicken bedeutet. Der Namensgeber hatte vermutlich einen langweiligen Vortrag im Sinn, bei dem einem Teilnehmer immer wieder der Kopf nach vorne sinkt und er ihn kurz vor dem Einschlafen wieder hochreißt. Die Augen weichen in die Richtung des ausgefallenen Gleichgewichtssystems ab und rucken in die Richtung der gesunden Seite. Konflikte zwischen Sehsystem und Gleichgewichtsorgan tun dem Besitzer der beiden gar nicht gut: Es wird ihm schwindlig und übel, die Seekrankheit ist das klassische Beispiel.

Den gleichen Nystagmus bekommt man übrigens, wenn man aus einem Zug schaut (man sieht es natürlich nur bei jemand anderem, nicht bei sich selbst). Da macht er aber Sinn, und es wird einem auch nicht übel. Man versucht, einem Objekt zu folgen, das Auge schafft es nicht mehr, muss zurückspringen und nimmt dann die Verfolgung wieder auf. Das Gleichgewichtssystem ist dabei unbeteiligt.

Manche Menschen haben ständig ein Augenzittern. Das sieht, wenn man genau hinschaut, anders aus als der Nystagmus, den ein vorbeifahrender Zug auslöst. Ein solches Augenzittern wird meistens als angeboren bezeichnet, obwohl es erst nach einigen Lebenswochen oder gar Monaten auffällig wird. Es kann anzeigen, dass das Kind schlecht sieht. Es kann aber auch einfach nur so auftreten, weil in dem ganzen komplizierten Augenbewegungssystem etwas nicht richtig funktioniert. Wenn man zum ersten Mal mit einem solchen Patienten zusammentrifft, stellt man sich vor, dass er stark sehbehindert ist, weil seine Augen hin und her wackeln wie ein auf Prestissimo gestelltes Metronom. Er klagt aber nicht, dass das Bild wackelt. Unser Gegenüber hat vielleicht keine besonders gute Sehschärfe, kann aber lesen, bewegt sich überall sicher, kann Fahrrad fahren, geht ins Kino, kann vielleicht sogar gut Tischtennis spielen, man wundert sich und staunt. Das ist ein weiteres Beispiel für die ungeheure Fähigkeit unseres Sehsystems, auch bei unzureichendem Input das Beste aus sich herauszuholen. Und es illustriert, wie leicht wir uns täuschen lassen. Schließlich betrachten wir im Kino auch Bildfolgen von 24 Bildern pro Sekunde und halten das für ganz normale Bewegung.

Wir denken darüber hinaus, dass unser Sehen wie ein Kinofilm abläuft, so als sähen wir auf einem Monitor in unserem Gehirn den Film ablaufen, den unsere Augen aufzeichnen und in Echtzeit übertragen. Wenn Sie nun mit dem Zeigefinger an dem Text, den Sie gerade lesen, entlangfahren, werden Sie das Gefühl haben, dass Ihre Augen genau Ihrem Finger folgen, so wie ein Kameraschwenk. Zeichnet man die Bewegungen Ihrer Augen auf, stellt man überrascht fest, dass dies keineswegs so ist. Unsere Augen fixieren eine Buchstabengruppe und springen dann schnell zur nächsten. Sie ruckeln gewissermaßen über den Text, bleiben nicht an Wörtern oder Silben hängen, sondern stoppen einfach regelmäßig nach etwas wechselnden Abständen, sodass die Fovea eine Gruppe von Buchstaben erfassen kann. Dann ruckt das Auge weiter zum nächsten Haltepunkt. Das geht ganz schnell, und wir merken nichts davon. Es setzt der Mechanismus ein, den wir schon kennengelernt haben, als wir unsere schnellen Augenbewegungen im Spiegel beobachten wollten: Die Netzhaut verhindert, dass wir durch verwischte Bilder irritiert werden.

Ganz genauso ist es, wenn Sie jemanden suchen. Sie schauen sich um und haben dabei das Gefühl, einen Kameraschwenk zu machen, bis die gesuchte Person im Sucher erscheint. Den Kameraschwenk vollzieht nur Ihr Kopf, die Augen ruckeln an der Blicklinie entlang, auf der Sie die gesuchte Person erwarten. Würde die Unterdrückung der Wahrnehmung schneller Augenbewegungen nicht funktionieren, sähen Sie die Szenerie, als hätte sie ein Anfänger mit zittriger Hand gefilmt.

Vom Schielen und vom Sehen mit zwei Augen

Die meisten von uns haben zwei annähernd gleichwertige Augen: Wir fühlen uns unwohl und haben das Gefühl, schlechter zu sehen, wenn wir ein Auge abdecken müssen. Tatsächlich ist unsere Sehschärfe ein klein wenig besser, wenn sich beide Augen zusammentun. Sie können das mit dem Nummernschildtest (siehe S. 61/63) oder dem Test auf der vorderen Klappe ausprobieren. Außerdem vermissen wir das periphere temporale Gesichtsfeld des abgedeckten Auges. Normalerweise gewöhnt man sich schnell an Einäugigkeit. Nach drei Monaten können und dürfen fast alle Menschen wieder Auto fahren, wenn sie ein Auge verloren haben.

Es ist aber nicht egal, welches Auge man verliert, denn *ganz* gleichwertig sind die beiden nicht. Auch wenn ich als Augenarzt keinen Unterschied zwischen Ihren Augen finden würde, so haben Sie doch Ihr Vorzugsauge. Wollen Sie wissen, welches es ist? Strecken Sie einen Arm und peilen Sie mit dem Daumen beidäugig einen Punkt in mindestens 1 m Entfernung an. Dann kneifen Sie erst das rechte, dann das linke Auge zu. Bei den allermeisten Menschen wird der Daumen einmal einen Sprung machen, er zeigt neben den angepeilten Punkt. Das Auge, bei dessen Zukneifen der Daumen den Sprung macht, ist Ihr Vorzugsauge. Man nennt es auch das »dominante« oder »führende« Auge, das Auge, das entscheidet, wo es langgeht. Genau dieses Auge werden Sie auch spontan benutzen, wenn Sie durch einen Kamerasucher, durch ein Fernrohr oder in ein Mikroskop blicken. Die Dominanz kann unterschiedlich ausgeprägt sein, aber die meisten Menschen haben ein führendes Auge, und bei der Mehrzahl ist es das rechte, auch bei Linkshändern. Der Verlust des führenden Auges ist schwerer zu verkraften als der Verlust des geführten Auges. Eindrucksvoll aus eigener Anschauung beschrieben hat dies der bekannte Neurologe Oliver Sacks in seinem Buch *Das innere Auge*.

Richtig nützlich ist die Zusammenarbeit unserer beiden Augen dann, wenn wir feinmotorische Arbeiten in der Nähe verrichten müssen, etwa einen Faden in ein Nadelöhr einfädeln. Das geht mit einem Auge allein gar nicht gut, egal, ob wir es mit dem führenden oder mit dem geführten Auge probieren. Der Schweizer Augenarzt Joseph Lang hat sich sehr viel mit der Zusammenarbeit beider Augen beschäftigt und sich einige schöne Tests ausgedacht. Einen können Sie sofort selbst machen. Sie brauchen dazu einen Kugelschreiber mit eingefahrener Mine, den Sie mit der Spitze nach oben mit der linken Hand auf Augenhöhe eine Armlänge vor sich auf dem Tisch festhalten. Dann nehmen Sie einen zweiten Kugelschreiber mit ausgefahrener Mine in die rechte Hand und führen diesen mit einer eleganten zügigen Bewegung von oben in die Öffnung an der Spitze des auf dem Schreibtisch stehenden Kugelschreibers. Das ist auch mit zwei Augen nicht ganz einfach, oft liegt man 5 mm daneben. Nun probieren Sie es mit nur einem Auge. Sie werden mehr als doppelt so weit danebenliegen. Wenn das so ist, wissen Sie, dass Ihre beiden Augen das Zusammenarbeiten beherrschen. Das ist der Treffversuch nach Lang.

Mit zwei Augen nutzt man die Unterschiede zwischen den Bildern beider Augen aus. Sie liegen an unterschiedlichen Stellen, mit etwa 7 cm Abstand von Fovea zu Fovea, und können deshalb kein absolut gleiches Bild liefern. Aber aus den Unterschieden kann ein intelligentes System die Entfernung des gesehenen Objektes berechnen. Natürlich könnte es auch die Augenstellung verwenden oder den Akkommodationsaufwand heranziehen, aber das wäre sehr ungenau. Dieses beidäugige (fachsprachlich »binokulare«) System ist ungeheuer genau. Wir können Unterschiede von 5–10 Winkelsekunden auflösen. Einzelne schaffen bis zwei Winkelsekunden. Wenn wir bei der Sehschärfeprüfung 0,5 Winkel*minuten* Auflösung schaffen, ist das schon eine Spitzenleistung: Sehschärfe 2,0! Unsere Tiefensehschärfe, auch »Stereosehschärfe« genannt, übertrifft sie um das 15-fache.

Eine Stereosehschärfe von 10 Winkelsekunden bedeutet, dass man in 30 cm Entfernungsunterschiede von 0,1 mm auflösen kann, in 1 m etwa 15 mm, in 10 m 15 cm und in 100 m 15 m. Je größer die Entfernung, desto weniger hilft uns das Stereosehen. Natürlich sehen wir auch noch in 100 m Entfernung, was vorne und was hinten ist. Aber dazu benutzen wir andere Hilfen. So verschieben sich beispielsweise nähere Objekte gegen ferne Objekte, wenn wir den Kopf etwas bewegen. Sobald wir eine Referenzgröße im Bild haben, können wir schätzen, wie weit weg sich etwas befindet, da entfernte Objekte kleiner erscheinen. Ebenso erscheinen weiter entfernte Objekte bläulicher als nahe. Alle diese Informationen ziehen wir heran, um Entfernungen einzuschätzen. Aufeinanderzulaufende Linien deuten Räumlichkeit an. Darauf beruhen viele optische Täuschungen.

Stereosehen ist nicht so wichtig. Knapp 5 % der Menschen haben es nicht. Sie haben im Alltag keine Probleme, höchstens, wenn eine Nadel einzufädeln oder ein Ölpeilstab in den Motorblock zurückzustecken ist (leider haben moderne Autos das kaum noch). Bei der Betrachtung eines 3-D-Films fehlt Menschen ohne Stereosehen das besondere Erlebnis, und sie wundern sich, was die anderen daran so toll finden. 3-D-Filme werden mit zwei gekoppelten Kameras gedreht, die durch einen Polarisationsfilter filmen. Ein solcher Filter lässt Licht nur in einer Schwingungsebene durch. Setzt man nun vor die andere Kamera den gleichen Filter, aber um 90° verdreht, so dringt genau dieses Licht, das durch den ersten Filter kam, nicht mehr durch, dafür jetzt das, was senkrecht dazu schwingt. Jetzt brauchen die Zuschauer nur noch eine Brille mit Polarisationsfiltern, die genauso gestellt sind. Dann sieht das rechte Auge, was die rechte Kamera gefilmt hat, und das linke, was von der linken Kamera stammt. Das Gehirn berechnet daraus die räumliche Information, und es entsteht der 3-D-Effekt.

Man braucht wie gesagt das Stereosehen nicht unbedingt. Trotzdem wird es in der Augenarztpraxis und auch beim Kinderarzt gerne geprüft, zum Beispiel mit einem Test, den sich auch wieder Joseph Lang ausgedacht hat.

Es handelt sich um ein sogenanntes Walzenrasterbild, eine Karte, in der zwei etwas unterschiedliche Bilder versteckt sind. Darüber sind dann feine Halbzylinder angeordnet, die dafür sorgen, dass jedes Auge ein anderes Bild sieht. Die drei Figuren, Stern, Katze und Auto, scheinen vor dem Zufallspunktmuster zu schweben. Diesen Test kann man schon bei Kindern im Alter von zwei Jahren einsetzen. Der Arzt weiß dann, dass das Kind erstens mit beiden Augen schauen kann, dass zweitens beide Augen auch das Gleiche anschauen, und dass drittens das Kind sogar aus den unterschiedlichen Bildern beider Augen Informationen gewinnen kann.

Schielen ist nämlich bei Kindern kein seltenes Problem. Der Fachbegriff dafür lautet »Strabismus«, er stammt aus dem Altgriechischen und meint dasselbe. Wir brauchen ihn nicht unbedingt. Schielen bedeutet in der Praxis, dass jedes Auge auf etwas anderes schaut. Wenn man etwas direkt vor seiner Nase anzuschauen versucht, schielt man nicht, man führt beide Augen nach innen, zur Konvergenz. Dann versuchen beide Augen, denselben Punkt anzuschauen. Säuglinge sind dabei zu ganz beachtlichen Leistungen fähig. Sie können ja auch noch sehr stark akkommodieren, sodass sie wirklich etwas bei ihrer Nasenspitze scharf sehen könnten. Mit Schielen ist aber nicht diese Augenakrobatik gemeint, obwohl sie der Volksmund auch so nennt.

Echtes Schielen hat zur logischen Folge, dass man doppelt sieht. Wenn ein Erwachsener zu schielen beginnt, trifft genau das zu, es sei denn, ein Auge ist blind. Kinder gehen damit anders um, da ihr Sehsystem noch viel anpassungsfähiger ist. Ihr Gehirn lernt, das scharfe Bild des schielenden Auges nicht zu beachten und sich nur auf dasjenige Auge zu konzentrieren, welches gerade das anschaut, was es eigentlich sehen will. Wenn das Kind mal das eine, mal das andere Auge zum scharfen Sehen benutzt, ist das nicht gefährlich. Wenn aber immer dasselbe Auge schielt, wird das schielende Auge sozusagen aus dem Verkehr gezogen und lernt in den wichtigen ersten sechs Lebensjahren nicht, richtig zu sehen. Man darf sich das im Ergebnis aber nicht so vorstellen, dass das Kind bzw. später der Erwachsene einäugig ist. Das benachteiligte Auge trägt immer noch sein peripheres Gesichtsfeld bei, es kann auf Bewegungen reagieren, auch dann wenn sie außerhalb des vom guten Auge überblickten Bereiches stattfinden. Natürlich funktioniert Stereosehen nicht, sehr wohl aber das räumliche Sehen, so weit wie es mit einem Auge möglich ist, also beispielsweise die Bildverschiebung bei geringer Kopfbewegung. Das wird der Not gehorchend sogar noch verfeinert. Wichtig ist aber: Wenn ein Kind schielt, kann dies zur Sehschwäche eines Auges führen und ist deshalb ein Grund, unverzüglich augenärztliche Hilfe in Anspruch zu nehmen.

Die Sehschwäche, die ein schielendes Auge entwickelt, nennt man Amblyopie. Den Begriff übersetzt man besser nicht ins Deutsche, er bedeutet nämlich »Stumpfsichtigkeit«. Auch die meistens verwendete Bezeichnung »Schwachsichtigkeit« ist nicht besonders schön und zudem unklar. Man kann auch schwachsichtig sein, weil ein Auge eine Verletzung oder eine Krankheit durchgemacht hat. Mit Amblyopie meint man reduziertes Sehvermögen bei einem anatomisch völlig gesunden Auge. Grund für diese Amblyopie ist häufig ein Schielen oder aber eine Fehlsichtigkeit, vor allem eine einseitige Hyperopie. Das Kind hat ein gutes Auge und verspürt gar keine Notwendigkeit, die Fehlsichtigkeit des schwächeren Auges durch Akkommodieren zu beseitigen; dieses Auge lernt nicht, scharf zu sehen, es wird quasi »abgehängt«. Nur mit einem Auge zu akkommodieren, das wäre die ideale Lösung, aber das kann man leider nicht. Auch eine Krankheit, etwa eine Linsentrübung, kann zur Amblyopie führen. Wenn sie nicht innerhalb der Zeit, in der man das Sehen beeinflussen kann, beseitigt wird, bleibt die Sehschwäche, auch wenn man die Linsentrübung später behandelt.

Wenn ein Kind schielt, ist dies zuallererst einmal ein Warnsignal und ein guter Grund, einen Augenarzt zurate zu ziehen. Zuerst gilt es herauszufinden, ob eine Krankheit vorliegt, die dazu geführt hat, dass das Kind das betreffende Auge nicht gleichberechtigt mit dem Partnerauge benutzen will. Auch die genaue Untersuchung des Augenhintergrundes und die Prüfung der Pupillenreaktion sind dabei sehr wichtig. Ist alles in Ordnung, wäre allein das Schielen das Problem, das es dann näher zu analysieren gilt. Die Frage ist nun: Schielt immer dasselbe Auge? Oder schielt mal das eine, mal das andere? Oder stehen beide Augen mal richtig und schielen zwischendurch mal? Oder stehen sie in der Ferne richtig und schielen in der Nähe? Oder umgekehrt? Das herauszubekommen, ist nicht einfach. Dazu gibt es wie schon erwähnt die Orthoptistin (Männer sind in diesem Beruf selten). Sie sind Spezialistinnen für Sehdiagnostik bei Kindern, und sie werden an besonderen Schulen an großen Augenkliniken ausgebildet. Sie untersuchen das Kind gründlich und geben zusammen mit dem Augenarzt eine Therapieempfehlung. Diese kann lauten, man solle das »gute« Auge des Kindes zeitweise abdecken, damit das »schlechte« benutzt werden muss und zum Sehen gezwungen wird. Gleichzeitig muss man prüfen, ob eine Brille notwendig ist und diese gegebenenfalls verordnen.

Bei Kindern im Vorschulalter gelingt es meistens, einem amblyopen Auge das Sehen wieder beizubringen. Im Grundschulalter wird das schon schwieriger, erst recht dann bei Teenagern. Deshalb sollte man eine Amblyopie oder eine drohende Amblyopie möglichst früh entdecken. Eine augenärztliche Vorsorge bei Kleinkindern ist leider nicht vorgesehen (es gab sie in der DDR). Doch unsere kinderärztlichen Kollegen tun ihr Möglichstes. Tests für das Stereosehen sind dabei eine große Hilfe. Schafft ein Kind den Test, liegt sehr wahrscheinlich keine Amblyopie vor. Einen weiteren Test kann man als Eltern selbst vornehmen, dabei halten Sie dem Kind spielerisch mal das eine, mal das andere Auge zu. Normal wäre in beiden Fälle die gleiche Reaktion. Wenn ein Kind aber bei einem Auge protestiert, während es ihm beim anderen Auge nichts ausmacht, könnte es sein, das dieses andere Auge amblyop ist.

Amblyopie zu vermeiden, ist bei der Schielbehandlung das wichtigste Ziel. Manchmal bessert sich mit der Amblyopie auch das Schielen, mitunter genügt schon die richtige Brille. Es gelingt jedoch meistens nicht, eine absolut perfekte Zusammenarbeit beider Augen herzustellen, auch dann nicht, wenn die Therapie sehr früh beginnt. Aber es ist sehr wertvoll für das Kind, ein leistungsfähiges zweites Auge »in Reserve« zu haben. Der Bereich, in dem die Schielbehandlung durch die Orthoptistin stattfindet, heißt üblicherweise »Sehschule«. Dieser etwas eigenartige Name kommt daher, dass man früher tatsächlich Sehübungen im Rahmen der Schielbehandlungen gemacht hat. Das wurde völlig aufgegeben, weil es keinen zusätzlichen Nutzen brachte. Der Name Sehschule aber blieb. Versuche, ihn in »Orthoptik« zu ändern, scheiterten, weil es regelmäßig zu Verwechslungen mit der Orthopädie kam. Immerhin lernen amblyope Augen in der Sehschule das Sehen, so ganz falsch ist der traditionelle Name also nicht. Sehübungen tauchen übrigens immer wieder einmal aus der Versenkung auf, bis jetzt fehlt aber der klare Nachweis, dass sie Amblyopie wirklich verbessern können.

Das Schielen an sich verschwindet nur manchmal nach erfolgreicher Behandlung in der Sehschule. Man kann es jedoch auf recht handgreifliche Art beseitigen: Man trennt die betreffenden Augenmuskeln ab und näht sie an passender Stelle wieder an. Das hört sich rabiat an, ist aber ein filigraner, kleiner und ungefährlicher Eingriff. Wenn ein Auge nach innen schielt, kann man beispielsweise den Muskel, der es nach innen zieht, den Rectus medialis, abtrennen und etwas weiter hinten wieder annähen. Dadurch wird er etwas weniger kräftig ziehen, und das Auge wird gerade stehen, wenn die Berechnung gestimmt hat. Die Operation an den Augenmuskeln ist Feinstarbeit, aber natürlich keine Feinmechanik wie in einer Schlosserei. Meistens stimmt das Geradestehen nach der Operation recht gut, manchmal muss aber nachgearbeitet werden.

Der wichtigste Zweck der Schieloperation ist es, die Augen so auszurichten, dass kein Schielen mehr auffällt. Das Kind wird danach nicht besser sehen. Es geht tatsächlich ums Aussehen, weil die Gefahr besteht, dass ein schielendes Kind benachteiligt wird. In einem Versuch wurden Kindern Bilder von vermeintlichen Zwillingspärchen vorgelegt, bei denen mittels Bildbearbeitung bei einem Kind ein Schielen in die Augenpartie hineinmanipuliert wurde. Gefragt, wen von den beiden man zu seinem Geburtstag einladen würde, gaben die Kinder ab dem 6. Lebensjahr dem Schielkind meistens einen Korb. Es ist demnach völlig richtig, ein Schielen bei einem Kind zu korrigieren, auch wenn sich das Sehvermögen dadurch nicht bessert. Die Schieloperation ist sicherlich keine Operation, die unbedingt sein muss. Man darf sie aber nicht als eine rein kosmetische Maßnahme betrachten, schließlich geht es um das Wohlbefinden des Kindes oder aber auch eines von störendem Schielen betroffenen Erwachsenen.

Die Operationskosten werden in jedem Fall von der gesetzlichen Krankenkasse übernommen.

Eine Diagnose muss man noch erwähnen, die allerdings mit dieser Form des Schielens, die zur Amblyopie führen kann, nichts zu tun hat. Unsere Augenhöhlen sind ein klein wenig nach außen gerichtet, das heißt, am bequemsten ist es für die Augen, wenn sie ein wenig nach außen schielen dürfen. Mit beiden Augen exakt geradeaus zu schauen, kostet Kraft. Wir müssen es aber, sonst würden wir doppelt sehen. Wenn wir nun das Zusammenspiel der beiden Augen stören und eine Neigung zur Augenstellungsabweichung besteht, kann es sein, dass man zu schielen beginnt, dem Drang der Augen nach der bequemeren Position nachgibt. Man nennt das »latentes Schielen«, weil es meistens nicht vorhanden ist und nur unter bestimmten Bedingungen manifest wird. Solche Bedingungen sind Ermüdung oder Alkohol, dann kann es sein, dass wir keine Lust mehr haben, unsere Augen auf den Punkt auszurichten und uns das Doppeltsehen egal ist. Solches ist ja als Alkohol-Nebenwirkung gut bekannt. Man kann dieses Schielen auch manchmal bei einem müden Gegenüber beobachten. Meistens geht es nach außen, weil diese Position für die Augen am bequemsten ist, aber es gibt auch latente Einwärtsschieler.

Latentes Schielen ist normalerweise kein Problem. Manchmal ist aber die Tendenz zur Dekompensation sehr groß, und man wird durch wiederkehrendes Doppeltsehen geplagt. Dann ist eine Behandlung angezeigt, etwa mit Prismengläsern, die das Verschmelzen der Bilder erleichtern.

Zur Diagnostik beim Schielen werden Tests eingesetzt, die den Seheindruck beider Augen trennen, so sieht ein Auge etwa einen Kreis, das andere ein Kreuz. Das Kreuz soll genau in der Mitte des Kreises stehen. Das tut es bei fast niemand ganz exakt. Eine leichte Schieltendenz hat jeder.

Auf solchen Tests gründet eine neue Diagnose: die Winkelfehlsichtigkeit. Dabei werden kleine, unter normalen Alltagsbedingungen nicht auffallende Abweichungen der Augenstellungen aufgedeckt. Es gibt darauf aufbauend eine Theorie, die weder eine theoretische Grundlage in der

Augenheilkunde hat noch durch Studien erprobt ist. Diese Theorie besagt, dass man mit der Korrektur dieses unter Testbedingungen gemessenen Schielwinkels durch Prismenbrillen alle möglichen Probleme beseitigen kann, angefangen von Kopfschmerzen über Legasthenie bis hin zu Hyperaktivitätssyndromen. Natürlich ist die Behandlung teuer und muss selbst bezahlt werden, die Kasse übernimmt sie nicht. Zu Recht, denn es gibt dafür weder eine wissenschaftlich plausible Theorie noch einen Beleg durch Studien.

Warum nur vertrauen sich Patienten immer wieder Therapien an, die irgendwie wissenschaftlich wirken, aber teilweise auf frei erfundenen Zusammenhängen und abwegigen Hypothesen beruhen? Hierfür lassen sich mindestens vier Gründe aufzählen:

1. Versagen der Schulmedizin. Die betreuenden Ärzte reden nicht genug mit den Patienten, wagen auch nicht zu sagen, dass man nicht alles heilen oder bessern kann und unternehmen nichts, um dem Patienten zu helfen, mit seinem Problem zurechtzukommen. Dieser sucht sich anderswo Hilfe. Verständlich.

2. Es liegt in der Natur der meisten Störungen, dass sie mal schlimmer, mal besser sind. Die Behandlung erfolgt meistens, wenn es besonders schlimm ist, wenn also eine Besserung ansteht. Fällt diese mit einer auch noch so ungewöhnlichen Therapie zusammen, wird die Besserung der besonderen Behandlung, die nur dieser eine Arzt oder Heilpraktiker beherrscht, zugerechnet, und er kann sie sich auf seine Fahne schreiben.

3. Vieles wird besser, wenn man sich um ein Problem kümmert, wenn man irgendetwas unternimmt, ganz gleich was. Das ist ein bekanntes Phänomen, das schon manche Therapie oder arbeitsmedizinische Maßnahme das Licht der Welt erblicken ließ, die einer späteren Überprüfung nicht standhielt. In einer Studie behandelt man deshalb immer parallel mit einem Placebo oder mit einer Scheinmaßnahme und stellt nicht selten fest, dass auch in dieser Kontrollgruppe beträchtliche Besserungen zu verzeichnen sind, siehe Punkt 4.

4. Suggestion ist außerordentlich wirksam. Wenn ein Patient an einer Studie teilnimmt, wird er natürlich über die Wirkungen und Nebenwirkungen des zu prüfenden Medikaments aufgeklärt. Es geschieht oft, dass genau diese Wirkungen und Nebenwirkungen auch bei Patienten auftreten, die das Placebo einnehmen. Das bedeutet auch: Überzeugt man einen Patienten, dass er nun eine besondere, wirksame Therapie bekommt, von der nur wenige Eingeweihte etwas wissen, wird diese Therapie Effekt zeigen.

Natürlich kann man sich auf den Standpunkt stellen, egal was, Hauptsache es hilft. Zwei Dinge sollte man aber keinesfalls tun: sich auf unerprobte, nicht durch Studien abgesicherte Therapien einlassen, wenn sie mit einem Risiko verbunden sind oder Unsummen kosten.

Die Pupille – Blendenautomatik mit Zusatznutzen

Wenn es um die Zusammenarbeit von Augen und Gehirn geht, müssen wir auch über die Pupillen sprechen. Die Pupille ist das Loch in der Mitte der Iris, eigentlich ein »Nichts«, aber ein hochinteressantes Nichts. Allein schon der Name: Er leitet sich vom Lateinischen *pupilla* her und bedeutet »kleines Mädchen« oder »kleiner Mensch«. Im Wort »Puppe« und im englischen *pupil* (»Schüler«) begegnet er uns wieder. Schaut man seinem Gegenüber tief in die Augen, sieht man sich selbst in dessen Pupille, gespiegelt in der stark gewölbten Hornhaut und entsprechend auf wenige Millimeter verkleinert.

Die Pupille kann ihre Größe verändern. Das besorgen zwei Muskeln, die Musculus sphincter (»Schließer«) bzw. dilatator (»Erweiterer«) pupillae heißen. Diese beiden passen die Pupillengröße dem Lichteinfall auf die Netzhaut an: Im Dunkeln sind die Pupillen weit, im Hellen eng, wie die automatische Blende einer Fotokamera. Der Spielraum reicht beim jungen Menschen von 2 mm bis 8 mm, nur selten sind die Pupillen kleiner oder größer. Wir haben schon einmal erwähnt, dass 8 mm Blende 2 und 2 mm Blende 8 entspricht, wenn wir 16 mm Brennweite des Auges zugrunde legen. Ein solcher Blendenspielraum ist nicht gerade üppig, aber unsere Pupille reagiert schnell, innerhalb einer halben Sekunde erreicht sie die notwendige Weite. (Klar, eine moderne Kamera ist schneller, aber für unseren täglichen Gebrauch reicht die halbe Sekunde.)

Woher erfahren unsere Pupillen, wie hell es gerade ist? Natürlich von der Netzhaut, denn die Iris des Menschen verfügt nicht über Lichtsensoren. Jetzt wird es aber richtig interessant: Die Pupillen reagieren auf die Menge des Lichts, das in beide Augen fällt. Das ist keineswegs selbstverständlich und auf den ersten Blick auch gar nicht logisch. Wäre es nicht besser, wenn die dem Licht zugewandte Pupille sich verengte und die dem Licht abgewandte weit bliebe? Bei Tieren, die ihre Augen seitlich sitzen haben, ist das tatsächlich meistens so. Bei uns hingegen kommt es nur selten vor, dass beide Augen von unterschiedlicher Beleuchtung getroffen werden. Für uns ist es sinnvoller, beide Pupillen gleichzeitig anzupassen.

Zwei kleine Versuche lassen uns die Pupillen besser verstehen: Stellen Sie sich vor den Spiegel und leuchten Sie mit einer kleinen Taschenlampe von schräg unten in ein Auge. Sie werden feststellen, dass sich beide Pupillen im selben Maß verengen, auch die nicht beleuchtete. Im Gehirn, ganz genau im Mittelhirn, wird die Helligkeitsinformation beider Augen zusammengezählt, gemittelt und die Pupillen entsprechend eingestellt. Was passiert, wenn wir ein Auge mit der Hand abdecken, sodass es kein Licht mehr erreicht? Die frei bleibende Pupille erweitert sich. Wird sie nun doppelt so weit? Wir können es messen. Etwa 30 % wird der Pupillendurchmesser zulegen. Und wir können sogar verstehen, warum das so ist. Wir empfinden in Zehnerpotenzen (erinnern Sie sich, das hatten wir schon einmal angesprochen, siehe S. 60). Zehnmal mehr Licht empfinden wir als doppelt so hell. Und doppelt so hell empfinden wir als 30 % mehr. Für die mathematisch Versierten: Der Zehnerlogarithmus von 2 ist 0,3. Und damit verstehen wir, dass wir die Pupillen als Belichtungsmesser benutzen könnten, sie reagieren unabhängig von unserem Willen und richten sich offensichtlich sehr genau nach der Helligkeit, die unsere Netzhaut empfindet. In den Frühzeiten der Fotografie hatten die großen Meister manchmal eine Katze in ihrem Atelier und orientierten ihre Belichtungseinstellung an deren Pupillenweite.

Dass unsere Pupillen gemeinsam reagieren, kann sich der Arzt zunutze machen, um eine Sehnerv- oder Netzhautschädigung zu objektivieren. Leuchtet man in das geschädigte Auge, reagieren beide Pupillen schwächer als bei Beleuchtung des gesunden Auges.

Die Pupillen reagieren aber nicht nur auf Licht. Sie verengen sich auch, wenn wir in die Nähe schauen. Dass dies sinnvoll ist, weiß jeder Fotograf: Man muss in der Nähe abblenden, um ausreichende Tiefenschärfe zu erreichen. Wenn wir uns ärgern, freuen oder uns anstrengen müssen, erweitern sich unsere Pupillen, nicht viel, aber doch so, dass man es merken könnte. Von den Jadehändlern im alten China erzählte man sich, dass sie ihrem Kunden in die Augen schauten, wenn sie ihm einen besonders schönen Stein präsentierten. Erweiterten sich seine Pupillen deutlich, wussten sie, der Stein hatte ihn begeistert, und sie konnten mit einem entsprechend höheren Preis in die Verhandlungen einsteigen.

Die Erweiterung der Pupillen bei Schreck, Anstrengung und Freude hat mit dem sympathischen Nervensystem zu tun, das den Pupillenerweiterer stimuliert und den Schließmuskel hemmt. Man kann damit messen, wie sehr sich jemand ängstigt oder freut, und man erhält ein Maß dafür, wie sehr sich jemand bei einer Aufgabe anstrengt. Psychologen schätzen die Pupillen sehr als Indikator für Emotionen und geistige Anstrengung. Allerdings lässt es sich beim Menschen nicht sagen, ob sich die Pupille erweitert, weil man sich freut oder weil man sich ärgert. In beiden Fällen wird das sympathische Nervensystem hochgefahren, es wird Adrenalin ausgeschüttet, und Nervenimpulse laufen durch das sympathische Nervensystem zum Pupillenerweiterer, während gleichzeitig der Kern des Schließmuskels im Mittelhirn gehemmt wird. War das bei der »Mess-Katze« im Fotoatelier der Fall, resultierten daraus überbelichtete Aufnahmen.

Das sympathische Nervensystem, kurz Sympathikus, verdankt seinen Namen dem berühmten griechischen Arzt Hippokrates. Ihm war bewusst, dass es irgendwie mit Emotionen zu tun hat, er nannte es deshalb »mitfühlend« (von *sympáthein*, »mitfühlen« oder »mitleiden«). Es steuert aber hauptsächlich einige automatisch ablaufende Funktionen im Körper, zum Beispiel die Erweiterung und Verengung von kleinen Blutgefäßen und eben auch die Erweiterung der Pupillen. Der Sympathikus ist in unserer Jugend besonders aktiv und lässt mit dem Alter in seiner Aktivität nach. Leider, könnte man sagen, aber es hat auch etwas für sich, sich nicht mehr über alles Mögliche aufregen zu müssen. Dieses »Zur-Ruhe-Kommen« des Alterns spiegelt sich in der Pupillenweite wider. Die Pupillen werden mit den Jahren immer kleiner, 0,4 mm alle zehn Jahre oder 1 mm alle 25 Jahre. Die weitesten Pupillen haben wir mit etwa 15 Jahren, im Dunkeln sind es 8 bis 8,5 mm, mit 65 Jahren bleiben uns davon noch 6 bis 6,5 mm. Das reicht durchaus. Die geringere Lichtstärke, es ist jetzt nur noch etwa Blende 2,8, ist kein Problem. Sie erinnern sich: Die Netzhaut kann ihre Empfindlichkeit passend hochregeln (der Fotograf müsste den ISO-Wert verdoppeln). Nachdem aber die Optik des Auges in den 50 Jahren zwischen Pubertät und Pensionierung nicht besser geworden ist, erscheint es aus fotografischer Sicht durchaus klug, ein wenig abzublenden.

Man kann also an der Pupillenweite das Alter feststellen? Nur sehr ungenau. Die Streubreite einer normalen Pupillenweite zwischen verschiedenen Personen ist groß, einen Normalwert zu bestimmen, deshalb fast unmöglich. Mit anderen Worten: Niemand muss sich ängstigen, weil er zu kleine oder zu große Pupillen hat. Solange diese normal auf Licht reagieren, ist es sehr unwahrscheinlich, dass sich dahinter eine Krankheit verbirgt.

Wenn wir müde werden, verengen sich die Pupillen etwas, während wir schlafen, sind sie eng, auch wenn es dunkel ist. Werden wir schläfrig, pendeln unsere Pupillen etwa im 2–3 Sekundentakt zwischen weit und eng hin und her. Dieses Verhalten ist ein objektives Indiz für Schläfrigkeit und kann diagnostisch entsprechend genutzt werden. Das ist beim Gesunden mit Jetlag genauso möglich wie bei einem Patienten mit Atemaussetzern im Schlaf (»Schlafapnoe«).

Wie ist es aber, wenn beide Pupillen unterschiedlich groß sind? Anisokorie heißt das, es bedeutet genau das, ist allerdings altgriechisch. Viele Leute, auch viele Ärzte glauben, das sei ein Anzeichen für eine gefährliche Krankheit, vielleicht einen Hirntumor. Das stimmt zum Glück nicht. Würde man sich bei 1000 zufällig zusammengetrommelten Menschen die Pupillen anschauen, so fände man bei mindestens 100 einen Unterschied von 0,5 mm und mehr. Würde man dieselben Personen nach einer Woche wieder untersuchen, fände man wieder etwa 10 % mit unterschiedlich großen Pupillen, aber es wären nicht mehr genau dieselben wie in der Woche davor. Einige hätten keine Anisokorie mehr, einige wären neu hinzugekommen, bei einigen wäre die weitere Pupille nun die engere. Kein Grund zur Panik: Anisokorie ist häufig. Hier eine kurze Anleitung, wie man am besten damit umgeht.

Wenn man bei sich selbst eine Anisokorie entdeckt, sollte man zunächst einmal prüfen, ob beide Pupillen auf Licht reagieren. Das wird fast immer der Fall sein. In diesem Fall könnte die engere Pupille ein Problem anzeigen, weil die Nervenbahn zum Pupillenerweiterer gestört ist. Dann erwischt es aber auch den zusätzlichen Lidheber, der vom sympathischen Nervensystem versorgt wird, und das Oberlid wird ein wenig herabhängen. Ist das auf der Seite der engeren Pupille der Fall, muss man tatsächlich den Augenarzt aufsuchen, der mit einem Augentropfentest feststellen kann, ob ein Schaden der Nervenbahn vorliegt. Dies ist zum Glück sehr selten. Sind beide Lidspalten gleich groß, kann man die Pupillen einige Tage beobachten. Die mit 10 % sehr häufige harmlose sogenannte physiologische Anisokorie wechselt gerne in ihrem Ausmaß. Die Wahrscheinlichkeit, dass ein Schaden der Nervenbahn besteht, ist damit sehr gering. Man vereinbart einen Termin beim Augenarzt, wenn die Anisokorie sich auch über vier Wochen nicht ändern will. Gefährlich ist nur diese Situation: eine plötzliche Anisokorie mit hängendem Lid und Schmerzen am Hals und im Gesicht auf der Seite der engeren Pupille. Das weist auf eine Dissektion (»Aufreißen«) der Wand der Halsschlagader hin, und damit gehört man in eine Notfallambulanz. Chiropraktische Maßnahmen an der Halswirbelsäule können so etwas verursachen.

Was tun, wenn eine oder beide Pupillen nicht auf Licht reagieren? Das muss abgeklärt werden, hat aber selten eine schlimme Ursache. Relativ häufig dafür verantwortlich ist der Ausfall der Nervenzellen, die für den Pupillenschließmuskel zuständig sind. Was dahintersteckt, haben wir bis heute nicht verstanden, vielleicht eine Autoimmunerkrankung. Diese Störung ist harmlos. Der Augenarzt kann sie mit dem Spaltlampenmikroskop einfach und sicher diagnostizieren, da die Pupille sich sehr charakteristisch verhält, vor allem wenn man in die Nähe schaut. Die Störung heißt Pupillotonie, und manchmal funktionieren dabei auch die Sehnenreflexe schlecht oder gar nicht. Niemand weiß, was Pupille und Kniesehnen miteinander zu tun haben, warum diese Störungen gemeinsam auftreten, aber sie sind harmlos und nicht der Beginn einer behindernden Krankheit.

Eine andere Möglichkeit, zu einer weiten Pupille zu kommen, besteht im Kontakt mit einer Substanz, die den Pupillenschließmuskel lähmt, Atropin oder seine Varianten, insbesondere Scopolamin. Das ist in bestimmten Arzneimitteln enthalten; der Augenarzt benutzt seine synthetischen Verwandten zur diagnostischen Pupillenerweiterung. Es findet sich aber auch in der Natur: in der Tollkirsche. Tatsächlich sollen Frauen sich früher Tollkirschenextrakt ins Auge geträufelt haben, um durch die erweiterten Pupillen attraktiver zu erscheinen. Deshalb heißt die Tollkirsche ja auch *Belladonna*, »schöne Frau«. Mittlerweile ist das aus der Mode gekommen, und die wenigsten wüssten wohl, wie Tollkirschen aussehen. Doch die sogenannten Engelstrompeten (Brugmansia) gibt es überall, und die enthalten fast genauso viel Atropin und Scopolamin wie die Tollkirsche. Das reibt man sich selbstverständlich nicht absichtlich ins Auge, Atropin und Scopolamin sind hochgiftig und in ausreichender Dosierung tödlich. Aber Engelstrompeten müssen im Winter in den Keller und vorher zurückgeschnitten werden. Hat sich ein Hobbygärtner nun lange mit der riesigen Pflanze befasst, genügt es, wenn er sich mit der Hand über die Stirn wischt, und schon findet das Scopolamin den Weg zu seinen Wimpern, von dort auf die Hornhaut, dann strömt es zur Iris und blockiert jene Rezeptoren, an denen der Überträgerstoff andocken müsste, der die Pupillenverengung auslöst. Dieser Überträgerstoff heißt Acetylcholin und kommt im ganzen Körper vor. Am Schließmuskel der Iris kann er nun nicht mehr wirken, der Erweiterungsmuskel funktioniert aber noch, deshalb wird die Pupille weit. Die Naheinstellung wird dabei auch lahmgelegt, da im Ziliarmuskel dieselben Rezeptoren ihre Arbeit verrichten. Unser armer Pflanzenfreund wird demnach in der Nähe verschwommen sehen, er betrachtet beunruhigt sein Auge im Spiegel und sieht entsetzt die weite Pupille, die sich auch auf Lichteinwirkung hin nicht verengt. Voller Schrecken begibt er sich zum nächsten Arzt oder in die Notaufnahme und muss nicht selten eine Menge Untersuchungen über sich ergehen lassen, weil man glaubt, die weite Pupille zeige ein größeres Unglück im Gehirn an. Es gibt einen einfachen Trick, womit man sicher nachweisen kann, dass die Pupille weit ist, weil sie mit Atropin oder Scopolamin im Kontakt war: Man prüft, ob sich die Pupille durch gegensätzlich wirkende Augentropfen verengen lässt. Acetylcholin wäre das Mittel der Wahl, aber das ist in großen Mengen gefährlich, es wird deshalb im Körper rasch abgebaut. Acetylcholin-Augentropfen würden unschädlich gemacht, bevor sie die Iris erreicht hätten. Pilokarpin-Augentropfen sind genauso wirksam, werden aber nicht gleich abgebaut. Normalerweise verengt Pilokarpin die Pupillen stark. Sind die Rezeptoren an der Iris schon von Atropin und Scopolamin besetzt, hat Pilokarpin keine Chance. Eine Unterbrechung der Nervenleitung im Gehirn würde die Wirkung des Pilokarpins am Muskel nicht beeinträchtigen. Mit diesem einfachen Trick kann man einen Patienten, der das Pech hatte, seine Pupille versehentlich weit zu stellen, vor einer umfangreichen Abklärung (die auch Risiken birgt) bewahren. Nach etwa einer Woche (!) werden die Pupillen wieder normal reagieren, so lange wirkt das Gift der Tollkirsche und der Engelstrompete wie auch das des Stechapfels und des Bilsenkrauts.

Das waren nun Wirkstoffe, die direkt in die Augen gekommen sind, wie Augentropfen. Wie ist es mit Medikamenten, die man schluckt? Es kann ja durchaus passieren, dass man nach einem Diskobesuch von der Polizei angehalten wird. Könnten die Pupillen anzeigen, dass man verbotene Substanzen zu sich genommen hat? Kokain, Stimulantien und Cannabis erweitern die Pupillen, während Opiate sie verengen. Ein Jugendlicher mit auch im nächtlichen Dunkel sehr engen Pupillen wäre tatsächlich auffällig, entweder weil er mit Opiaten experimentiert hat, oder weil er versucht

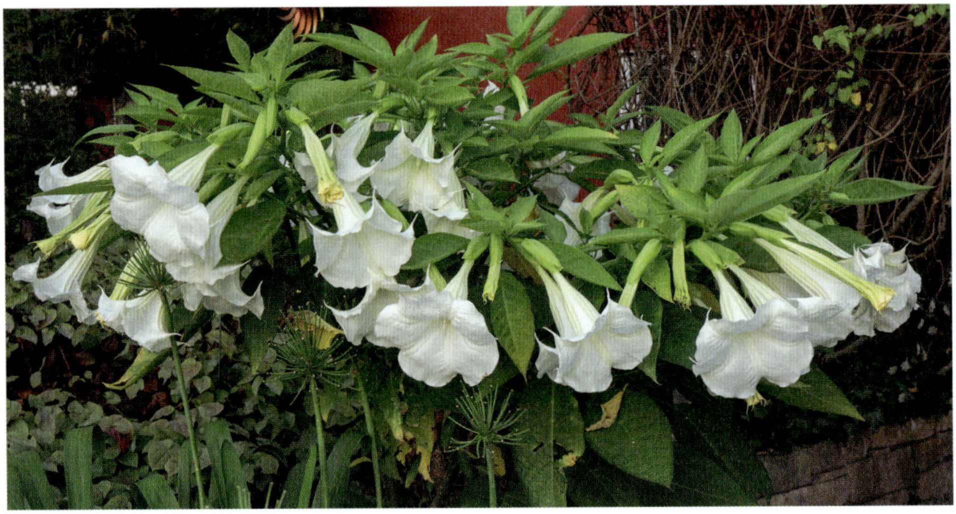

Abb. 27: Engelstrompete

Das ist die Pflanze, die am häufigsten eine ungewollte Pupillenerweiterung verursacht. Es gibt sie auch in Rosa, Gelb und Rot. Sie ist sehr giftig, daher im Umgang mit der Pflanze immer auf gründliches Händewaschen achten. Die Pupillenerweiterung kann eine Woche lang anhalten.

hat, mit verengenden Augentropfen eine verdächtige Pupillenerweiterung zu kaschieren. Wie ist es mit weiten Pupillen? Nimmt man die Pupillen von 20 Personen, die gerade Cannabis konsumiert haben, und vergleicht sie mit 20 Personen, die keinen Kontakt damit hatten, wird man im Mittelwert einen Unterschied finden, der nicht nur zufällig ist. Im Einzelfall funktioniert die Diagnose aber nicht. Polizeikontrollen sind unangenehme Situationen, wirken immer ein wenig bedrohlich, da reagiert jeder, der nicht absolut abgebrüht ist, mit Pupillenerweiterung durch Stress. Und wer tatsächlich kein reines Gewissen (sprich Verbotenes im Kreislauf) hat, der hat erst recht große Pupillen. Das ist es, was die Polizei sehen will. Sie braucht einen Grund für einen Drogentest.

Es gibt Erkrankungen, bei denen die Pupillen absonderliche Formen haben. Bei einem angeborenen sogenannten Fehlen der Iris (Aniridie) ist meistens noch ein Rest Iris vorhanden, und die Pupille ist groß. Selten sieht man eine nach unten verzogene Pupille, man nennt dies Kolobom. Dabei handelt es sich um eine angeborene Entwicklungsstörung, ähnlich wie die Lippen-Kiefer-Gaumenspalte.

Nach einer Verletzung kann die Pupille alle möglichen Formen annehmen. Nach einer Iritis etwa bleibt die Iris womöglich an der Linse kleben. Die Pupille ähnelt dadurch einem Kleeblatt.

Die Pupillen haben wir als unbestechliche Anzeiger der Lichtempfindlichkeit unserer Netzhaut schätzen gelernt. Wir können sie nicht selbst beeinflussen. Ein Experiment hat unsere Vorstellung aber ein klein wenig erschüttert: Ein norwegisches Forscherteam zeigte seinen Versuchspersonen Bilder, die alle gleich hell waren. Eines davon war eine optische Täuschung, die Asahi-Figur. *Asahi* ist Japanisch und bedeutet »Sonnenaufgang«. Diese Figur erscheint strahlend hell, obwohl sie es gar nicht ist. Blickten die Probanden diese Figur an, waren ihre Pupillen enger. Es waren zwar nur 0,15 mm im Mittel, erwartet hätte man aber gar keine Reaktion. Das war eines jener Experimente, die uns zeigten, dass wir doch noch nicht alles verstehen. Offenbar spielen dabei unsere Erfahrung (Sonne = hell) und Erwartungshaltung eine Rolle.

KAPITEL 5

Augenkrankheiten: Lider, Bindehaut und Hornhaut

Vorab: die augenärztlichen Instrumente

In den folgenden drei Kapiteln wollen wir uns vermehrt mit den Erkrankungen der einzelnen Teile der Augen befassen. Das bietet uns eine gute Gelegenheit, zuvor einen Blick in die Sprechstunde des Augenarztes zu werfen, um zu verstehen, welche Werkzeuge ihm zur Verfügung stehen. Richten wir uns einfach eine kleine Augenarztpraxis ein. Keine Sorge, wenn wir uns auf das äußerst Notwendige beschränken, kommt dabei gar nicht so viel zusammen.

Den langen Kasten mit den Probierbrillen kennen wir schon. Die meisten Kollegen verwenden in der täglichen Routine ein Gerät, in dem die Brillengläser rasch durch Drehknöpfe oder Motoren gewechselt werden können. Dieser sogenannte Phoropter ist eigentlich nichts anderes als eine bequem zu bedienende monströse Probierbrille. Damit zu arbeiten, spart Zeit, der Untersuchte muss allerdings eine etwas unnatürliche Kopfhaltung einnehmen. Deshalb nutzen gar nicht so wenige Augenärzte und Optiker lieber die Probierbrillen, insbesondere wenn es gilt, eine Lesebrille zu bestimmen.

Zum Testen der Sehschärfe hat man früher Tafeln verwendet, die sich aber mit der Zeit abnutzten. Heute projiziert man die Sehzeichen auf eine geeignete Fläche oder präsentiert sie seinen Patienten auf Bildschirmen.

Das auffälligste und technischste Gerät nennt sich Spaltlampe. Es ist jedoch keine Lampe, sondern ein Mikroskop, in das der Untersucher beidäugig schauen kann (Sie erinnern sich, dadurch ist es möglich, räumlich zu sehen). Es hat eine variable Vergrößerung (bis etwa 40-fach), meistens wird es mit etwa 10-facher Vergrößerung verwendet. Ein Mikroskop braucht eine Beleuchtung, und jetzt kommt das Besondere: Bei der Spaltlampe lässt sich diese Beleuchtung zu einem schmalen Lichtspalt verengen. Wozu das gut ist? Wenn Sie morgens früh aufwachen und die Sonne scheint, dann ziehen Sie den Rollladen ein klein wenig hoch, sodass etwas Licht durch die Ritzen fällt. Plötzlich entdecken Sie jede Menge Staubpartikel im Zimmer schweben. Die sehen Sie kaum noch, wenn Sie den Rollladen ganz öffnen. Ein schmaler Lichtspalt erlaubt es, etwas eigentlich Durchsichtiges präzise nach Ungleichmäßigkeiten und Störungen abzusuchen. So wie der morgendliche Lichtstrahl das Innere Ihres Schlafzimmers offenbart, so verrät uns der Lichtspalt etwas über das Innere von Hornhaut, Linse, Kammerwasser und Glaskörper, das wir beim einfachen Draufschauen nicht sehen würden. Ausgedacht hat sich das 1911 der schwedische Augenarzt und Nobelpreisträger Allvar Gullstrand.

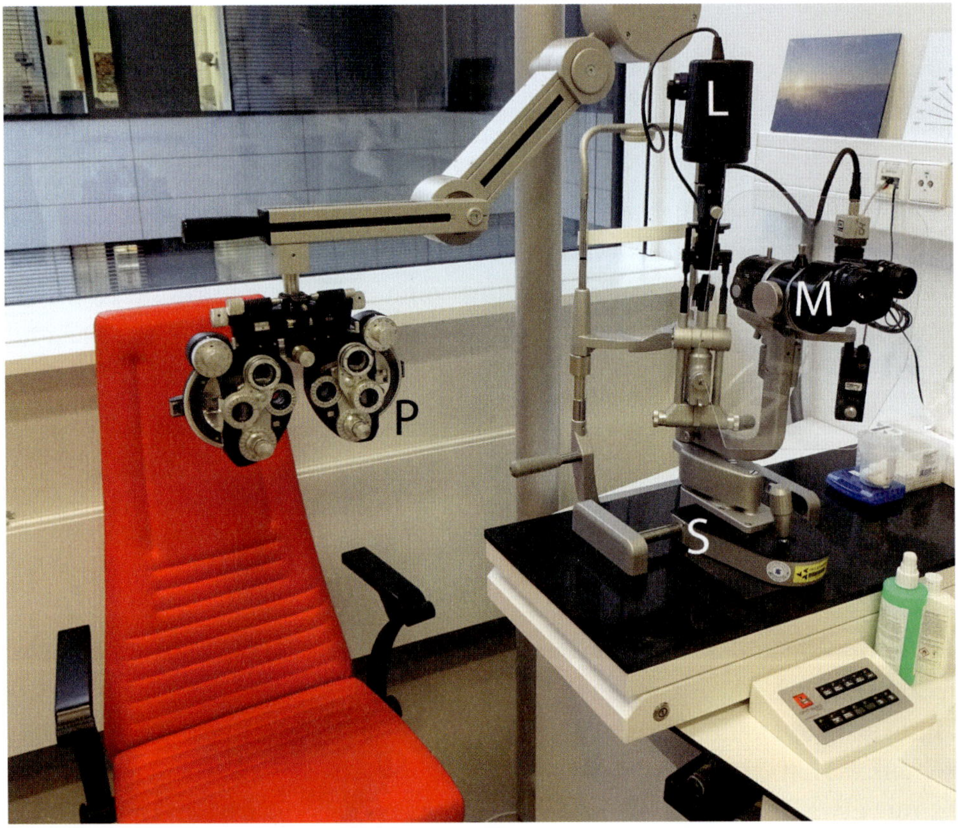

Abb. 28: Augenarzt-Untersuchungsplatz

Blick auf einen augenärztlichen Arbeitsplatz: Spaltlampe (S) und Phoropter (P). M ist das Mikroskop der Spaltlampe, L das Lampengehäuse. In der Optik darunter wird der Lichtspalt erzeugt. Der Patient sitzt auf dem roten Stuhl, die Geräte werden bei Bedarf eingeschwenkt.

Mit dem Spaltlampenmikroskop kann man nicht bis auf die Netzhaut sehen. Man kann eine Linse dazwischen halten, welche die Brechung des Auges neutralisiert, also eine Minuslinse, die etwa 60 dpt haben muss. Damit sieht man aber nur einen kleinen Ausschnitt der Netzhaut, wirft gewissermaßen einen Blick durchs Schlüsselloch. Besser geht das mit einer starken Pluslinse. Dann erzeugt man ein sogenanntes virtuelles Bild im freien Raum vor der kleinen Lupe, die vor das Auge gehalten werden muss. (Das Bild ist umgekehrt, man muss sich also erst einmal damit zurechtfinden.) Damit kann der Arzt erstaunlich große Bereiche überschauen, vor allem wenn er den Patienten noch in verschiedene Blickrichtungen gucken lässt. Noch etwas mehr sieht man mit einer Lupe, die wie eine Kontaktlinse auf die Hornhaut des Patienten aufgesetzt wird. Diese wird natürlich vorher mit Augentropfen unempfindlich gemacht. Diese Lupe enthält kleine Spiegelchen, die den Blick bis in die äußersten Winkel des Augenhintergrunds ermöglichen. Man bezeichnet diese Lupe als Kontaktglas. Diese Untersuchung ist trotz des direkten Augenkontakts nicht unangenehm.

Die Untersuchung des Augenhintergrunds funktioniert auch ohne Spaltlampe – mit einer etwas größeren Lupe. Das Bild ist dann natürlich nicht so stark vergrößert, liefert aber einen sehr schönen Überblick. Das klassische Werkzeug zur Betrachtung des Augenhintergrunds ist der Augenspiegel oder fachsprachlich das Ophthalmoskop. In diesem Gerät sitzt ein kleiner Spiegel, der bewirkt, dass Lichtstrahl und Blickrichtung des Untersuchers genau zusammenlaufen und beide durch die Pupille des Patienten passen. Man erhält damit ein vergrößertes aufrechtes Bild. Es wird heute erstaunlich wenig genutzt und gilt – zu Unrecht – als ein bisschen altmodisch.

Jetzt haben wir uns eine kleine Augenarztpraxis eingerichtet und kämen damit schon ziemlich weit. Eine Nahleseprobe, einen Stereotest (z. B. den von Lang) und die Ishihara-Tafeln als Farbtest, das hätten wir gerne noch. Und ein Gerät zu Gesichtsfeldprüfung. Dann brauchen wir noch ein Instrument, um die Refraktion zu bestimmen, wenn ein Patient bei der Brillenprüfung keine Angaben machen kann. Es sieht aus wie ein Augenspiegel, erzeugt aber einen Lichtspalt, dessen Abbildung man am Augenhintergrund beobachten kann. Es heißt Skiaskop. Ist das Auge hyperop, bewegt sich das Bild des Spalts in die Richtung, in die man den Spalt bewegt, ist es myop, bewegt es sich entgegengesetzt; ist es normalsichtig – Sie werden es sich schon denken –, bewegt sich das Spaltbild gar nicht. Durch Vorhalten von Brillengläsern kann man für jeden Menschen, der in der Lage ist, einige Sekunden ruhig geradeaus zu schauen, die notwendige Brille bestimmen, man braucht nur etwas Übung (für Experten: Man muss noch den Untersuchungsabstand einberechnen). In der Praxis werden meistens automatische Geräte verwendet, die heute recht zuverlässig sind – aber natürlich nicht unfehlbar sein können.

So, jetzt haben wir unsere Praxis eingerichtet, die ersten Patienten können kommen. Natürlich hätten wir gerne noch mehr spezialisierte Technik, es gibt viele moderne Geräte, und manche sind aus der Augenarztpraxis kaum mehr wegzudenken. Sie verfeinern die Diagnostik oder machen das Arbeiten bequemer, meistens beides. Sie werden besprochen, wenn sie zum Einsatz kommen.

Die Augenlider – Schutz und Reinigung

Von den Lidern wissen wir bereits, dass sie eine Art Knorpel enthalten, der sie stabil macht, damit sie ihre wichtigste Funktion, den Schutz des Augapfels, erfüllen können. Vorne sind die Lider mit Haut überzogen, genau wie der Rest des Kopfes. An den Lidern ist sie allerdings ausgesprochen dünn und fein. Die Rückseite ist mit Bindehaut ausgekleidet, das ist eine Schleimhaut, genau wie im Mund. An der Lidkante stoßen beide aneinander. Da sitzen die Wimpern, die kleine Insekten und Staubkörner daran hindern sollen, der empfindlichen Hornhaut zu nahe zu kommen. An derselben Stelle findet man kleine Drüsen, die im Wesentlichen Talg produzieren. Der hält nicht nur die Haut geschmeidig, sondern wird auch als Bestandteil der Tränenflüssigkeit gebraucht. Darüber gleich mehr.

Diese Talgdrüsen sind denjenigen durchaus ähnlich, die wir aus unserer Jugend an anderen Stellen im Gesicht kennen, und richtig, sie können auch Pickel bilden. So einen Eiterpickel am Lid nennt man Gerstenkorn, Hordeolum (die lateinische Verkleinerungsform von Gerste, »Gerstchen«; in der Schweiz sagt man »Gritli« dazu, in Österreich »Wern«). Er kann nach vorne zeigen für jeden sichtbar oder nach hinten, unsichtbar, aber auf der Hornhaut störend und durch Eitertröpfchen ätzend. Irgendwann sollte er aufgehen und der Eiter abfließen. Das kann man beschleunigen, indem man die Drüsensekrete erwärmt. Das geht am besten mit einer Infrarotwärmelampe. Aber bitte nicht übertreiben, täglich maximal 10 Minuten aus 50 cm Entfernung reichen! Warme Umschläge tun es auch, aber möglichst ohne Kräuterzusätze, denn diese ergänzen die bakterielle Entzündung eventuell mit einer Allergie. Bitte auch auf keinen Fall selbst Hand anlegen, das Gerstenkorn ausdrücken oder gar aufschneiden. Den Lidpickel zu beseitigen, ist Arztsache. Der Augenarzt wird dem Patienten antibiotische Augentropfen verordnen. Da ist man nicht kleinlich, es geht nach dem Prinzip »wenn schon, denn schon«, hierbei sind hochwirksame Breitspektrumantibiotika üblich, die alles exekutieren, was ihnen in die Quere kommt. »Muss das denn sein?« werden Sie fragen. Damit kann man sich bekanntlich das Problem resistenter Erreger schaffen. Die Alternative wäre, einen Abstrich zu machen, die Erreger zu identifizieren, zu testen, welche Antibiotika dagegen wirksam sind und sie dann gezielt zu behandeln. Doch bis man damit fertig ist, ist das Hordeolum meistens schon aufgegangen und hat eine eitrige Bindehautentzündung hinterlassen. Deshalb ist das »Antibiotika-politisch« inkorrekte Vorgehen der Augenärzte in der Sache durchaus sinnvoll und hat sich in der Praxis gut bewährt. Unsere internistischen Kollegen sollten sich daran bitte kein Beispiel nehmen.

Dem Gerstenkorn sehr ähnlich ist das Hagelkorn, Chalazion genannt (das stammt nun wiederum aus dem Altgriechischen, wörtlich bedeutet es »kleiner Hagel«). In der Praxis geht es oft ein wenig durcheinander mit den Begriffen, sie werden gerne verwechselt, beide Bezeichnungen passen auch nicht recht zu unserer Vorstellung eines entzündeten Lidrandes. Beim Hagelkorn denkt man eher an die demolierte Motorhaube eines Autos als an eine chronische Lidentzündung. Das Chalazion entsteht aus der chronischen Entzündung einer Drüse am Lidrand, aus der das Drüsensekret nicht mehr richtig abfließt. Es ist wie gesagt chronisch, übersetzt heißt das, es geht nicht einfach so wieder weg. Die Erreger werden durch eine Immunreaktion in Schach gehalten. Immunsystem und Erreger haben sich miteinander arrangiert, und diese pflegen ihr kleines Zuhause am Lidrand. Was der Besitzer des Lids davon hält, interessiert sie nicht. Wenn das Chalazion keine Anstalten macht, von alleine zu verschwinden, wird man seine beiden Konfliktpartner angehen. Erreger mögen keine Antibiotika, das Immunsystem kein Kortison. Also gibt man beides. Das klingt nicht besonders klug, so als unterstützte man in einem Konflikt beide Konfliktparteien. Besser wäre es, erst das eine, dann das andere Mittel anzuwenden. In der Praxis will man aber nicht lange ausprobieren, welche Seite man am besten unterstützt. Deshalb versucht man es auf gut Glück häufig mit der unlogisch wirkenden Antibiotika-Kortison-Kombination. Und das klappt tatsächlich ganz gut. Nicht zu vergessen die Infrarot-Wärmelampe, vielleicht kann man den Inhalt der kleinen Schwellung verflüssigen. Wenn alles nicht hilft, kommt es zur Zwangsräumung durch eine kleine Operation, aber sie ist selten nötig.

Chalazien haben die Tendenz, wiederzukehren. Dann muss man vorsichtig sein. Es kann am Lidrand auch bösartige Tumoren geben, deshalb sollte man unter dem Mikroskop untersuchen, was man entfernt.

Die Funktion der Lider ist es, die Augen zu schützen und sie durch Blinzeln zu reinigen. Sie brauchen deshalb Muskeln, einen zum Schließen, der ist kreisförmig um das Auge angeordnet, und einen zum Öffnen, er packt am Oberlidknorpel an und strahlt in die Stirnmuskulatur aus. Und das Unterlid? Das können wir nicht aktiv senken. Es gibt noch einen weiteren kleinen Muskel am Oberlid, der aber auch nicht willkürlich betätigt werden kann. Er ist dem sympathischen Nervensystem unterstellt, jenem System, das auf Gefahr mit allgemeiner Alarmbereitschaft zu reagieren hat. Jetzt wissen Sie, warum man die Augen aufreißt, wenn man erschrickt.

Der Schließmuskel wird vom Nervus facialis, dem Gesichtsnerv, bedient. Dieser kann gelähmt werden, meistens einfach so, ohne erkennbare

Ursache. Man nennt das »idiopathische periphere Fazialisparese (Gesichtslähmung)«, wobei idiopathisch frei übersetzt heißt: Wir haben keine Ahnung, was dahintersteckt. Jedenfalls ist es kein Schlaganfall, dann wäre die Gesichtslähmung zentral, also im Gehirn entstanden. Meistens kehrt die Funktion wieder zurück, aber bis dahin muss man dafür sorgen, dass am Auge kein Schaden entsteht. Man muss das Auge mit Tränenersatzmitteln feucht halten und nachts durch einen Spezialverband (»Uhrglasverband«) vor dem Austrocknen schützen. Ein Schlaganfall kann ebenfalls zu einer Lähmung des Nervus facialis führen, aber da funktioniert der Lidschluss noch, denn der für die Augen zuständige Anteil des Gesichtsnervs wird von beiden Hirnhälften angesteuert. Diese Vorsorge unterstreicht die Bedeutung der Lidfunktion.

Dass das Auge nicht mehr geöffnet werden kann, kommt ebenfalls vor. Dies kann verschiedene Ursachen haben: Man kann so geboren werden. Betrifft das Problem beide Augen, wird das Kind seinen Kopf zurückneigen, bis es den Durchblick hat. Betrifft es nur ein Auge, besteht die Gefahr, dass dieses Auge amblyop wird, also gar nicht richtig sehen lernt. Es ist klar, dass diese Kinder sorgfältig betreut und nötigenfalls operiert werden müssen. Ein hängendes Lid nennt man Ptosis. Dies ist das altgriechische Wort für »Senkung«.

Im Lauf des Lebens kann es auch zu einer Lähmung des Nervs kommen, der das Oberlid steuert. Diesen Nerv haben wir bereits als Nervus oculomotorius kennengelernt. Er hebt das Oberlid und ist für vier Muskeln zuständig, die das Auge bewegen sowie für den Muskel, der die Pupille schließt und die Linse auf die Nähe einstellt. Dieser Nerv kann durch die Aussackung eines Blutgefäßes, ein Aneurysma, unter Druck geraten. Das ist eine lebensgefährliche Situation, weil das Aneurysma platzen und bluten kann. Wenn ein Lid plötzlich hängt, und der Patient, wenn man es anhebt, doppelt sieht oder die Stellung dieses Auges von der des anderen abweicht oder die Pupille erweitert ist, dann gilt es, sich unverzüglich in die nächste große Klinik mit einer Neurochirurgie zu begeben, damit diese gefährliche Situation möglichst umgehend behandelt werden kann.

Eine weitere gefährliche Situation ist durch eine leichte Ptosis, eine verengte Pupille und Schmerzen auf derselben Seite charakterisiert. Das haben wir schon als Verdacht einer Dissektion (Aufspaltung der Gefäßwandschichten) der gleichseitigen Halsschlagader kennengelernt, denn dort verlaufen die sympathischen Nervenfasern, die den kleinen Lidhebermuskel versorgen. Auch das wäre ein gewichtiger Grund, schnellstmöglich die nächste größere Klinik aufzusuchen, denn hier besteht akute Schlaganfallgefahr.

Zurück zu den weniger gefährlichen Fällen der Ptosis. Die häufigste Form hat man in meiner Lehrzeit »senile Ptosis« genannt. So darf man heute nicht mehr sagen, »altersbedingt« oder »involutorisch« (»zurückentwickelnd«) klingt freundlicher. Im Lauf des Lebens bleibt vieles an unserem Körper nicht so straff und kräftig, wie es in der Jugend war. So auch der Oberlidheber. Er erschlafft einfach, und der vom Sympathikus versorgte kleine Partner kann ihn nicht ersetzen. Man wird versuchen, die Stirnmuskulatur zu Hilfe zu nehmen, was zu einer stärkeren Faltenbildung führt. Diese Form der Ptosis kann man aber, wenn sie zu drastisch wird, gut operieren.

Sehr beliebt ist auch die Entfernung überschüssiger Haut am Oberlid, ebenfalls eine typische Alterserscheinung. Diese Haut wird dann einfach so viel, dass sie das Lid nach unten zieht. Auch das lässt sich gut beheben. Allerdings, wer Lider operiert, muss es können. Denn die Lider sollen nach der Operation auch wieder ordentlich schließen können und symmetrisch aussehen.

Eine weitere Ursache der Ptosis sind Muskelkrankheiten. Bei der häufigsten, der Myasthenia gravis, ist die Signalübertragung von den Nerven auf die Muskeln gestört. Sie kann auf die Augenmuskulatur beschränkt bleiben oder sich auf alle Muskeln des Körpers ausdehnen. Die Behandlung erfolgt meistens durch einen Neurologen.

Ein Lid kann auch hängen, ohne dass eine ernste Ursache vorliegt. Bei jeder Bindehautentzündung besteht die Tendenz, das Auge zwecks Beschwerdelinderung ein wenig zuzukneifen, was dann wie eine Ptosis aussieht, wir nennen es Pseudoptosis. Der Augenarzt wird in einem solchen Fall zuerst einmal nachsehen, was auf der Rückseite des Oberlids los ist. Vielleicht findet er ein Chalazion, mitunter einen Fremdkörper von der letzten Gartenarbeit oder sogar eine vergessene Kontaktlinse.

Nicht nur die Oberlidheber können im Alter schwächeln. Die Lider können aber auch in Querrichtung erschlaffen. Dann entstehen gleich zwei unangenehme Situationen: Das schlaffe Lid klappt nach außen oder nach innen, was wir Ektropion oder Entropion nennen, was so viel bedeutet wie »heraus-« und »hereinwenden«. Die meisten Augenärzte sagen Ek- und Entropium, der Duden lässt beide Formen zu. Ich halte die Endung -ion für besser, da der Begriff aus dem Griechischen stammt und unsere englischsprachigen Kollegen nur diese Form benutzen.

Man braucht wenig Fantasie, um sich die Folgen der beiden Tropionen auszumalen. Das »Ek« führt zum Austrocknen des Auges, das »En« lässt die Wimpern auf der Hornhaut scheuern. Das ist genauso unangenehm, wie es sich anhört. Die Therapie ist einfach und beide Male die gleiche: Man muss das Lid straffen. Überbrücken kann man mit Tränenersatzmittel. Beim Entropion kann man mit einfachen Verfahren, beispielsweise schon mit einer einzigen kleinen Naht, das Lid wieder in eine bessere Position bringen.

Wir haben schon über die Ptosis gesprochen, das zu tief stehende Lid. Es gibt auch das Gegenteil: Das Oberlid ist zurückgezogen, man spricht von Retraktion. Das kann vorkommen, wenn man sehr erschrickt. Der kleine vom Sympathikus innervierte zusätzliche Lidheber reißt das Lid nach oben. Das betrifft immer beide Augen und normalisiert sich wieder, wenn man sich beruhigt hat. Es gibt aber eine Krankheit, bei welcher der Patient permanent so wirkt, als sei er aufgeregt oder erschreckt worden. Diese Krankheit hat seltsamerweise mit der Schilddrüse zu tun und tritt ziemlich häufig auf. Meistens produziert die Schilddrüse dabei zu viel ihres Hormons Thyroxin, was den Stoffwechsel antreibt, das Herz schneller schlagen lässt und den Grundumsatz steigert. Diese Erkrankung ist nach ihrem Erstbeschreiber Carl Adolph von Basedow benannt. Wobei die Patienten aber nicht so unter Strom stehen, dass sie ständig vor Anspannung die Augen aufreißen. Bei dieser Krankheit kommt es eigenartigerweise zu einem Immunangriff auf den Inhalt der Augenhöhle, der sich entzündet und verhärtet, wodurch die Lider nach oben gezogen werden. Die Behandlung besteht in der Einstellung des Schilddrüsenstoffwechsels und in der Unterdrückung der Immunreaktion, anfangs meistens durch Kortison.

Da das Fettgewebe in der Augenhöhle dabei anschwillt, steht das Auge auch etwas weiter vor, nach vorne ist schließlich die einzige Richtung, in die es ausweichen kann. Für die Augenmuskeln wird es eng, sie können sich oft nicht mehr frei bewegen und schwellen auch noch an. Das führt zu Doppeltsehen. In ganz schlimmen Fällen gerät sogar der Sehnerv in Bedrängnis, sodass eine entlastende Operation fällig wird. Rauchen verschlimmert die Erkrankung beträchtlich; wer betroffen ist, hat hierin einen weiteren Grund, es aufzugeben.

Es gibt auch Störungen, bei denen die Lider mehr tun, als sie sollen. Fast jeder kennt das Lidzucken, das gerne in Stresszeiten auftritt. Es ist harmlos, kein Zeichen einer neurologischen Erkrankung und heißt benigne Myokymie (»gutartige Muskelwelle«). Sehr lästig kann eine andere Störung sein, bei der man dauernd blinzelt und die Augen zukneift, so als wären sie gereizt. Sie wird Blepharospasmus (»Lidkrampf«) genannt. Der Augenarzt wird zunächst nach der Brille schauen, er wird Tränenersatzmittel verschreiben; das alles wird beim krankhaften Blepharospasmus aber nicht ausreichend helfen. Wenn der Alltag dadurch beeinträchtigt wird, helfen Botulinum-Injektionen in den Lidschließmuskel. Diese wirken nicht dauerhaft und müssen regelmäßig wiederholt werden, sind aber für die damit geplagten Menschen ein wahrer Segen. Es ist faszinierend, dass man mit einem bereits in kleinen Dosen tödlichen Muskelgift in der richtigen Dosierung solche Krankheiten angehen kann. Dass man damit auch Falten beseitigen kann, gehört in ein anderes Fachgebiet.

Die Bindehaut – verbindet Lider und Augapfel

Die Bindehaut, die Konjunktiva, überzieht den Augapfel an seiner Vorderseite und die Innenseite der Lider. Hinter Ober- und Unterlid befindet sich demnach eine Umschlagfalte. Wenn man das Unterlid leicht abzieht, kann man die untere Umschlagfalte sehen. Dorthin gibt man Augentropfen und -salben, dort werden sie aufgenommen. Auch Fremdkörper sammeln sich da gerne an. Man kann sie mit einem Wattetupfer leicht entfernen. Schwieriger wird es unter dem Oberlid, denn dazu muss man das Oberlid umklappen (siehe dazu S. 17 und Abb. 3).

Die Hornhaut muss selbstverständlich von Bindehaut frei bleiben, die Bindehaut ist um die Hornhaut herum angewachsen. Man kann sie mit einem Wattetupfer etwas verschieben, sie kann Falten bilden und enthält Blutgefäße. Sie ist durchsichtig, aber natürlich nicht glasklar, etwa so wie Butterbrotpapier. Ihre Blutgefäße sind kaum sichtbar. Eine Rötung der Bindehaut und deutlich sichtbare Blutgefäße deuten auf eine Entzündung hin.

Sehr alarmierend wirkt es, wenn es zu einer Blutung unter der Bindehaut kommt. Die Blutung weckt als knallroter Fleck vor dem weißen Hintergrund der Lederhaut große Aufmerksamkeit (siehe Abb. 29). Doch sie ist harmlos, »es ist ein Äderchen geplatzt« lautet die richtige Erklärung. Wenn so etwas öfter auftritt, sollte der/die Betreffende nach Blutdruck und Blutbild schauen lassen.

Auch bei einer Entzündung ist die Bindehaut gerötet, wenn auch nicht so auffällig wie bei der Blutung. Die Gefäße sind stärker blutgefüllt und werden jetzt sichtbar. Schmerzen sollte man nicht verspüren, dazu kommt es erst, wenn die Hornhaut oder die tiefer liegende Lederhaut miteinbezogen werden. Da aber Hornhaut und Lederhaut unmittelbare Nachbarn der Bindehaut sind, leiden sie bei einer Entzündung häufig mit, sodass man zumindest ein gewisses »Sandgefühl« bemerkt. Wenn man mit einer Bindehautentzündung zum Hausarzt oder zum Augenarzt geht, bekommt man meistens Augentropfen, die Antibiotika enthalten. Das kennen wir schon vom Gerstenkorn. Notwendig ist es nur selten. Direkt schädlich ist es zwar auch nicht, aber jede Antibiotikatherapie trägt zur Entwicklung resistenter Erreger bei, welche für die gefürchteten, weil kaum behandelbaren Infektionen in Krankenhäusern verantwortlich sind. Bei den meisten Bindehautentzündungen muss man gar nicht behandeln, oder man gibt Tränenersatzmittel, wodurch sich wenigstens das Fremdkörpergefühl bessert.

Vielfach ist das Auge nur trocken, und die Bindehaut wirkt deshalb entzündet, dann sind die Tränenersatzmittel genau richtig und lindern die Beschwerden. Eine andere häufige Ursache der Bindehautentzündung sind Allergien, keineswegs nur zur Heuschnupfenzeit. Diese können Schwellungen kleiner Lymphknötchen in der Bindehaut an der Innenseite des Oberlids verursachen. Bei Blickbewegungen streicht diese dann wie eine Obstreibe über die Hornhaut, das ist natürlich sehr unangenehm. Hier helfen auch Tränenersatzmittel, gewissermaßen als Gleitmittel. Noch erfolgreicher sind antiallergische Augentropfen. Typisch für eine Allergie ist auch, dass die Augen jucken. Das wird durch Histamin ausgelöst, jenen Botenstoff, der bei den Allergien eine zentrale Rolle spielt. Es gibt Augentropfen, welche die Histaminausschüttung verhindern und solche, die seine Rezeptoren besetzen, es also unwirksam machen. Diese überwiegend rezeptfreien Medikamente sind sehr effektiv und gut verträglich. Wirkstoffe sind beispielsweise Cromoglicinsäure, Azelastin oder Ketotifen. Oft gibt es sie in Kombination mit Nasentropfen.

Ein Tipp zum Sparen: Man kann Augentropfen auch in der Nase benutzen, umkehrt aber besser nicht.

Ein weiterer Grund für chronische Bindehautentzündungen verbirgt sich zwischen den Wimpern. Dort münden kleine Drüsen, die Tränenbestandteile produzieren. Wir haben sie bei Hordeolum und Chalazion schon kennengelernt. Darin können sich Bakterien ansiedeln, die mit ihren Stoffwechselprodukten das Auge reizen. In einem solchen Fall kann es gerechtfertigt sein, mit einem Antibiotikum in Form von Augentropfen für Ordnung zu sorgen. Besser noch ist es, man bewegt die unerwünschten Untermieter zum Auszug. Dazu muss man das Sekret der Tränendrüsen zum Abfluss bringen, es flüssiger machen. Das gelingt durch Erwärmen, entweder durch ein feucht-warmes Taschentuch als Kompresse oder besser durch eine Infrarotlampe (aus 50 cm Entfernung, bis zu 10 Minuten). Dabei sollte man die Krusten an den kleinen, nur in Vergrößerung sichtbaren Ausführungsgängen abwischen, am besten mit lauwarmem Wasser oder Reinigungslösungen zur Lidkantenpflege aus der Apotheke. Hausmittel wie Kamillentee sollten Sie lieber nicht verwenden; mit einem Mischmasch von Substanzen schaffen Sie sich möglicherweise neue Allergien. Die hier beschriebenen Maßnahmen nennt der Augenarzt »Lidhygiene«. Sie sind eine sinnvolle Hilfe bei chronisch entzündeter Bindehaut.

Ein anderer, etwas unappetitlicher Untermieter unserer Lider und Wimpern hat in den letzten Jahren eine gewisse Popularität erlangt. Es handelt sich um kleine Tierchen, genauer gesagt um eine Milbe, die auf den Namen Demodex folliculorum hört. »Schmalzbohrwurm« ist ihr noch weniger appetitlicher deutscher Name. Sie ist 0,3 mm lang und sieht unter dem Mikroskop furchterregend aus. Wenn Sie nun sagen: »So etwas kann ich gar nicht haben, ich wasche mich jeden Tag gründlich und lebe in geordneten Verhältnissen!«, dann irren Sie sich sehr wahrscheinlich. Spätestens ab 70 beherbergt jeder Mensch diese kleinen Tierchen in seinen Wimpern, und nicht nur da, jedes Härchen ist ihnen recht. Bei den Haarwurzeln gibt es kleine Talgdrüsen, und von diesem Talg ernährt sich Demodex. Drei Tiere teilen sich meistens eine Wimper. Natürlich sondern sie Exkremente ab, die sie einfach so liegen lassen. Der von ihnen gefressene Talg fehlt für den Tränenfilm, und die Wimpern können Schaden nehmen. Je mehr Talg produziert wird, desto besser geht es Demodex. Bei einem entzündeten Auge ist die Talgproduktion erhöht, wodurch ein Teufelskreis entstehen kann. Schuppenbildung, juckende Lider, brennende Augen und der Verlust von Wimpern sind Hinweise darauf, dass das friedliche Zusammenleben von Mieter und Hauswirt durcheinandergeraten ist. Dann wird Demodex ziemlich unangenehm. Dabei spielt eine Rolle, dass diese Milben wie schon angedeutet nicht besonders hygienisch sind. Sie reinigen sich nicht, bevor sie ihre Mahlzeiten beginnen und können Bakterien einschleppen. Und natürlich können sie sich auch vermehren. Es gibt Männchen und Weibchen und die legen Eier, aus denen Larven entstehen. Wahrscheinlich haben Sie sich jetzt schon ein paarmal gekratzt und gruseln sich, deshalb hier die gute Nachricht: Teebaumöl mag Demodex gar nicht. Es gibt mit Wirkstoffen aus Teebaumöl getränkte Reinigungstücher, die kann man verwenden, um Demodex zu vertreiben oder wenigstens zu dezimieren. Reines Teebaumöl sollte man aber nicht ans Auge bringen, das mag unsere Hornhaut nicht besonders.

Gerne werden bei gereizter Bindehaut Augentropfen gegeben, die ein Zusammenziehen der Blutgefäße bewirken, wir nennen sie »Weißmacher«. Der Erfolg ist sofort sichtbar, das Auge wird weniger rot. Das beruht einzig und allein auf der Verengung der Blutgefäße; diese Tropfen behandeln also nur ein Symptom, ihr Nutzen ist rein kosmetisch. Die abschwellende Wirkung wird als angenehm empfunden, aber an der zugrundeliegenden Ursache ändert sich nichts. Die Substanzen (ihr Name endet auf -azolin) können zudem selbst Allergien auslösen.

Bei allen Beschwerden, die auf eine allergische Reaktion zurückzuführen sind, helfen Kortison-Augentropfen. Sie sind zu Recht nicht frei verkäuflich. Damit wird der Augenarzt sehr vorsichtig umgehen, denn sie können den Augendruck erhöhen und sich ungünstig auswirken, wenn man die volle Leistung der Erregerabwehr braucht, weil zum Beispiel Viren die Bindehautentzündung hervorgerufen haben.

Viren können nämlich durchaus Bindehautentzündungen auslösen. Masern und Röteln werden von Bindehautentzündungen begleitet. Ganz besonders wichtig ist eine Form, die von an sich harmlosen Adenoviren verursacht wird. Sie nennt sich Conjunctivitis epidemica, und damit ist das Wesentliche schon gesagt: Sie ist enorm ansteckend. Adenoviren bewirken normalerweise Erkältungen, entsprechend verspürt der Betroffene ein leichtes Erkältungsgefühl und bemerkt dann ein rotes Auge. Typisch ist, dass sich der für dieses Auge zuständige Lymphknoten, der am vorderen Rand der Ohrmuschel liegt, vergrößert und druckschmerzhaft wird. Die Bindehautentzündung ist erst einmal nicht schlimm, aber nach wenigen Tagen breitet sie sich auf die Hornhaut aus. Das ist dann sehr unangenehm, schmerzhaft, das Auge tränt, und das Sehen verschlechtert sich. Spätestens dann drängt es die Betroffenen, den Arzt aufzusuchen. Sie tun dem

Augenarzt einen großen Gefallen, nicht einfach als Notfall in die Sprechstunde hineinzuplatzen, sondern vorher anzurufen und Ihre Symptome zu schildern. Dann werden bei der Sprechstundenhilfe alle Alarmglocken schrillen, und man wird Sie als letzten Patienten des Tages bestellen, da Sie sonst die anderen Patienten anstecken könnten und außerdem nachher das Zimmer desinfiziert werden muss. Die Infektion ist sogar beim Gesundheitsamt meldepflichtig.

Es gibt wenig Behandlungsmöglichkeiten, Tränenersatzmittel tun gut. Entscheidend ist die Hygiene. Der Patient muss aus dem Verkehr gezogen werden, er muss sich häufig die Hände waschen und gründlich desinfizieren. Man muss nicht in Isolation, darf aber niemandem die Hand geben und sollte überhaupt möglichst wenig anfassen. Meistens wird auch das zweite Auge erkranken, allerdings weniger schlimm, weil sich schon Antikörper gegen die Viren gebildet haben. Als Autoimmunreaktion erscheinen oft kleine rundliche Trübungen auf der Hornhaut. Wir nennen sie Nummuli, das lateinische Wort bezeichnet winzige Geldmünzen, und die Trübungen sehen tatsächlich so aus. Dadurch erhöht sich die Blendungsempfindlichkeit. Nach einigen Monaten verschwinden sie wieder. Die Conjunctivitis epidemica hinterlässt eine gewisse Immunität.

Vermutlich haben Sie mittlerweile Ihre Bindehaut schon einmal genauer im Spiegel untersucht. Nicht wenigen von Ihnen dürfte ein kleiner etwas erhabener Fleck in der Lidspalte, meistens auf der nasalen Seite ganz nah bei der Hornhaut, aufgefallen sein. Das braucht Sie nicht zu beunruhigen. Man nennt das Fleckchen Pinguecula, das ist ein Kunstwort aus dem Lateinischen: *pinguis* bedeutet »Fett« und *macula* »Stelle« oder »Fleck«, auf Deutsch also schlicht »Fettfleck«. Tatsächlich ist es aber gar kein Fettfleck, sondern eher eine Art »Abfallhaufen« von ausrangierten Schleimhautzellen und Zellbestandteilen. UV-Licht begünstigt ihre Entstehung. Wenn Sie viel Zeit draußen verbringen, haben Sie sehr wahrscheinlich Pingueculae (so die korrekte Mehrzahl). Diese sind wie bereits erwähnt harmlos, können aber, wenn sie sehr groß sind, die Benetzung des Auges stören und die Gabe von Tränenersatzmitteln erforderlich machen. Nur in sehr seltenen Fällen muss man ihnen operativ zu Leibe rücken.

Etwas mehr Probleme bereitet eine Veränderung, die der Pinguecula sehr ähnlich sieht, aber im Gegensatz zu dieser eine Wachstumstendenz auf die Hornhaut hat. Man nennt es Pterygium (das ist ein Kunstwort aus Altgriechisch und Latein, auf Deutsch heißt es »Flügelfell«). Normalerweise macht es keine Probleme und kann nur kosmetisch stören. Wenn es allerdings anfängt, die Hornhaut zu deformieren, was sich in Form von Astigmatismus und Sehverschlechterung äußert, muss man ihm zu Leibe rücken und es operieren. Bis in die Nähe der Hornhautmitte sollte man es nämlich nicht wachsen lassen.

Info

Probleme mit der Bindehaut – wann ist der Augenarzt gefragt?

Eine harmlose Bindehautentzündung, die innerhalb von fünf Tagen heilen sollte, darf man vermuten, wenn keine Schmerzen zu spüren sind, die Sehschärfe nicht beeinträchtigt und die Pupille normal groß ist (wie die des anderen Auges), wenn sie normal auf Licht reagiert und sich das Auge normal bewegen kann. In allen anderen Fällen sollten Sie rasch einen Augenarzt konsultieren. Ganz schlimm sieht es aus, wenn es zu einer plötzlichen Blutung unter die Bindehaut kommt. Diese ist ja durchsichtig, sodass das rote Blut in alarmierendem Kontrast zur weißen Lederhaut erscheint. Eine solche Blutung ist harmlos, wenn die oben genannten Bedingungen erfüllt sind. Es dauert etwa eine Woche, bis sie sich aufzulösen beginnt (siehe Abb. 29).

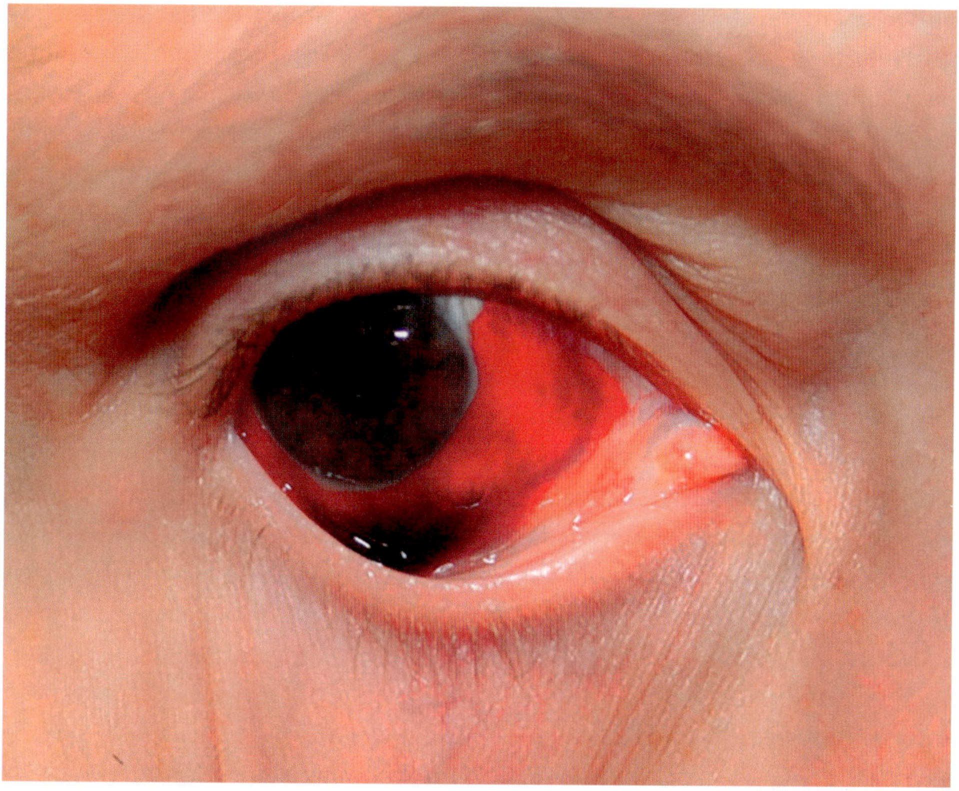

Abb. 29: Kein Grund zur Sorge
Blutung unter der Bindehaut. Das sieht zwar dramatisch aus, ist aber harmlos.

Trockenes Auge – eine Volkskrankheit

Bevor wir uns der Hornhaut zuwenden, sollten wir uns sinnvollerweise mit den Tränen beschäftigen. Bei den Beschreibungen der Lider und der Bindehaut war schon mehrmals von Tränenersatzmitteln die Rede. Die Tränendrüse haben wir auch schon kennengelernt, sie ist in der oberen äußeren Augenhöhle zu Hause und gibt ihr Produkt in die obere Umschlagfalte der Bindehaut ab. Diese Flüssigkeit enthält neben Wasser auch Salze und Eiweiße. Am Lidrand selbst gibt es noch weitere Tränendrüsen, die uns auch schon begegnet sind (Stichworte Gerstenkorn und Hagelkorn bzw. Hordeolum und Chalazion, siehe S. 149), versteckt am Lidrand zwischen den Wimpern und in der Bindehaut. Diese produzieren auch Flüssigkeiten, die aber zusätzlich entweder Fett enthalten oder Substanzen, die bewirken, dass die Tränen besser an der Augenoberfläche haften. Außerdem sind sie noch mit antibakteriell wirksamen Enzymen angereichert. Ein normaler Tränenfilm besteht aus drei Schichten: Auf dem Hornhautepithel liegt eine dünne Schleimschicht, die für das Haften der Tränen zuständig ist. Dann folgt eine große wässrige Schicht mit Salzen und Proteinen zur Ernährung des Epithels. Ganz außen schwimmt eine dünne Fettschicht, die das Verdunsten der Tränen verzögert. Diese Fettschicht wird in Drüsen produziert, deren Ausführungsgänge am inneren Rand der Lidkante münden. Sie sind nach dem deutschen Arzt Heinrich Meibom aus dem 17. Jahrhundert benannt. Arbeiten sie nicht ordentlich, verdunsten die Tränen zu schnell. Sind sie verstopft, kann ein Hordeolum oder ein Chalazion entstehen.

Unser Tränenfilm wird alle 4–6 Sekunden vom Oberlid auf der Hornhaut verteilt. Das sorgt dafür, dass das Epithel ernährt wird, dass die Oberfläche schön glatt ist (sie ist schließlich die Frontlinse unseres Auges), dass Fremdkörper weggeschwemmt und Krankheitserreger in Schach gehalten werden.

Wenn die Zusammensetzung unseres Tränenfilms nicht stimmt, wird die sehr leistungsfähige große Tränendrüse versuchen, den Qualitätsmangel durch Mehrproduktion auszugleichen. Zu welcher Leistung sie fähig ist, demonstriert sie, wenn wir weinen. Paradoxerweise kann also starker Tränenfluss anzeigen, dass ein Auge zu trocken ist. Die Behandlung eines tränenden Auges mit Tränenersatzmitteln ist demnach logisch und keineswegs widersinnig. Die beste Wahl sind dann fetthaltige Tropfen. Man muss sie in jedem Fall mehrmals am Tag anwenden.

Das trockene Auge ist häufig. Wir haben keine genauen Zahlen, müssen aber davon ausgehen, dass 10–20 % aller Menschen so stark betroffen sind, dass sie von einer Therapie profitieren würden. Besonders oft leiden Frauen nach den Wechseljahren am trockenen Auge.

Die Symptome eines trockenen Auges kann sich jeder vorstellen. Wahrscheinlich gibt es niemanden, der nicht schon trockene Augen gehabt hat. Nachts hört die Tränenproduktion fast ganz auf, normalerweise schon dann, wenn wir schläfrig werden und beginnen, den Gang ins Bett zu planen. Das Sandgefühl in den Augen, das sich bemerkbar macht, wenn die beste Zeit zum Schlafengehen verstrichen ist, kennen wir alle. Man schreibt es einem kleinen Männchen zu, das uns Sand in die Augen streut. Es ist demnach nicht unnatürlich, wenn man ab und zu ein trockenes Auge hat. Gähnen wirkt dem übrigens entgegen, dabei werden die Tränendrüsen ausgedrückt. Was noch als normal und akzeptabel und was als Krankheit anzusehen ist, entscheidet in erster Linie das Empfinden der Betroffenen. Deren Leiden kann beträchtlich sein und die Lebensqualität stark beeinträchtigen. Für den Augenarzt ist es oft schwierig, die Situation richtig einzuschätzen. Es gibt Patienten, die erheblich leiden, aber nur geringe Befunde aufweisen, und solche, die trotz heftigster Befunde nicht klagen. Diese Situation gibt es zwar bei vielen Krankheiten, aber beim trockenen Auge kommt sie sehr häufig vor.

Der Arzt kann die Tränenproduktion messen, indem er einen kleinen Papierstreifen, eine Art Löschblatt, ins Unterlid hängt und misst, wie weit es sich in 5 Minuten vollsaugt. Das nennt man Schirmer-Test, nach dem Augenarzt, der ihn um 1900 erfand. Oder man beobachtet mit dem Spaltlampenmikroskop, wie lange es dauert, bis der Tränenfilm aufreißt, wenn das Blinzeln unterdrückt wird. Dazu färbt man den Tränenfilm ein wenig mit Fluorescein, um ihn besser sehen zu können. 15 Sekunden sollten es mindestens sein. Weiterhin kontrolliert man, ob es Hinweise darauf gibt, dass die Hornhaut unter der Trockenheit leidet. Dann zeigt nämlich die äußere Zellschicht feine Defekte, in denen das Fluorescein hängen bleibt und im blauen Licht aufleuchtet. Oder man sieht Fältchen der Bindehaut in der Lidspalte, weil die trockene Bindehaut nicht mehr geschmeidig genug ist, um vom Lidschlag »glatt gebügelt« zu werden.

Nicht nur nachts, auch allgemein im Alter lässt die Tränenproduktion nach. Manche Medikamente können sie ebenfalls hemmen, Betablocker gehören dazu. Ganz schlecht ist es auch, wenn die Lider ihrer Wischfunktion nicht mehr nachkommen. Das ist der Fall beim Ektropion: Das Unterlid ist etwas nach außen geklappt und liegt dem Augapfel nicht mehr an. Die Tränen verdunsten. Das erzeugt ein Fremdkörpergefühl, man ist geneigt, das Auge zu reiben, wodurch das Lid aber immer weiter vom Auge weggezogen wird – ein Teufelskreis bildet sich. Die Lösung besteht (wie bereits erwähnt, siehe S. 153) in einer operativen Straffung des Lids. Ähnliche Probleme können auch auftreten, wenn etwa nach einer Fazialisparese (Gesichtslähmung) der Lidschluss nicht mehr vollständig funktioniert oder wenn man wegen einer neurologischen Erkrankung (z. B. einem Parkinson-Syndrom) zu selten blinzelt.

Um das Blinzeln zu vernachlässigen, braucht man übrigens keine neurologische Erkrankung. Es reicht, wenn man sich an den Computer setzt: Man blinzelt automatisch nur noch halb so viel, wie es dem Auge guttäte. Deshalb ist es eine wichtige Empfehlung, immer wieder mal innezuhalten, sich bewusst zu entspannen und Pausen einzulegen.

Man könnte das Blinzeln sogar trainieren, das wurde in einer Studie in Neuseeland getestet und zwar erfolgreich. Allerdings muss man dazu alle 20 Minuten zweimal nacheinander die Augen 2 Sekunden locker schließen und dann 2 Sekunden ganz kräftig schließen. Dadurch werden vermutlich auch die Drüsen im Lidrand ein wenig ausgequetscht. Diese Lidgymnastik besserte die Beschwerden der Studienteilnehmer. Vielleicht würde auch herzhaftes Gähnen funktionieren.

Lange Bildschirmarbeit gefällt unserer Hornhaut gar nicht, und wenn das Auge richtig ausgetrocknet ist, sieht man schlechter, weil das Epithel dann kleine Risse bekommt und dazu tendiert, trüb zu werden. Weil man schlechter sieht, strengt man sich noch mehr an und blinzelt noch weniger.

Was kann man tun, wenn man an einem trockenen Auge leidet? Man kann die Verdunstung vermindern. Trockene Raumluft ist eines der Probleme. Etwa 50 % Luftfeuchtigkeit sind wünschenswert, in der Heizperiode kommen wir oft nur auf die Hälfte. Klar, dass dann die Tränen schneller verdunsten. Dies anzugehen, etwa mit einem Luftbefeuchter, lohnt sich. Eine weitere wichtige Maßnahme sind Pausen bei der Bildschirmarbeit, mindestens eine jede Stunde, die man bewusst zum Blinzeln, Stichwort »Blinzelgymnastik«, nutzen sollte.

Weiterhin kann man seinen Tränendrüsen bessere Arbeitsbedingungen verschaffen. Wer Betablocker einnehmen muss, etwa wegen Bluthochdruck, kann mit seinem Hausarzt sprechen, ob eine Umstellung möglich ist. (Achtung: Betablocker bekommt man immer aus gutem Grund, deshalb niemals eigenmächtig absetzen!) Auch Augen-Make-up kann einen ungünstigen Einfluss auf die Tränendrüsen haben. Hier wäre mein Rat, einen »Auslassversuch« zu machen oder nach besser verträglichen Produkten zu suchen und zu wechseln. Auch Kontaktlinsen können an einem trockenen Auge schuld sein. Ob das der Fall ist, stellt man am besten fest, indem man eine Kontaktlinsenpause einlegt. Dann wäre da noch das Rauchen, auch das von E-Zigaretten. Nach einer Operation, etwa des grauen Stars, kann ein trockenes Auge ebenfalls einige Zeit Probleme machen. Auf die Korrektur einer Fehlsichtigkeit durch einen Eingriff an der Hornhaut muss man unter Umständen beim trockenen Auge verzichten. All das, was im Kapitel Bindehaut zur Lidkantenpflege (siehe S. 156 f.) steht, gilt auch für das trockene Auge. Oft sind es die Meibom-Drüsen, für die man bessere Arbeitsbedingungen schaffen muss, um die Lebensqualität ihrer Besitzer zu erhöhen.

Schön wäre es, wenn es eine Diät gäbe, die sich positiv auf das trockene Auge auswirkt. Und die gibt es tatsächlich! Die mediterrane Ernährung scheint auch beim trockenen Auge zu helfen, möglicherweise reichen sogar bereits ein wenig Olivenöl oder Omega-3-Fettsäuren zusätzlich, um die Beschwerden durch das trockene Auge zu bessern. Allerdings, so ganz überzeugend sind die Studien dazu nicht, dennoch, diese »Nahrungsergänzung« ist auf jeden Fall der Gesundheit zuträglich, und wenn die Augen deshalb weniger brennen, kann das nur recht sein.

Häufig wird man Tränenersatzmittel brauchen. Diese sind mittlerweile weit verbreitet und tun dem Auge gut. Wenn man weiß, dass man es immer wieder mit Beschwerden zu tun bekommt, wendet man sie am besten regelmäßig vorbeugend an. Sie sind in der Apotheke oder Drogerie frei verkäuflich. In der Regel übernehmen die gesetzlichen Krankenkassen die Kosten dafür nicht. Nur in Ausnahmefällen kann sie der Arzt verordnen, etwa nach einer Strahlentherapie. Man sollte bevorzugt konservierungsmittelfreie Tropfen verwenden, das trifft zum Glück auf die meisten zu. Tränenersatzmittel unterscheiden sich durch ihre Viskosität. Dickflüssigere halten länger vor, bewirken aber eine gewisse Zeit verschwommenes Sehen. Hier hilft Ausprobieren. Mit der Zeit findet jeder seine Lieblingstropfen, ganz handfeste Empfehlungen kann man nicht geben. Mitunter muss man verschiedene Arten von Tränenersatzmitteln einsetzen: dünnflüssige am Tag, dickflüssige für die Nacht. Die Behandlung chronischer Lidrandentzündungen trägt ebenfalls zur Besserung bei. Auch eine Brille mit Seitenschutz (es gibt da durchaus sportlich-elegante Varianten) kommt als zusätzliche Hilfe infrage.

Es gibt eine Autoimmunkrankheit, das sogenannte Sjögren-Syndrom (gesprochen Schöhgrehn), die mit trockenem Auge und trockenem Mund einhergeht. Sie wird oft zusätzlich mit Tropfen behandelt, welche die Immunreaktion hemmen. Auch wenn eine solche Krankheit nicht vorliegt, wird man in schwereren Fällen einen Behandlungsversuch mit diesen Medikamenten unternehmen.

Tränendes Auge – nicht nur beim Weinen

Die häufigste Ursache kennen wir schon: Die Tränendrüse fährt Sonderschichten, weil das Auge zu trocken ist. Deshalb ist es meistens eine gute Idee, ein tränendes Auge mit Tränenersatzmitteln zu versorgen. Es kann aber auch sein, dass die Tränendrüse normal arbeitet und der Abfluss nicht funktioniert. Die Tränen fließen aus dem Auge in zwei kleine Öffnungen an der nasenwärtigen Lidseite, sowohl im Ober- als auch im Unterlid. Das kleine Tränenpünktchen am Unterlid kann man sehen, wenn man das Lid vor dem Spiegel ein wenig nach außen klappt. Es sollte dem Augapfel anliegen, nicht davon abstehen. Die kleinen Kanäle der beiden Tränenpünktchen vereinigen sich am oberen Ende des Tränensacks, der in die Nasenhöhle relativ weit unten mündet. Der Abfluss der Tränen erfolgt also in die Nase. Dies ist der Grund, warum uns die Nase läuft, wenn wir weinen. Von der Nase geht es weiter in den Rachen, und nach dem Verschlucken in den Magen und den Darm. Zusätzlich zur Aufnahme durch die Bindehaut können Wirkstoffe in Augentropfen auf diese Weise in den Körper gelangen, wenn sie es nicht schon vorher geschafft haben, durch die Bindehaut in ein Blutgefäß zu diffundieren.

Beim Säugling ist der Ausgang des Tränensacks in die Nase oft noch mit einer Hautklappe verschlossen, sodass ihm eines oder beide Augen tränen. Das Auge des Babys ist dann verklebt, da es nicht gespült wird. Auch kann sich der Tränensack entzünden. Die kleine Hautklappe öffnet sich meistens in den ersten Lebensmonaten von selbst und gibt den Abfluss frei. Man kann ein wenig nachhelfen, indem man dem Kleinen mit dem Finger von der Nasenwurzel an der Nasenseite nach unten streicht. Wenn das partout nicht funktioniert, muss man den Tränenkanal durchspülen. Es ist eine unangenehme Vorstellung, eine Kanüle (die natürlich stumpf ist) in den Tränenkanal eines Säuglings einzuführen. Aber es ist nicht wirklich schlimm und meist erfolgreich.

Wenn bei einem Erwachsenen der Tränenabfluss verstopft ist, prüft man, ob ein am Auge gegebener Farbstofftropfen (Fluorescein) beim Schnäuzen nach einigen Minuten im Taschentuch sichtbar wird. Erweist sich der

Tränenabfluss als verstopft, wird man zunächst versuchen, ihn durchzuspülen. Wenn gar nichts anderes hilft, lässt sich durch eine Operation ein besserer Abfluss herstellen.

Rotes Auge – wann ist es gefährlich?

Man will ja nicht wegen einer Kleinigkeit beim Arzt vorsprechen. Wann kann man bei einem roten Auge einfach auf eine Besserung warten? Zum Glück sind die meisten gefährlichen Ursachen des roten Auges schmerzhaft. Eine einfache Bindehautentzündung verursacht allenfalls das schon beschriebene Fremdkörpergefühl. Wenn die Hornhaut betroffen ist, wird man schlechter sehen, man kann es mit dem Nummernschildtest ausprobieren. Außerdem tränt das Auge stark. Erkrankungen im Augeninneren können die Pupillenfunktion beeinträchtigen. Sowohl eine zu weite als auch eine zu enge Pupille sind Warnhinweise. Bei einer Entzündung der Regenbogenhaut (Iritis) wird man Schmerzen im Auge spüren, wenn sich die Pupille zusammenzieht. Das ist auch der Fall, wenn man in das nicht betroffene Auge leuchtet oder wenn man das Auge erst abdeckt und dann wieder aufdeckt. Das wäre ein guter Grund, sich schnell augenärztliche Hilfe zu suchen. Das gilt auch für die Entzündung der Augenhöhle. Sie ist sehr gefährlich, behindert die Augenbeweglichkeit und verursacht Schmerzen.

Die Hornhaut – die empfindliche Frontlinse des Auges

Die Hornhaut, Kornea, ist uns schon ganz am Anfang begegnet und dann wieder als Nachbar und Leidensgenossin der Bindehaut. Sie ist die Frontlinse unseres Auges, die erste Station, die ein Lichtstrahl passieren muss.

Und sie ist das am besten mit sensiblen Nerven ausgestattete Gewebe des Körpers. Sie muss empfindlich sein, denn sie muss spüren, dass das Auge am Austrocknen und wenn es Zeit zum Blinzeln ist. Sie muss die sanfteste Berührung wahrnehmen, um sofort einen Lidschluss auszulösen, denn es könnte ja sein, dass etwas ihr Schaden zufügen will. Eine Verletzung der Hornhaut kann eine Narbe zur Folge haben, die das Sehen dauerhaft schädigt. Deshalb schließen wir bei jedem drohenden Angriff auf die Hornhaut sofort die Augen.

Unsere Hornhaut ist 550 µm dick, also 10 % mehr als ein halber Millimeter, und besteht aus drei Schichten. Ganz außen sitzt eine Epithelschicht, die etwa 10 % der Dicke ausmacht. Epithelzellen, das sind Deckzellen, die sich leicht vermehren können und in der Lage sind, Verletzungen zu reparieren, indem sie Wunden schließen. Wird das Hornhautepithel verletzt, ist das unangenehm und schmerzhaft, aber nicht gefährlich. Die Wunde heilt wieder, bei einer oberflächlichen Verletzung schon in weniger als einer Stunde, bei größeren Abschürfungen kann man natürlich wesentlich länger Probleme haben. Typischerweise geschieht eine solche Verletzung bei der Gartenarbeit, wenn man plötzlich ein Fremdkörpergefühl spürt und das Auge tränt. Die Tränendrüse weiß ja nicht, ob etwas nur auf der Hornhaut gekratzt hat oder ob tatsächlich ein Fremdkörper, etwa ein Sandkörnchen oder ein Insekt, ins Auge geraten ist. Vorsichtshalber will sie zuerst einmal spülen. Ist die Verletzung nur gering, beruhigt sich alles bald wieder.

Ist das nicht der Fall, sollte der Augenarzt nachschauen. Wenn die Verletzung tiefer geht, durch die Membran hindurch, auf der das Epithel sitzt, dann ist die nächste Schicht betroffen, die Stroma (»Körper«) genannt wird. Das Stroma nimmt fast den gesamten Rest der Hornhautdicke ein. Ist das Stroma verletzt, entsteht eine Narbe. Das ist nicht schlimm, solange die Narbe peripher liegt, also im äußeren Bereich, aber problematisch, wenn sie das Zentrum betrifft oder sich sogar durch einen Fremdkörper verfärbt. Unter dem Stroma folgt noch eine kräftige Membran, dann eine einzellige Schicht, das Endothel. Es kleidet die Hornhautrückseite aus. Das Endothel darf auf keinen Fall verletzt werden, denn es kann –

im Gegensatz zum Epithel – nicht durch Zellteilung Wunden reparieren. Seine Zellen können Schadstellen nur schließen, indem sie sich vergrößern und in die Lücken wandern. Das geht natürlich nur bis zu einem gewissen Umfang.

Verletzungen der Hornhaut sind häufig. Zum Glück betreffen sie meistens nur das Epithel. Man spricht dann von einer Erosion, und diese heilt meistens innerhalb eines Tages wieder zu. Solche Verletzungen passieren, wie schon erwähnt, gerne bei der Gartenarbeit oder beim Spielen mit einem Säugling. Sehr verletzungsträchtig ist die Tätigkeit mit einem Winkelschleifer, Flex genannt. Winzige glühende Metallteilchen rasen mit hoher Geschwindigkeit davon und können das Auge treffen, wenn der Handwerker keine Schutzbrille trägt. Wie ein Meteorit aus dem Weltall schießt das glühende Metallteilchen auf die Hornhaut und durchschlägt das Epithel. Es bleibt im Stroma der Hornhaut stecken. Da kann es nicht bleiben: Es würde rosten und eine bräunliche Narbe hinterlassen. Der Augenarzt wird dem Verletzten einen Tropfen Lokalanästhetikum verabreichen, was ihm sofort die Beschwerden nimmt. Der nächste Behandlungsschritt löst dann beim Patienten meist ein gewisses Entsetzen aus, weil jetzt eine kleine Bohrmaschine zum Einsatz kommt, womit der Fremdkörper und sein etwas angebrannter Einschlagkrater ausgebohrt wird. Das ist sehr viel harmloser, als es sich anhört. Die Bohrmaschine ist eigentlich eine Mini-Fräse, sie kann die Hornhaut nicht durchdringen, selbst wenn der Augenarzt ungeübt wäre, was natürlich nicht der Fall ist. Danach gibt es antibiotische Augentropfen, »sicherheitshalber« (ihre tatsächliche Notwendigkeit ist umstritten). Der erfahrene Augenarzt warnt Sie vor, dass die Beschwerden bei Nachlassen der Lokalanästhesie, also nach etwa 30 Minuten, wieder zurückkehren und rät Ihnen, am besten beide Augen zu schließen, bis es nach einigen Stunden wieder besser wird. Es reicht nicht aus, nur das verletzte Auge zu schließen, denn unsere Augen können sich nur gemeinsam bewegen. Wir können nicht eines allein ruhig stellen. Deshalb ist manchmal ein beidseitiger Augenverband erforderlich, von uns Binokulus genannt.

Eine andere Handwerkerverletzung ist noch dramatischer. Sie wird durch UV-Licht ausgelöst. Damit kommt man in Kontakt, wenn man ein Elektrodenschweißgerät benutzt. Dazu gehört ein Schutzschild oder ein Schweißhelm mit einem dunklen, UV-Licht absorbierenden Glas. Wenn die Schutzausrüstung in Ordnung ist und auch verwendet wird, besteht keine Gefahr. Aber »noch schnell mal ein paar Schweißpunkte setzen ...« oder ein Zuschauer ohne Augenschutz – und schon ist es passiert. Das Heimtückische daran: Das Desaster tritt – genau wie ein Sonnenbrand (der dieselbe Ursache hat) – nicht sofort, sondern erst fünf bis sechs Stunden später ein. Das typische Szenario ist der Hobbybastler, der am Abend an seinem Auto geschweißt hat und nach Mitternacht mit »tierischen Schmerzen« in beiden Augen aufwacht. Wenn er dann mit viel Überwindung die Augen öffnet, sieht alles verschwommen aus. Jetzt überkommt ihn Panik, denn der Zusammenhang mit der abendlichen Handwerkstätigkeit ist nur dem offensichtlich, der das nicht zum ersten Mal erlebt.

Jetzt gilt es, schnell zum nächsten augenärztlichen Notdienst zu gelangen. Der gibt ihm Tropfen mit einem Lokalanästhetikum, die Schmerzen sind sofort weg, und das Sehen ist zumindest besser. Der Augenarzt schaut auf die Hornhaut, ob nicht auch noch ein etwa eingedrungener Fremdkörper zu entfernen ist und schickt den Patienten dann mit etwas Tränenersatzmittel nach Hause. Hoffentlich vergisst er nicht (es ist 2 Uhr nachts!), diesen darauf hinzuweisen, dass die Beschwerden nach Wirkungsabnahme des Lokalanästhetikums zurückkehren (siehe oben beim Hornhautfremdkörper), sonst steht der Patient nach einer Stunde verzweifelt wieder auf der Matte und weckt ihn erneut. In dem Zusammenhang ein Tipp: vorher beim Notdienst anrufen. Diese Form der Verletzung ist nämlich gut bekannt. Es kann sein, dass man dann den Rat erhält, sich wieder hinzulegen, beide Augen zu schließen und am nächsten Morgen wiederzukommen, wenn noch Beschwerden bestehen. Damit ist Arzt und Patient gedient.

Man nennt diesen »Sonnenbrand« der Hornhaut Keratitis photoelectrica, auch bekannt als Verblitzung. Das gleiche kann durch die Kombination von Sonne und Schnee (Gletscherbrand) oder bei einem ungeschützten Solariumbesuch passieren. Eine viel schlimmere Folge als die Verblitzung wäre ein dauerhafter Schaden der Makula durch das UV-Licht. Deshalb sollte man Schutzvorrichtungen und -vorschriften genau beachten und niemals direkt in Lichtquellen (dazu gehören auch Laserpointer) schauen, von denen man nicht genau weiß, dass sie ungefährlich sind.

Die Keratitis photoelectrica, so schlimm sie den Betroffenen auch erscheint, hinterlässt selten bleibende Schäden. Ganz anders ist es mit einer Verätzung des Auges durch Säure oder Lauge. Besonders heimtückisch ist Lauge, weil die sich gewissermaßen durch das Gewebe hindurchfrisst und es zum Absterben bringt. Lauge kann sich als Kalk tarnen. Geraten Kalkpartikel ins Auge, so entspricht das einer Laugenverätzung. Bei jeder Verätzung, egal, ob Säure oder Lauge, besteht für die Hornhaut Lebensgefahr und für das Auge Erblindungsgefahr. Das Schicksal des Auges hängt von Art und Konzentration der Lauge ab und davon, wie konsequent die Erstmaßnahmen sind und wie schnell der Patient fachgerechte Behandlung erfährt, in einer Augenklinik oder -praxis. Sofort nach dem Unfall muss man beginnen, das betroffene Auge zu spülen und vorher möglichst Kalkbröckchen entfernen, sinnvollerweise auch mit umgeklapptem Lid. Man darf dabei auch rabiat vorgehen, falls der Verletzte Widerstand leistet, was er nicht selten tun wird. Spülen, solange es geht, am besten mit Wasser. Wenn möglich, sollte das Spülen noch während des Transports zum Augenarzt fortgesetzt werden. Ziel ist es, die aggressive Lauge möglichst zu verdünnen.

Zum Spülen reicht normales Leitungswasser, keinesfalls sollte man auf die Idee kommen, mit einer Säure (oder bei einer Säureverätzung mit Lauge) zu neutralisieren!

Ein Dilemma entsteht dadurch, dass bei einer Kalkverätzung Wasserkontakt die Situation verschlimmert, weil sich ungelöschter Kalk unter Wärmeentwicklung löst. Deshalb ist es wichtig, Kalk so weit wie möglich zu entfernen. Dennoch darf man auf das Spülen nicht verzichten, denn auch die Tränenflüssigkeit wird den Kalk auflösen. Bedenken muss man auch, dass schwere Verätzungen ziemlich schmerzarm sein können, weil die Hornhautnerven zerstört wurden. Die Intensität des Spülens entscheidet über den Ausgang des Unfalls. Der weiterbehandelnde Arzt wird genau wissen wollen, was in das verletzte Auge geraten ist. Beim Spülen ist auf zwei Dinge zu achten: Der Patient muss so gelagert werden, dass nichts vom betroffenen Auge ins gesunde läuft. Und der Ersthelfer muss sich schützen, ihm darf nichts ins Auge spritzen, sonst hat der Augenarzt gleich zwei Patienten.

Organische Lösungen wie Alkohol sind nicht so gefährlich wie Säuren und Laugen, auch wenn sie fürchterlich brennen können. Schäden bleiben selten zurück. Nicht einmal Sekundenkleber richtet irreparablen Schaden an. Im Zweifelsfall ist es nicht falsch, zu spülen und den augenärztlichen Notdienst aufzusuchen, wenn etwas mit der Hornhaut in Kontakt kam, das nicht ins Auge gehört. Übrigens: Alles, was mit Ihren Wimpern Kontakt hat, gelangt auch auf die Hornhaut. Wenn Sie daran zweifeln, dann wischen Sie sich einmal sanft über die Wimpern, nachdem Sie eine Peperoni aufgeschnitten haben. Aber Vorsicht, Sie wurden gewarnt! Das Abwaschen der Wimpern mit klarem Wasser beendet das Brennen.

Die Hornhaut enthält, wie der gesamte optische Teil des Auges, keine Blutgefäße – aus gutem Grund, denn man muss sie ja im Sinn des Wortes *durchschauen* können. Das wäre schlecht möglich, besäße sie ein Gefäßnetz. Ernährt wird sie vom Rand her, vom Augeninneren und aus der Tränenflüssigkeit. Die Zellen am Hornhautrand erneuern sie, sorgen für Nachwuchs. Werden sie durch eine Verätzung zerstört, ist die Zukunft der Hornhaut ungewiss. Die Endothelzellen haben die wichtige Aufgabe, den Wassergehalt der Hornhaut zu steuern. Wenn der nicht stimmt, quillt die Hornhaut auf und wird trüb. Was eine Eintrübung der Hornhaut bedeutet, kann man sich leicht vorstellen: Der Blick durch Milchglas, so wie wenn Sie sich dick Augensalbe auftragen. Bei einer Verätzung oder anderen schlimmen Verletzungen unternimmt die Hornhaut oft einen kontraproduktiven Heilungsversuch: Sie überzieht sich mit einem Blutgefäßnetz. Das ist gut gemeint, für den Erhalt des Gewebes vielleicht sogar nützlich, aber der Betroffene sieht nichts mehr. Dann bleibt schließlich nur die Übertragung einer Spenderhornhaut, was je nach Schwere des Schadens natürlich auch nicht so einfach ist.

Es gibt leider auch Krankheiten, die ohne erkennbaren Grund die Form und die Durchsichtigkeit der Hornhaut stören. Etwa 50 000 Menschen in Deutschland leiden daran, dass sich – üblicherweise in der Pubertät – die Hornhaut vorzuwölben beginnt. Sie verliert dann ihre ideale, einem Fotoobjektiv ähnliche Form. Diese Störung nennen wir »Keratokonus« (mal wieder ein medizinisches Kunstwort aus Griechisch und Latein zusammengeschustert). Sie ist sehr häufig bei Kindern mit Down-Syndrom. Was sie verursacht, weiß man nicht genau. In den meisten Fällen ist der Keratokonus relativ unproblematisch. Oft reicht eine Brille aber nicht aus, um die Hornhautdeformierung auszugleichen, dann sind Kontaktlinsen notwendig. Durch die Behandlung mit einer Vitamin-B_2-Lösung und UV-Licht kann man das Fortschreiten verzögern oder sogar aufhalten. Dieses Verfahren nennt man *Crosslinking*. In schlimmen Fällen ist eine Hornhautübertragung notwendig. Da die Hornhaut beim Keratokonus ansonsten gesund ist, ist die Hornhautverpflanzung sehr erfolgreich. Diese maximale Therapie wird aber nur in wenigen Fällen erforderlich.

Eine andere Krankheit tritt eher im höheren Alter auf. Es handelt sich um Trübungen der Hornhaut, die an den Pilzbefall bei Linsen in einem Fotoobjektiv erinnern. Es sind aber keine Pilze, die man mit einem entsprechenden Mittel beseitigen könnte. Man nennt diese Störungen Hornhautdystrophien (übersetzt »Fehlwachstum« oder »Wachstumsstörungen«). Dieser Begriff besagt in etwa, dass man nicht genau weiß, was es ist und woher es kommt, jedenfalls ist es keine Entzündung und keine Verletzung, sondern eine Angelegenheit der Vererbung. Bei der häufigsten Form kommen die Endothelzellen ihrer Pflicht, das Milieu in der Hornhaut aufrechtzuerhalten, nicht mehr richtig nach. Das hat auch Auswirkungen auf das Epithel. Die Hornhaut verliert ihre glasklare Struktur. Tränenersatzmittel und Tropfen zur Entwässerung der Hornhaut sind hilfreich, manchmal ist eine Hornhautübertragung erforderlich. Bei der häufigen (nach dem österreichischen Augenarzt Ernst Fuchs benannten) Form genügt es, die innere Membran mit dem Endothel zu übertragen. Die äußeren 90 % der Hornhaut bleiben stehen, was natürlich die Stabilität erhält und wesentlich schneller als eine komplette Hornhautübertragung wieder zu gutem Sehen führt. Die Fuchs-Hornhautdystrophie wird dominant vererbt, das heißt, 50% der Nachkommen werden ebenfalls damit zu kämpfen haben.

Schließlich sollten wir noch durch Viren verursachte Entzündungen der Hornhaut erwähnen. Den hochinfektiösen Adenoviren sind wir schon begegnet (siehe S. 158). Hinzu kommen die Herpes- und Varizella-Zoster-Viren. Diese sind nicht so ansteckend wie die Adenoviren, können aber bleibende Hornhautnarben hinterlassen. Sie werden mit Mitteln behandelt, die das Virenwachstum hemmen. Varizella-Zoster-Viren attackieren die Hornhaut im Rahmen einer Gürtelrose, die auf den Trigeminusnerv abzielt. Die Bläschen der Gürtelrose finden sich, wenn das Auge betroffen ist, meistens auch an der Nase. Die Schmerzen können erheblich sein. Andere Krankheitserreger, Bakterien, Pilze, Amöben, gehen zum Glück selten auf die Hornhaut los. Entzündungen der Hornhaut sollten grundsätzlich vom Augenarzt behandelt werden.

Die Hornhautverpflanzung – die weltweit häufigste Transplantation

Man kann die Hornhaut austauschen, wenn sie so trüb ist, dass der Betroffene damit nicht mehr sehen kann. Ein anderer möglicher Grund: Eine Entzündung zerstört die Hornhaut so stark, dass sie ein Loch bekommt. Für die Hornhautverpflanzung, »Keratoplastik« genannt, braucht man die klare Hornhaut eines verstorbenen Spenders. Im Gegensatz zu einer Nieren- oder Herzspende kann die Hornhaut noch bis zu 72 Stunden nach dem Tod des Spenders verwendet werden. Der Verstorbene darf natürlich keine übertragbare Krankheit gehabt haben, ansonsten gibt es wenig, was dagegen spricht, weder hohes Alter noch eine Krebskrankheit. Es wird entweder der gesamte Augapfel oder Hornhaut und Lederhaut entnommen. Man wird dies dem Toten nicht ansehen. In der Regel werden Augenprothesen eingesetzt, und ohnehin werden die Lider eines Verstorbenen stets vom Bestatter zugeklebt. Man kann die Hornhaut in einer sogenannten Hornhautbank in Nährmedium für einige Wochen aufbewahren, bis sie für eine Transplantation benötigt wird.

Bei der Transplantation wird im Empfängerauge sowie im Spenderauge ein gleich großes Hornhautscheibchen ausgestanzt und Letzteres im Empfängerauge eingenäht. Man kann sich denken, dass dies eine extreme Feinarbeit ist und darf sich daher nicht wundern, wenn die Hornhaut nicht gleich ihre ideale Form findet. Sie muss erst einwachsen, und erst wenn nach einem Jahr die Fäden entfernt sind, kann man das Endresultat beurteilen.

Die Transplantation einer Hornhaut ist nicht so heikel wie die eines anderen Organs. Da sie nicht durchblutet ist, spielen Abstoßungsreaktionen keine so große Rolle wie etwa bei einer Nierentransplantation. Dennoch kommt es vor, dass das Transplantat abgestoßen wird. Das bedeutet nun keinesfalls, dass es herausfällt, es wird einfach nur trüb. Man wird versuchen, mit Kortison und anderen Mitteln gegen die Abstoßung anzugehen und hat sehr oft damit auch Erfolg.

Die Idee der Hornhautübertragung ist erstaunlich alt: Bereits im 19. Jahrhundert transplantierte man die Hornhäute von Hühnern und Ratten in menschliche Augen, was aber durch Abstoßungsreaktionen zur Eintrübung führte. Gegen Ende des 19. Jahrhunderts galt die Hornhautübertragung daher als aussichtslos. Eduard Zirm aus Olmütz (heute Tschechien) griff die Idee auf und verpflanzte 1905 zwei menschliche Hornhäute in die beiden Augen eines Patienten. Eine Hornhaut blieb klar. Dies war die erste erfolgreiche Hornhautübertragung.

Sehr segensreich war es, als man seit etwa 2000 zu lernen begann, wie man selektiv einzelne Schichten der Hornhaut übertragen kann. Die bereits erwähnte relativ häufige Fuchs'sche Hornhautdystrophie betrifft die innere Membran und das Endothel der Hornhaut. Das Sehen verändert sich dann so, als würde man durch eine Plastikfolie schauen. Das Hornhautstroma und das Epithel sind dabei in Ordnung. Es gelingt heute, mit einem relativ kleinen Eingriff nur die inneren Schichten zu übertragen. Dadurch bleibt die Architektur der Hornhaut erhalten, sie muss nicht genäht werden und verzieht sich auch nicht. Diese Technik wird »DMEK« genannt, das ist die Abkürzung von »Descemet Membrane Endothelial

Keratoplasty«, und wurde ein wirklicher Segen für die vielen Betroffenen, die man jetzt in einem wesentlich früheren Stadium ihrer Hornhauttrübung operieren kann, als das früher möglich war, solange man nur die Hornhaut als Ganzes verpflanzen konnte.

Es gibt nicht genug Spenderhornhäute. Sie tun ein gutes Werk, wenn Sie sich einen Organspendeausweis zulegen. Sie können darin auch bestimmen, nur Ihre Hornhaut zu spenden. (Laden Sie sich am besten gleich den Organspendeausweis herunter: organspende-info.de)

Augenverletzungen

Kleinere Verletzungen der Hornhaut haben wir schon besprochen. Sie hinterlassen selten schwerwiegende Dauerschäden. Anders sieht es aus, wenn etwas die Hornhaut durchdringt. Dabei können Augenlinse, Iris, Glaskörper oder gar die Netzhaut verletzt werden. Blutungen ins Augeninnere, die Trübung der Augenlinse und eine Netzhautablösung können die Folgen sein. Ganz schlimm wird es, wenn Krankheitserreger ins Augeninnere gelangen. Das verursacht oft eine schwere Entzündung, durch die das Auge großen Schaden nimmt. Deshalb muss eine Verletzung, die ein Auge eröffnet hat, schnellstmöglich versorgt werden. Das Auge muss verschlossen, ein Fremdkörper entfernt und eine Antibiotikabehandlung eingeleitet werden. Wenn der Verdacht auf eine solche Verletzung besteht, darf man keinesfalls auf das Auge drücken. Auch die gut gemeinte Gabe von Augensalbe wäre ganz falsch, der untersuchende und eventuell operierende Augenarzt muss sich einen klaren Überblick verschaffen können, und es darf keine Salbe ins Augeninnere gelangen. Man deckt das Auge ab, wenn möglich mit einer sterilen Kompresse, und sorgt für den schnellen Transport des Betroffenen in eine Klinik oder Praxis mit operativen Möglichkeiten.

Tückisch sind Verletzungen beim Arbeiten mit Hammer und Meißel. Dabei können kleine Metallpartikel vom Meißel abspringen und die Hornhaut oder gar Lederhaut durchschlagen und irgendwo im Auge stecken bleiben. Solche Metallteilchen dürfen möglichst nicht im Auge belassen werden, sie würden rosten und wären schädlich für die Netzhaut. Bei der operativen Entfernung kann man einen Magneten zu Hilfe nehmen. Kluge Handwerker tragen auch beim Hämmern eine Schutzbrille. (Mehr zum Thema »Handwerkerverletzungen« finden Sie auf S. 170f.)

Als Augenarzt bekommt man mit den Jahren einige skurrile Verletzungen zu sehen. Eine solche blieb uns allen in Erinnerung: Sie betraf einen Vogelspinnenhalter. Wenn es sich bedroht fühlt, wehrt sich dieses possierliche Tierchen nicht etwa durch Beißen oder Stechen – vielmehr schießt es seine Haare in Richtung der Gefahr, indem es seine Beine aneinanderreibt. Die Haare sind mit Widerhaken versehen und bleiben in der Hornhaut stecken, durchdringen können sie diese zum Glück nicht. Mit viel Mühe gelang es uns im Team, die Hornhaut des Spinnenfreundes wiederherzustellen. Unser Tipp: Setzen Sie eine Schutzbrille auf, wenn Sie sich einer Vogelspinne auf »Schussweite« nähern!

Das wird Ihnen wahrscheinlich nicht so einfach geschehen. Aber es gibt einen Tag, vor dem es jeden Augenarzt im Notdienst schaudert: Silvester. Klar, da geben sich die Patienten mit den Verletzungen durch Feuerwerkskörper die Klinke in die Hand. Das passiert Ihnen nicht, Sie zünden kein Feuerwerk, sagen Sie. Aber dann erwischt Sie vielleicht ein Sektkorken. Auch der kann ein Auge ziemlich übel zurichten!

Refraktive Chirurgie – ohne Brille scharf sehen

Gemeint ist damit die operative Veränderung des Auges, um von Brillen und Kontaktlinsen möglichst unabhängig zu werden. Man könnte dieses Kapitel eigentlich auch gleich hinter »Kontaktlinsen« einfügen. Das würde aber den Eindruck erwecken, als ginge es hierbei nur um eine Alternative zu Brille oder Kontaktlinsen. Es handelt sich aber um einen regelrechten operativen Eingriff, den man auch nicht einfach so rückgängig machen kann. Deshalb steht das Kapitel in diesem Teil des Buches, wo wir schon mehr Detailkenntnisse über die Feinheiten der Hornhaut gesammelt haben. Die Hornhaut ist, wie wir bereits wissen, die Frontlinse der Optik unseres Auges, an sie kommt man am leichtesten heran, wenn man diese Optik so verändern will, dass keine Zusatzlinsen mehr notwendig sind.

Die Hornhaut steuert zusammen mit der flüssigkeitsgefüllten Vorderkammer 43 Dioptrien zur gesamten Brechkraft des Auges bei. Der Myope, der eine Brille von -7 dpt braucht, fragt sich nun vielleicht: »Kann man der Hornhaut nicht einfach 7 dpt wegnehmen? 36 würden doch auch genügen. Dann bräuchte ich nämlich keine Brille mehr.«

Das geht tatsächlich. Man muss das Brillenglas gewissermaßen in die Hornhaut hineinschleifen. Dazu benutzt man einen Laser. Ein Laser kann schneiden, indem er Gewebe verdampft (eine schreckliche Vorstellung, aber es spielt sich alles im mikroskopisch kleinen Bereich ab). Der Laserstrahl kann nichts aufbauen, sondern nur etwas in die Hornhaut hineinschneiden. Die Hornhaut ist gerade einmal 0,55 mm dick. Das ist nicht viel, aber es reicht für Myopien von etwa -9 bis -10 dpt. Bei Hyperopien geht das leider gar nicht so gut. Das ist verständlich, denn eine Pluslinse (Sammellinse, die in der Mitte dicker als am Rand ist) in die Hornhaut zu modellieren, ist weitaus schwieriger und benötigt mehr Material als eine Minuslinse (die in der Mitte dünner als am Rand ist). Deshalb ist bei etwa +4 dpt Schluss.

Natürlich kann man sich die Hornhaut nicht einfach mit einem Miniskalpell zurechtschnitzen. Obwohl – angefangen hat es tatsächlich damit, dass man der Hornhaut mit einen Skalpell auf das Zentrum zulaufende Narben zufügte, die sie bei der Heilung dann in die passende Form verziehen sollten, was besser gelang, als zumindest wir damals in der Ausbildung befindlichen Augenärzte es uns vorstellten. Heute bearbeitet ein Laser die

Hornhaut mit sehr hoher Präzision. Das Auge wird vorher gründlich vermessen, und der Laser wird entsprechend programmiert. Die Erfolgsrate ist sehr hoch, natürlich vorausgesetzt, man beachtet die Grenzen des Verfahrens und mögliche Kontraindikationen.

Es gibt drei grundsätzliche Techniken mit einigen Variationen. Wir nennen sie LASEK und LASIK (das sind Abkürzungen, die kaum jemand sich merken kann: Laser-epitheliale Keratomileusis und Laser-in-situ-Keratomileusis, auf Deutsch etwa »Hornhautverformung mittels Laser«). Das dritte heißt RELEX, refraktive Lentikelextraktion, auf Deutsch »Gewebestückentfernung«. Bei der LASEK wird das Epithel entfernt, dann kommt der Laser (genau: ein Excimerlaser) zum Einsatz und modelliert die Hornhautvorderfläche wunschgemäß. Das Epithel ist hinterher aber erst einmal weg und muss wieder nachwachsen. Die Hornhautnerven liegen im wahrsten Sinn des Wortes blank. Zum Schutz wird eine Verbandskontaktlinse aufgelegt. Trotzdem kann es einige Tage dauern, bis der Operierte beschwerdefrei ist. Man sollte sich Zeit lassen und damit rechnen, dass man etwa zwei Wochen nur eingeschränkt arbeitsfähig ist. Bis man das Endergebnis, Sehen ohne Brille, genießen kann, vergehen möglicherweise Tage oder gar Wochen.

LASIK ist in der Regel deutlich angenehmer. Der Unterschied zu LASEK besteht darin, dass das Epithel auf der Hornhaut nicht entfernt wird. Stattdessen wird ein feiner »Schnitt« im Hornhautstroma gesetzt, der nicht komplett durchgängig ist. So bildet sich ein »Hornhautdeckel« (Flap), der noch über ein »Scharnier« mit der restlichen Hornhaut verbunden ist und sich daran aufklappen lässt. Der Schnitt kann mit einer speziell dafür hergestellten automatischen Klinge (Mikrokeratom) oder mittels eines Femtosekundenlasers erfolgen. Anschließend kann dann mittels eines Excimerlasers die Hornhaut entsprechend der notwendigen Korrektur modelliert werden. Nun kommt der »Deckel« wieder drauf. Fertig. Meistens genießt man schon am Folgetag das bessere Sehen, und es tut kaum etwas weh, da hier die Hornhautnerven weiterhin mit dem Epithel bedeckt sind. Warum geht man nicht immer diesen offensichtlich angenehmeren Weg? Wenn die Hornhaut aus irgendeinem Grund dünner als normal ist, ist man als Operateur um jeden Tausendstel Millimeter froh. Und dieser von der Hornhaut weggeklappte Lappen, der Flap, wird ja nicht angenäht oder angeklebt. Er muss anheilen. Das tut er auch brav. Aber es ist nicht sicher, dass er einem Schlag aufs Auge standhalten würde. Es bleibt eine Sollbruchstelle. Dieses Verfahren ist demnach nichts für einen Kampfsportler. Jeder, der mit ungewolltem Körperkontakt im Kopfbereich rechnen muss, sollte sich für LASEK entscheiden. Ein weiterer Unterschied besteht im Preis der beiden Verfahren. Die LASIK ist technisch aufwendiger und somit auch preislich in aller Regel höher angesiedelt. Selbstverständlich muss man bei beiden Verfahren eine gewisse Zeit auf bestimmte Sportarten verzichten, darüber wird man genau informiert.

In den letzten Jahren hat sich das sogenannte RELEX-Verfahren entwickelt. Dessen Ziel liegt darin, mit einem Femtosekundenlaser ohne Epithelentfernung und bei möglichst stabiler Hornhaut das Ziel einer Reduktion der Brillenstärke zu erreichen. Mitunter wird das Verfahren auch FLEX (Femtosekundenlaser-Lentikelextraktion) oder SMILE (Small Incision Lenticule Extraction) genannt. Im Gegensatz zum Excimerlaser kann der Femtosekundenlaser nicht nur an der Hornhautoberfläche, sondern auch in der Hornhauttiefe arbeiten. Stellen Sie es sich einfach so vor: Der Excimerlaser muss sich – ähnlich wie ein Holzbildhauer – von der Baumrinde in die Tiefe vorarbeiten. Der Femtosekundenlaser hingegen kann in der Tiefe (sozusagen drinnen im Holz) arbeiten, ohne vorher die Rinde zu zersägen. Dabei wird im Inneren der Hornhaut (wohl gemerkt, es steht nur eine Dicke von 0,55 mm zur Verfügung!) ein Gewebestück zurechtgeschnitten und anschließend mit einer feinen Pinzette entfernt. Die Form des Stückchens wird so bestimmt, dass die Hornhaut in der Mitte gerade um so viel ausgedünnt wird, wie es für die Korrektur der Fehlsichtigkeit des Patienten notwendig ist. Technisch ist nur die Korrektur von Myopie und Astigmatismus möglich. Das Verfahren ist ähnlich komfortabel wie die LASIK.

Die sogenannte refraktive Chirurgie, die Freiheit oder zumindest eine geringere Abhängigkeit von der Brille verspricht, ist eine feine Sache.

Aber Sie können es sich schon denken: Risikolos ist das Verfahren nicht. Das Abreißen des Flap bildet ein Risiko; das ist zwar selten, aber möglich. Natürlich könnte es bei der Vernarbung Probleme geben und die Hornhaut trüb werden, es könnte die Blendungsempfindlichkeit zum Problem werden, vor allem, wenn die Pupille größer ist als die bearbeitete Hornhautfläche.

Diese Komplikationen sind selten. Dennoch sollte man genau überlegen, ob man sich zur Operation entschließt. Ganz los wird man seine Brille nicht. Der Myope hat ja ein großes Privileg: Er kann bis ins hohe Alter ohne Brille lesen. Damit ist es nach dem Lasern vorbei. Lässt man den Eingriff im Alter von 25 Jahren vornehmen, so hat man 20 Jahre ohne Brille. Dann braucht man Lese- und Gleitsichtbrille statt der bisherigen Fernbrille. Wer nur eine leichte Myopie, 2 dpt und weniger, sein eigen nennt, kommt in vielen Alltagssituationen ganz gut ohne Brille zurecht. Dem Auge schadet es nicht. Beim Autofahren hat man allerdings keine Alternative, da braucht man die Brille, um optimal zu sehen.

Wenn nun die Fehlsichtigkeit des Auges so stark ausgeprägt ist, dass sich mit einem Lasereingriff an der Hornhaut keine Brillenfreiheit herstellen lässt, bieten sich zwei weitere Möglichkeiten: Man kann eine Art Kontaktlinse ins Auge implantieren, die dann auf der Vorderseite der natürlichen Linse liegt. Das ist durchaus machbar, aber schon ein deutlich umfangreicherer Eingriff als der Laser an der Hornhaut. Es gibt auch spezielle Linsen, die an der Regenbogenhaut fixiert werden. Eine weitere Möglichkeit wäre es, die Augenlinse so wie beim grauen Star (siehe S. 211) zu entfernen und gegen eine besser passende Kunstlinse auszutauschen. Man nennt das »refraktiven Linsentausch«. Als junger Mensch opfert man dabei auch die Naheinstellungsfähigkeit, den Autofokus unseres Auges. Das passiert aber ohnehin im Lauf des Lebens, und den grauen Star kriegt man auch irgendwann, warum also dann nicht gleich operieren? So kann man natürlich argumentieren. Man muss aber immer bedenken, dass es sich hierbei um Operationen mit Komplikationsmöglichkeiten handelt, die eigentlich nicht sein müssten. Zudem sind die Augen, an denen ein solcher Eingriff vorgenommen wird, keine normalen Augen, sondern beispielsweise

Augen mit hohen Fehlsichtigkeiten. Das bedeutet per se schon ein höheres Risiko. Zusammengefasst: Eine solche Operation muss man vorher sehr gut überdenken!

Refraktive Chirurgie kommt durchaus auch bei einer medizinischen Indikation infrage, also nicht nur, weil jemand seine Brille loswerden will. Man kann damit zum Beispiel einem Betroffenen mit unregelmäßiger Hornhautoberfläche nach Verletzung oder nach Hornhautverpflanzung oder mit Keratokonus ein besseres Sehen ermöglichen.

KAPITEL 6

Augenkrankheiten: Iritis, grüner Star, grauer Star

Die Iris – Regenbogenhaut

Die Iris sieht man durch die Hornhaut. Sie ist der farbigste Teil unseres Auges. Zusammen mit dem Ziliarkörper und der Aderhaut wird sie Uvea, lateinisch für »Traube«, genannt. Anatomisch gehören diese drei Teile zwar zusammen, aber ihre Funktionen sind doch so verschieden, dass wir sie getrennt betrachten müssen.

Eine Iris mit dem Mikroskop in etwa 10-facher Vergrößerung zu betrachten, ist ein Genuss, ein ästhetisch schöner Anblick, ein kleines Kunstwerk. Dieses Bild ist bei jedem von uns unterschiedlich. Wie den Fingerabdruck eines Menschen kann man auch seine Iris zur Identifikation benutzen. Je mehr Farbpigment (Melanin) sie enthält, desto brauner erscheint sie. Man kann die Irisgrundfarben Braun – Grün – Blau – Grau unterscheiden. Weltweit dominiert Braun mit 90 %. Grün ist mit 2 % am seltensten. Blaue Augen sind vermutlich sehr spät in der Evolution hinzugekommen, möglicherweise gab es sie vor 10 000 Jahren noch gar nicht. Die Verteilung der Augenfarben auf der Erde ist sehr unterschiedlich: In Estland haben 99 % der Einwohner blaue Augen, in den südlichen Ländern kommt die Farbe kaum vor. Es wird vermutet, dass alle Blauäugigen von einem einzigen Menschen abstammen, bei dem eine Mutation vorgelegen hat.

Stichwort Mutation: Es stimmt, die Augenfarbe wird vererbt. Damit ist es aber nicht so einfach wie mit den Farbsinnstörungen. Es sind mehrere Gene beteiligt, und jeder Mensch hat von jedem Gen zwei Ausgaben. Braun dominiert über Grün, Grün über Blau und Blau über Grau. Vergessen Sie eines: Man kann mit der Augenfarbe keinen Vaterschaftstest machen. Dazu ist der Erbgang nicht präzise genug. Eine schlechte Nachricht gibt es für diejenigen, die blaue Augen toll finden: Wenn Braun sowohl dominant als auch in der Überzahl ist, werden blaue Augen allmählich immer seltener, in dem Ausmaß, in dem blauäugige und braunäugige Menschen ihr Erbgut vermischen.

Ganz wird Blau aber niemals verschwinden, denn alle Neugeborenen haben blaue Augen, da die Pigmentzellen erst nach der Geburt in die Iris einwandern. Erst nach zwei Jahren hat die Iris ihre endgültige Farbe – für den Rest des Lebens.

Ist es besser, braune oder hellere Augen zu besitzen? Es gibt eine psychologische Studie, die nachwies, dass braunäugige Menschen als vertrauenswürdiger eingeschätzt werden. Frauen mit weiten Pupillen werden als attraktiver beurteilt, und die Pupillenweite lässt sich bei blauen Augen gut erkennen. Die blaue Iris hält aber nur wenig Licht ab, die braune ist ein guter Lichtschutz. Deshalb haben braunäugige Menschen seltener ein Melanom der Aderhaut im Augeninneren (schwarzer »Haut«krebs), und sie bekommen auch seltener die altersabhängige Makuladegeneration. Dafür leiden sie eher an Trübungen der Augenlinse. Zusammengefasst: Man muss mit seiner Augenfarbe zufrieden sein. Verändern könnte man sie höchstens mit Kontaktlinsen oder einem Implantat, das Ihnen aber kein verantwortungsbewusster Augenarzt einsetzen würde, solange Ihre Iris noch intakt ist (es gibt die Möglichkeit, eine helle Iris zu verdunkeln, dazu später mehr).

Die Iris verhält sich recht ruhig. Ihre einzige zahlenmäßig bedeutende Krankheit ist die Entzündung, die Iritis. Da der mit der Iris zusammenhängende Ziliarkörper von einer Iritis nicht verschont bleibt, spricht man auch von Iridozyklitis oder heute meistens von vorderer Uveitis. Die hintere Uveitis ist die Entzündung der Aderhaut. Entzündungen im Bereich dieser Strukturen sind autoimmune Entzündungen. Unser Immunsystem hat nicht nur die Aufgabe, Bakterien und Viren unschädlich zu machen, es beseitigt auch funktionsuntüchtige oder wild gewordene Körperzellen. So etwas kommt vor, man nennt es Krebs, es stellt gewissermaßen eine Anarchie in einem wohlgeordneten Gemeinwesen dar. Das Immunsystem ist in diesem Gemeinwesen Polizei, Verfassungsschutz und Militär in einem. Es sorgt für Ordnung und überwältigt Viren, Bakterien und Krebszellen. Nun kann es vorkommen, dass dieses System, möglicherweise ausgelöst durch einen Angriff von außen oder einen Aufstand im Inneren, eine Eigendynamik entwickelt. Dann schießt der Polizeiapparat über das Ziel hinaus und attackiert Gruppen, die gar nichts verbrochen haben, nur weil sie vielleicht mit einem Übeltäter gewisse Gemeinsamkeiten haben. In unserem

Körper gibt es leider Strukturen, die besonders leicht in den Fokus solcher polizeilicher Maßnahmen geraten. Die Iris gehört dazu. Warum das so ist, bleibt meistens unklar.

Eine übergriffige Ordnungsmacht darf man natürlich nicht tolerieren. Das ganze Gemeinwesen leidet darunter. Dazu muss man die Tätigkeit des Immunsystems einschränken. Man kann ihm aber nicht verbieten, die Iris anzugreifen, also die Iris unter besonderen Schutz stellen. Abgesehen davon, dass man nicht weiß, wie das gehen sollte, könnte eine Attacke des Immunsystems gegen die Iris durchaus auch einmal berechtigt sein, zum Beispiel, weil sich da ein bösartiger Tumor zu entwickeln beabsichtigt. Man kann aber Übereifer des Immunsystems generell dämpfen. Das Wundermittel gegen ein übergriffiges Immunsystem im Körper ist das Kortison. Damit behandelt man die Iritis.

Kortison hat keinen guten Ruf. Wie sollte es auch – als ein Medikament, das die Ordnungskräfte im Körper schwächt? Sein Sündenregister ist umfangreich und enthält auch Missetaten, deren Zustandekommen man sich aufgrund seiner Wirkungsweise gar nicht so recht erklären kann. Dass es die Abwehr gegen Krankheitserreger im Allgemeinen ein wenig verschlechtert, muss man in Kauf nehmen. Das gehört zu seiner Wirkung. Aber Fettansatz in Gesicht und Nacken, Magengeschwüre, Blutzucker- und Blutdrucksteigerung, Muskel- und Knochenschwund (Osteoporose), muss das sein? Bevor Sie nun ins Lager der strikten Kortison-Gegner überwechseln (lieber halte ich die Iritis aus!), bedenken Sie: Ärzte kennen die Nebenwirkungen, sie verordnen kein Kortison, wenn es nicht sein muss. Die Nebenwirkungen hängen stark von Dosis und Einnahmedauer ab, kurzzeitig kann ein Mensch auch sehr hohe Dosen problemlos wegstecken, eine lange Zeit mit niedrigen Dosen funktioniert auch, und viele Nebenwirkungen lassen sich bekämpfen, Osteoporose zum Beispiel mit Vitamin D. Die Fettansammlungen bilden sich zum Glück wieder zurück, wenn die Dosis reduziert oder das Kortison abgesetzt wird. Wir produzieren selbst in unserem Körper Kortison, es nennt sich dann Cortisol und ist absolut überlebensnotwendig. Ohne Cortisol würden wir keine Operation und keinen Unfall lebendig überstehen. Wenn wir wegen eines über die Stränge schlagenden Immunsystems Kortison einnehmen müssen, ist das aber nicht unser Cortisol, sondern das stärker wirkende Prednisolon, fünfmal stärker als unser hausgemachtes Kortison, oder wir bekommen Dexamethason, noch fünfmal stärker als Prednisolon.

Bei einer Iritis kann man das Kortisonpräparat als Augentropfen geben. Durch die Hornhaut aufgenommen, kommt genug bei der Iris an, um das wild gewordene Immunsystem zu bändigen. Liegt das Problem weiter hinten, etwa in der Aderhaut, reichen Tropfen nicht aus, man braucht Tabletten, die über das Blut »von hinten« anfluten. Den Ziliarkörper kann man von vorne und von hinten mit Kortison versorgen, bei einer schweren Iritis macht man es genauso. Wird Kortison als Augentropfen gegeben, braucht man sich um die oben genannten allgemeinen (der Arzt sagt »systemischen«) Nebenwirkungen keine Gedanken zu machen, denn die in den ganzen Körper gelangende Dosis ist sehr gering. Allerdings können solche Tropfen den Augeninnendruck steigern. Aber diesen muss man bei einer Iritis ohnehin kontrollieren. Von der Iris abgeschwemmte Entzündungszellen können nämlich den Abfluss der Flüssigkeit aus dem Auge behindern.

Eine Iritis tut weh, das ist bei den meisten Entzündungen der Fall. Außerdem können aus der Iris Entzündungszellen und Proteine »ausschwitzen«. Das bewirkt eine Sehverschlechterung. Diese beiden Symptome führen den Betroffenen zum Augenarzt. Dieser sieht mit dem Mikroskop die Entzündungszellen und Proteine (das Bild gleicht dem Staub im Schlafzimmer, wenn die Morgensonne durch die Ritzen des Rollladens scheint, siehe S. 145). Nun würde man ein entzündetes Organ gerne ruhig stellen, allein schon, damit es weniger schmerzt. Das geht bei einem entzündeten Kniegelenk mit Verband oder Schiene. Wie soll man die Iris schienen? Ganz einfach, man gibt Tropfen ins Auge, die den Muskel lähmen, der die Pupille schließt. Sie lähmen auch den Muskel im Ziliarkörper, der die Linse betätigt und mit der Iris leidet. Dann tut es weniger weh, heilt schneller, und die Iris kann nicht so leicht mit der hinter ihr liegenden Augenlinse verkleben. In den Augentropfen ist Atropin enthalten, beziehungsweise synthetische Wirkstoffe, die genau wie Atropin wirken, aber nicht so lange.

Wenn die Körperabwehr verrückt spielt und unschuldige Organe attackiert, wird man nachforschen müssen, ob noch weitere Probleme bestehen. Genau wie man bei einem Übergriff der Ordnungsmächte einen Untersuchungsausschuss einberufen würde, um zu klären, ob das ein einmaliger Ausrutscher war oder ob mehr dahintersteckt. Man sucht nach einer Autoimmunerkrankung, die auch einen anderen Bereich des Körpers betreffen kann und die spezifisch behandelt werden muss, zum Teil auch mit anderen Präparaten als Kortison. Häufig werden bei einer Iritis deshalb allgemeinärztliche und rheumatologische Untersuchungen angeordnet.

Vermissen Sie nicht noch etwas? Die Irisdiagnostik? Es ist richtig, man kann einige Krankheiten an der Iris erkennen. Zum Beispiel die Erbkrankheit Neurofibromatose an kleinen Knötchen oder die Zuckerkrankheit an Gefäßneubildungen. Das ist mit Irisdiagnostik aber nicht gemeint. Dabei geht es um eine Vielzahl von meist inneren Krankheiten. Die Iridologie teilt die Iris in Organzonen ein, so etwa bei 12 Uhr das Gehirn, am linken Auge bei 3 Uhr das Herz, unten die Füße. Durch Betrachten der Iris mit dem Mikroskop glaubt der Irisdiagnostiker, darin Krankheiten zu erkennen. Wie kam man darauf? Die heute übliche Irisdiagnostik geht zurück auf den Ungarn Ignaz von Péczely (1826–1911), der als Kind beobachtete, dass sich die Iris einer Eule veränderte, nachdem sie sich ein Bein gebrochen hatte. Er konstruierte ein System, das einen Zusammenhang zwischen Iris und Körper herstellte, und dieses fand und findet immer noch jede Menge Anhänger. Sucht man im Internet unter diesem Stichwort, stößt man auf jede Menge Einträge, etwa die Hälfte preist sie an, die andere Hälfte setzt sich kritisch damit auseinander. Ein Beweis dafür, dass man mithilfe der Irisdiagnostik Krankheiten feststellen kann, wurde nie erbracht. Trotzdem wird damit aber viel Geld verdient. Für mich gleicht ein Irisdiagnostiker einem Kraftfahrzeugmechaniker, der durch Betrachten des Nummernschilds mit der Lupe den Zustand von Motor und Getriebe eines Autos beurteilt.

Der grüne Star, das Glaukom

Zwischen Hornhaut, Iris und Linse befinden sich zwei miteinander verbundene Augenkammern. Darin ist Wasser. In unserem Körper ist das natürlich nie einfach nur Wasser, es enthält Mineralien, Proteine, darunter Antikörper, Vitamine, etwas Zucker, es muss schließlich auch die Hornhaut und die Linse ernähren. Dieses Wasser heißt Kammerwasser. Der Ziliarkörper produziert es, indem er es aus dem Blut abzweigt. Es sind 3–4 ml am Tag. Das Kammerwasser darf nicht zu viele Substanzen enthalten, sonst wäre es trüb, wir müssen schließlich durchschauen können. Und es braucht einen Abfluss, sonst würde das Auge anschwellen und heftig schmerzen. Dieser Abfluss ist an der Innenseite der Hornhaut, wo die Iris ihren Ansatz hat. Dort befinden sich ein Gulli und ein Kanal, dessen Deckel in starker Vergrößerung aussehen, als seien sie von Hundertwasser entworfen. Aus dem umlaufenden Kanal wird das Kammerwasser wieder ans Blut zurückgegeben.

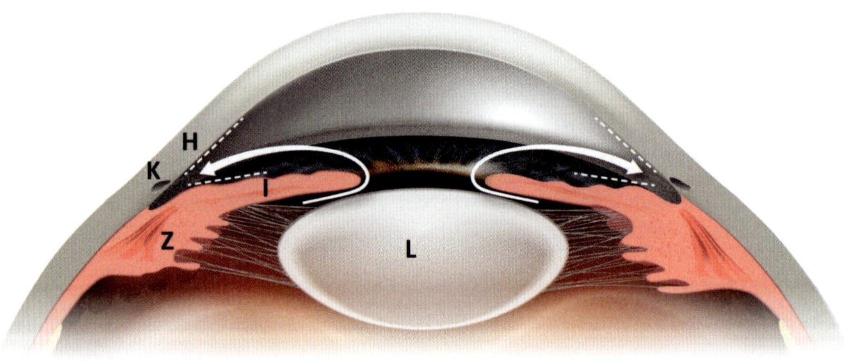

Abb. 30: Der Fluss des Kammerwassers

Das Kammerwasser wird im Ziliarkörper (Z) gebildet und fließt dann zwischen der Iris (I) und der Linse (L) in den Kammerwinkel zwischen Hornhaut (H) und Iris, wo es vom Schlemmschen Kanal (K) aufgenommen wird. Den Bereich hinter der Iris nennt man hintere, den vor der Iris vordere Augenkammer. Wenn die Linse sich verdickt oder der Abfluss zwischen Hornhaut und Iris nicht mehr funktioniert, wird die Iris in den Kammerwinkel gepresst, und der Druck steigt stark an.

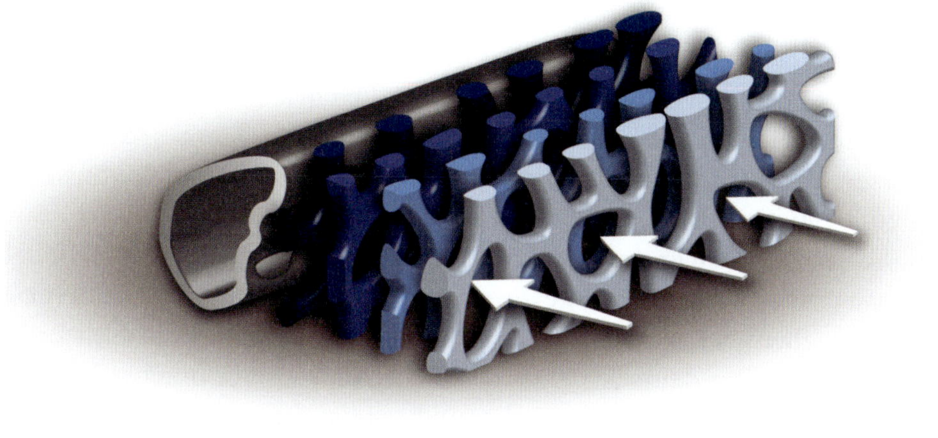

Abb. 31: Trabekelwerk
So muss man sich den Abfluss des Kammerwassers in den Schlemmschen Kanal, hier grau gefärbt, vorstellen. Sein Durchmesser beträgt gerade einmal 0,5 Millimeter. Das Kammerwasser findet seinen Weg durch das Trabekelmaschenwerk, die Kanaldeckel des Schlemmschen Kanals.

Produktion und Abfluss müssen abgestimmt sein, damit der richtige Druck im Auge aufrechterhalten wird. Wäre er zu niedrig, sähe unser Auge aus wie ein punktierter Fußball. Wäre er zu hoch, gäbe es Probleme mit der Blutversorgung. Der Augeninnendruck beträgt im Durchschnitt 15 mm Quecksilbersäule, was viel niedriger ist als der diastolische Blutdruck. Deshalb besteht mit der Blutversorgung normalerweise kein Problem. Das Kammerwasser heißt so, weil es die zwei bereits genannten Kammern ausfüllt, die Vorderkammer und die Hinterkammer. Die Vorderkammer liegt zwischen Hornhaut und Iris, die Hinterkammer zwischen Iris und Linse. Die Pupille bildet die immer offene Tür zwischen den beiden Kammern. Der Ziliarkörper tröpfelt sein Kammerwasser in die Hinterkammer, von dort fließt es zwischen Iris und Linse durch zum Abfluss in der Vorderkammer. Wenn dieser Abflussweg nicht funktioniert, spricht man vom grünen Star oder Glaukom. (Sollte ein Augenarzt das lesen: Zur genauen Definition des Glaukoms kommen wir noch, siehe S. 193 f.). Es soll aber hier nicht gleich unnötig kompliziert werden.)

Warum dieser Star grün ist, hat eine interessante Vorgeschichte. Sie beginnt mit einer Fehlübersetzung des griechischen Philosophen Aristoteles, der das Glaukom offenbar schon kannte. Das griechische Wort *glaukós* bedeutet »das Meer betreffend«, Aristoteles meinte damit »blassgrau«, »glänzend«. So sieht ein Auge aus, das viele Jahre unbehandelt von stark erhöhtem Augendruck geplagt wurde, das dachte zumindest der Philosoph. Und damit lag er durchaus richtig. Der belgische Wundarzt Michel Brisseau (1676–1743) übersetzte *glaukós* mit »grün«, wohl weil der Atlantik in Belgien eher grün erscheint, nicht grau glänzend wie das Mittelmeer in Griechenland. Der deutsche Arzt Caspar David Sommer brachte es dann aus dem Französischen ins Deutsche, und es blieb bei grün, trotz späterer Versuche, den Ausdruck zu korrigieren. Nichts ist grün am grünen Star, reden wir deshalb lieber vom Glaukom.

Und da wird es schwierig, denn das Glaukom ist keine einzelne Krankheit. Schon die beiden Grundformen sind so verschieden, dass man von zwei völlig unterschiedlichen Krankheiten sprechen muss: Die eine ist selten, spektakulär und brutal, die andere ist häufig, zurückhaltend und hinterhältig. Die brutale Form, das sogenannte Winkelblockglaukom, können wir im Badezimmer mit einem Waschlappen simulieren, den wir über den Abfluss legen. Drehen wir nun das Wasser auf, wird das Becken schnell überlaufen, wenn es keinen Notausgang gibt. Wäre unser Waschbecken ein geschlossenes System, würde der Druck schnell bis auf hohe Werte steigen.

Der Waschlappen im Auge ist die Iris, sie hat eine ähnliche Konsistenz. Sie kann sich, wenn die Pupille weit ist, über die Hundertwasser-Kanaldeckel legen, dann fließt zu wenig Kammerwasser ab, der Druck steigt, und die Iris wird noch stärker dagegengedrückt, es fließt noch schlechter ab, der Druck steigt weiter ... Schuld daran sind meistens beengte Verhältnisse in den beiden Augenkammern. Wenn nicht genügend Kammerwasser zwischen Linse und Iris durch die Pupille fließt, wird die Iris vorgewölbt, verlegt den Abfluss und löst den Teufelskreis aus. Das ist sehr unangenehm und fast immer mit Schmerzen verbunden, denn die Iris ist schmerzempfindlich. Die Hornhaut beginnt zu leiden, weil ihre Endothelzellen es nicht mehr schaffen, die Flüssigkeit aus der Hornhaut zu pumpen, sie kommen gegen den Druck nicht mehr an. Dadurch sieht die Welt aus, als hätte man sich gerade mit einer fettigen Augensalbe behandelt, ein dekorativer Lichthof erscheint um alle Lichter, es sieht aus wie der Halo des Mondes bei Nebel. Noch etwas ist wichtig: Druck auf ein Auge kann Übelkeit auslösen. Genau das passiert oft beim akuten Glaukom. Schmerzen und Übelkeit warnen den Patienten, dass etwas nicht in Ordnung ist. Aber Patient und Hausarzt könnten dieses Glaukom für einen Migräneanfall halten (dabei hat man aber nie eine weite Pupille), oder – wenn Übelkeit und Erbrechen im Vordergrund stehen – eine Magen- und Darmentzündung vermuten (und auch dabei hat man keine weite Pupille).

Man nennt dieses Glaukom »akuten Winkelblock«. Es kommt zustande, wenn die Pupille weit wird, also im Dunkeln, bei Erregung oder beim Weitstellen der Pupillen. Der Augenarzt wird sich vorher vergewissern, dass kein hohes Risiko besteht, wenn er beabsichtigt, die Pupille mit Tropfen zu erweitern. Und wenn es doch dazu kommt? Es ist kein Unglück. Besser der Winkelblock passiert in der Augenarztpraxis als im Urlaub auf Bali nach einer durchzechten Nacht, wo man den Glaukom-Anfall als Kater fehldeutet. Eine massive Drucksteigerung ist gefährlich, wenn sie nicht rechtzeitig behandelt wird. Wenn der Druck im Auge so hoch ist, dass unser Kreislauf das Auge nicht mehr richtig versorgen kann, entstehen Schäden, die man nicht mehr rückgängig machen kann. Das erste Opfer bei einer mangelhaften Blutversorgung ist immer der Sehnerv.

Die Diagnose dieses spektakulären, schmerzhaften Glaukoms lässt sich schon allein nach der Vorgeschichte und einem kurzen Blick auf das betroffene Auge stellen. Ein erfahrener Augenarzt kann ertasten, dass der Druck im Auge stark erhöht ist. Aber natürlich muss man den Druck messen und wird sehr hohe Werte weit über 50 mmHg erhalten. Die am meisten verwendete Methode, die Goldmann-Druckmessung, beruht darauf, dass man die Hornhaut mit einem kleinen Stempelchen platt drückt und mit einer Federwaage misst, wie viel Kraft dazu nötig ist. Die Vorstellung, dass jemand die Hornhaut unseres Auges platt drückt, ist nicht angenehm, es würde auch nicht so einfach funktionieren. Man muss das Auge unempfindlich machen. Dazu braucht es nur einen Tropfen. Dann spürt der

Patient absolut nichts. Er muss nur das Auge weit öffnen und das blaue Licht des Messköpfchens anschauen, nicht blinzeln, ja, es ist wirklich völlig schmerzlos. Der anästhetische Tropfen enthält noch einen gelben fluoreszierenden Farbstoff, der dem Augenarzt erleichtert, festzustellen, wann die Hornhaut genug abgeplattet ist. Erfunden hat diese Technik ein Schweizer Augenarzt namens Hans Goldmann (1899–1991). Ein Verfahren, dessen Anwendung auch Nichtärzten erlaubt ist, beruht darauf, dass die Hornhaut mit einem kurzen Luftstoß ein wenig eingedellt wird. Dadurch verändert sich die Art, wie sie Licht reflektiert. Das kann ein »intelligentes« Gerät analysieren und den Augeninnendruck daraus ableiten. Psychologischer Vorteil: Es ist berührungslos. Aber den Luftstoß spürt man schon ein wenig. Bei der Goldmann-Druckmessung spürt man nichts.

Das Winkelblockglaukom ist ganz einfach zu behandeln, indem man ein kleines Loch in die Iris schneidet, wie man es auch machen könnte, wenn ein Waschlappen den Abfluss verlegt. Das Loch erzeugt man mittels einer kleinen Operation oder mit einem Laserstrahl. Zuvor bringt man aber den Augendruck auf niedrigere Werte, indem man das Nachfließen des Kammerwassers durch das Medikament Acetazolamid hemmt oder Wasser mittels einer Infusion entzieht. Bei stark erhöhtem Druck zu operieren, wäre riskant. In aller Regel operiert man auch das Partnerauge, um es vor dem gleichen Schicksal zu bewahren.

Dieses Glaukom ist akut, brutal und spektakulär, aber selten. Wer dazu neigt, sollte vorsichtig sein mit Medikamenten, die pupillenerweiternd wirken können wie etwa bestimmte Antidepressiva oder Prostatamittel.

Die zweite Form des Glaukoms ist häufig und hinterhältig. Bei Menschen unter 40 Jahren ist sie selten, bei denen zwischen 40 und 80 sind aber 3 % betroffen, zwischen 80 und 90 sind es um 7 %, und da wir immer älter werden, wird auch dieses Glaukom immer bedeutender. Man kann es sich so vorstellen, dass unser Abfluss langsam verstopft, vielleicht weil ständig Haare hineingespült werden. Dann kommt es nach Jahren in unserem Haus zu feinen Rissen im Abflussrohr, und das Wasser sickert in die Wand. Der Schaden wird erst sichtbar, wenn es ein Stockwerk tiefer durch die

Decke tropft, dann wird es aber sehr schlimm. Das gilt auch am Auge: Der Schaden wird erst später bemerkt.

Man nennt diese Form des Glaukoms »Offenwinkelglaukom«, weil der Zugang zum Kanalsystem im Prinzip offen ist, aber es anscheinend doch Probleme mit dem Abfluss gibt. Es beginnt heimlich und ruft lange Zeit keinerlei Beschwerden hervor. Es verursacht keine Schmerzen, die Sehschärfe bleibt lange gut, das Glaukom fällt bei einem einfachen Sehtest nicht auf. Man hat im Gegensatz zum Winkelblockglaukom keine Einschränkungen hinsichtlich der Medikamentenwahl, eine Pupillenerweiterung wird problemlos toleriert.

Beim Offenwinkelglaukom naht der Schaden langsam, schleichend, ohne Ankündigung. Der Schaden heißt Gesichtsfeldausfall. Dieser beginnt nicht im zentralen Bereich, da wo wir hinschauen und wo er sofort stören würde, sondern daneben und entwickelt sich langsam über Jahre und Jahrzehnte hinweg. Ist nur ein Auge betroffen, wird man nichts bemerken, denn man hat ja noch ein intaktes Auge. Erst wenn sich die Ausfälle an beiden Augen decken, besteht die Chance, dass uns etwas auffällt.

Dummerweise ist unser Sehsystem sehr gut darin, uns Störungen zu verheimlichen. Wir sehen beim Glaukom keine schwarzen, grauen oder weißen Flecken. Unser Gehirn präpariert das Bild, bevor es in unser Bewusstsein gelangt, so, wie es ein Fotograf tut, wenn er auf einem tollen Foto einen Fleck entdeckt: Er füllt etwas Hintergrund aus der Nachbarschaft ein, und schon sieht niemand mehr den Makel (siehe Abb. 32). Unser Gehirn will uns ja nicht unnötig beunruhigen; es ist daran gewöhnt, ständig kleine Schäden zu vertuschen und uns die Welt heiler erscheinen zu lassen, als sie in Wirklichkeit ist. Das kann ganz angenehm sein, manchmal aber ist es fatal.

Was genau im Sehnerv passiert, ist ziemlich unklar. Einfach wäre es, zu sagen: Der Augeninnendruck ist erhöht, aber nicht so sehr, die Durchblutung ist ein bisschen zu schlecht, das Gleichgewicht aus Blutdruck und Augeninnendruck stimmt nicht, und nach und nach sterben die Sehnerv-

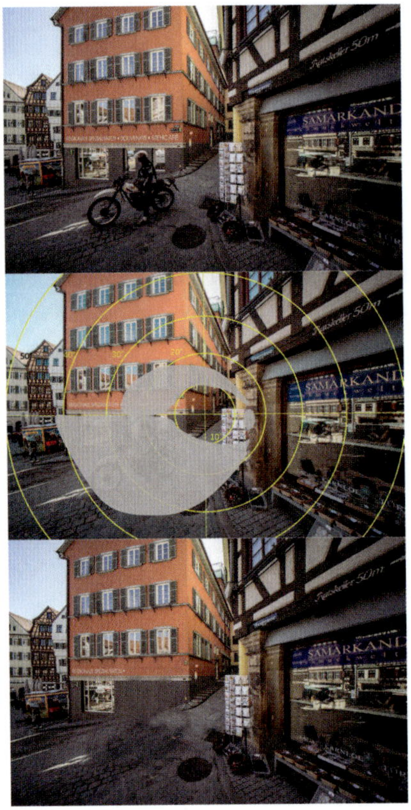

Abb. 32 Gesichtsfeld beim Glaukom

Das Bild zeigt eine Szene aus der Tübinger Altstadt. Es wurde mit einem 12-mm-Objektiv mit einer Vollformatkamera aufgenommen und deckt deshalb einen horizontalen Bildwinkel von 50° nach rechts und links horizontal ab. Wir stellen uns einen Glaukompatienten vor, der nur ein funktionstüchtiges rechtes Auge hat oder das linke gerade zuhält. Im mittleren Bild wurden zwei typische durch ein Glaukom verursachte Gesichtsfeldausfälle überlagert, ein großer, bogenförmiger Ausfall nach unten, ein kleiner nach oben. Beide enden an der horizontalen Mittellinie, was typisch für solche Ausfälle ist. Der Glaukom-Patient sieht diese Ausfälle nicht als graue Flecken, wie hier dargestellt. Da er im Gesichtsfeldausfall nichts sieht, besteht kein Anlass für ihn, dahin zu blicken. Sein Gehirn erhält keine Information, wie es in dem Areal aussieht und füllt es daher mit einem passenden Hintergrund. Wie das erscheinen könnte, ist im unteren Bild simuliert. Wenn der Motorradfahrer losfährt, taucht er gewissermaßen aus dem Nichts auf.

zellen. Ganz so einfach ist es jedoch nicht. Es muss noch etwas anderes, etwas uns bisher Unbekanntes, eine Rolle spielen. Bei den meisten Patienten ist der Augendruck tatsächlich erhöht. Die Grenze setzt man willkürlich bei 21, denn nur 2,5 % einer zufällig ausgewählten Menschenmenge würden diesen Druck überschreiten. Nun gibt es aber zahlreiche Patienten, deren Sehnervzellen auf genau die gleiche Weise wie beim Glaukom sterben, ohne dass bei ihnen jemals ein Augendruck über 20 gemessen worden wäre. Und es gibt andere, die einen Druck deutlich über 20 haben und niemals einen Schaden entwickeln. Was schützt diese Menschen? Was bewirkt, dass manche an einem Glaukom leiden, ohne einen hohen Augendruck aufzuweisen? Man könnte folgern, dass der Druck auch relativ erhöht sein kann und die Durchblutung eben aus anderem Grund schlecht wird. Vielleicht ist der Augeninnendruck auch nur nachts erhöht, wenn Patient und Augenarzt schlafen. Solche Fälle gibt es, man kann sie mittels Nachtmessung aufspüren. Dazu wird der Augenarzt aber keine Mitternachtssprechstunde anbieten, man muss in einer Klinik übernachten. In jedem Fall weiß man, dass es nützlich ist, den Augeninnendruck zu senken. Das ist bisher unsere einzige Möglichkeit, einzugreifen. Damit bremsen wir das Fortschreiten der Erkrankung und verhindern einen Schaden. Dazu muss man das Glaukom allerdings erst einmal diagnostizieren.

Man kann den Augendruck messen, dann erwischt man zumindest die Fälle, in denen er offensichtlich eine Rolle spielt. Dazu muss er aber genau zum Zeitpunkt des Arzttermins erhöht sein und nicht um 20:30 Uhr beim Fernsehen. Nur den Druck zu messen, genügt deshalb nicht. Man muss sich den Sehnerv anschauen. Das Glaukom hat da eine ziemlich charakteristische Handschrift. Wenn ein Tumor auf den Sehnerv drückt, wird dieser einfach nur blass. Ist hingegen ein Glaukom am Werk, wirkt der Sehnerv ausgehöhlt. Das sieht oft sehr typisch aus und sollte auffallen. Wie immer aber stimmt das nicht für alle Fälle. Es kann sehr schwierig sein, zu entscheiden, ob ein Glaukom vorliegt, denn auch größere Aushöhlungen des Sehnervs können noch normal sein.

Ab 40 sollte man ab und zu, nicht alle drei Monate, aber vielleicht alle drei Jahre, seinen Augeninnendruck messen und den Sehnerv anschauen lassen. Wenn man eine Chance hat, die Erblindung zu verhindern, dann muss man sie ergreifen. Beim Augenarztbesuch wartet eine Überraschung und Ernüchterung.

»Glaukomvorsorge, ja, das machen wir gern. Kostet aber.«

Ungefähr so viel wie ein Abendessen im gutbürgerlichen Gasthaus.

»Na ja, ist ja nicht so teuer, aber zahlt das denn nicht die Kasse?«

»Nein, das ist eine Vorsorgeuntersuchung, die Kosten dafür übernimmt die Kasse nicht.«

»Aber Krebsvorsorge zahlt sie doch auch!«

»Da müssen Sie Ihre Kasse fragen. Glaukom ist eine individuelle Gesundheitsleistung, kurz IGel.«

Man will verstehen, warum die Kassen bei einer einfachen Vorsorge streiken, die einer Erblindung vorbeugt. Wenn 5 Millionen Menschen jedes Jahr die Glaukomvorsorge in Anspruch nähmen, kämen erhebliche Kosten auf die Kassen zu, also es geht ums Geld. Andererseits erscheint es sinnvoll, eine Vorsorgeuntersuchung durchzuführen bei einer Krankheit, die keinerlei Frühsymptome zeigt, aber gravierende Folgen haben kann. Wie argumentiert die Krankenkasse?

Die Kassen behaupten, das sei gar keine Vorsorge, weil die Untersuchung ja nicht verhindert, dass Sie ein Glaukom bekommen. Man kann allenfalls die Diagnose früher stellen und früher behandeln. Diese frühere Behandlung müsste dann einen messbaren Nutzen haben, der den Nachteil der Untersuchung überwiegt, und den habe sie nicht. Jetzt haben wir tatsächlich zwei Probleme: Wir werden die Glaukome von Menschen mit normalem Augeninnendruck nicht entdecken, und das ist knapp die Hälfte aller Glaukome. Gleichzeitig werden wir viele Menschen zu Patienten machen, die trotz erhöhten Augendrucks nie einen Sehnervschaden bekommen.

Diese würden eventuell viele Jahre lang unnötig behandelt, natürlich auch auf Kosten der Krankenkassen. Dieses Argument wäre besonders stichhaltig, wenn die Art der Untersuchung oder die daraus resultierenden Maßnahmen mit erheblichen Nachteilen für die Patienten verbunden wären. Das ist hier sicherlich nicht der Fall. Sie kosten allerdings Geld, das anderswo fehlen würde. Ein vernünftiger Augenarzt wird einen Patienten mit erhöhtem Augeninnendruck im Übrigen nur dann therapieren, wenn alle anderen Befunde ihn ausreichend sicher machen, dass bei demjenigen tatsächlich ein Glaukom vorliegt. Ansonsten wird er die Augen des Betreffenden kontrollieren. Er wird genauso vorgehen wie der Hausarzt, der bei der ersten Messung eines erhöhten Blutdrucks bei einem ansonsten gesunden Patienten diesen auch erst einmal kontrollieren würde. Fazit: Man würde mit der Vorsorgeuntersuchung nicht alle Glaukome aufspüren, vielleicht nur die Hälfte oder noch weniger, und würde einige Patienten kontrollieren müssen, aber dennoch: Vielen würde die Untersuchung durchaus etwas bringen.

Die Kassen stellen allerdings auch den Nutzen der Behandlung eines Glaukoms infrage, obwohl dieser gut belegt ist. Eine schwedische Studie, die als eine Art »Meilenstein« gilt, wies nach, dass die Wahrscheinlichkeit des Fortschreitens eines Sehnervschadens sich fast halbiert, wenn man den Augeninnendruck durch Therapie senkt. Eine englische Studie kam zu einem ähnlichen Ergebnis, und eine ganze Reihe weiterer Studien zeigt, dass die Senkung des Augeninnendrucks den Sehnervschaden beim Glaukom zumindest aufschiebt. Der Nutzen dieser Behandlung ist also gut belegt. Was sagen die Kassen zu diesen Studien? Sie sagen, die Auswahlkriterien der Studienpatienten haben nicht denen einer Vorsorgeuntersuchung entsprochen, manchmal habe auch die Therapie nicht den deutschen Standards entsprochen. Deshalb werden diese Studien nicht als Beweis für den Nutzen einer Glaukom-Vorsorgeuntersuchung akzeptiert. Diese Argumentation ist kaum nachvollziehbar.

Glaukomstudien gestalten sich in der Tat schwierig. Das Glaukom ist eine sehr langsam verlaufende Krankheit. Eine Studie muss folglich über viele Jahre gehen, Jahre, in denen Ärzte die Klinik verlassen, neue kommen,

Patienten umziehen, versterben, die Klinik umgebaut wird, Verfahren und Methoden wechseln. Man kann solche Studien nicht aus dem Ärmel schütteln. Es besteht aber kein Zweifel daran, dass die Drucksenkung beim Glaukom richtig ist. Unterließe der Arzt sie mit Hinweis auf den Standpunkt der Krankenkassen, müsste er sich bald einem Haftpflichtprozess stellen, bei dem ihm keine Krankenkasse helfen würde.

Entschließen wir uns also, das Geld lockerzumachen und die Glaukomvorsorge wahrzunehmen. Was könnte dabei herauskommen?

1. Der Augeninnendruck ist deutlich erhöht, weitere Untersuchungen sind angezeigt, es zeigt sich tatsächlich eine hohe Wahrscheinlichkeit für das Vorliegen eines Glaukoms. Mit der »hohen Wahrscheinlichkeit« müssen wir uns zunächst begnügen. Erst wenn der Sehnerv einen typischen Schaden entwickelt, haben wir Sicherheit. Wird bei Ihnen ein Glaukomverdacht erhoben, war Ihr Geld in die Vorsorge gut investiert. Man wird jetzt auf Sie aufpassen und Sie nötigenfalls behandeln.

2. Ist der Augendruck normal, ist es weniger wahrscheinlich, dass Sie an einem Glaukom leiden, ausgeschlossen ist es trotzdem nicht. Das ist bei anderen Vorsorgeuntersuchungen nicht anders. Es werden niemals alle Betroffenen »erwischt«. Beim Glaukom»ausschluss« durch Druckmessung werden sehr viele nicht entdeckt; das ist ärgerlich, aber nicht zu ändern.

3. Die Druckmessung allein genügt ja nicht, sagt der Augenarzt. Wir schauen uns den Sehnerv genau an. Wenn der sehr nach Glaukom aussieht, dann finden wir auch das Glaukom mit normalem Augendruck. Der Sehnerv eines Patienten mit Glaukomschaden sieht aus, als sei er ausgehöhlt, als habe das Glaukom eine Grube hineingegraben. Den Druck messen und den Sehnerv anschauen, das ist schon viel besser als das Druckmessen allein.

Leider gibt es aber auch hier noch einen Wermutstropfen. Ein schwedischer Kollege hat einen interessanten Versuch gemacht und an die Teilnehmer eines Glaukom-Kongresses (überwiegend Spezialisten) einen Stapel mit 55 Fotos von Sehnerven ausgeteilt, in dem Sehnervfotos von Patienten mit fortgeschrittenem Glaukom und von Menschen, die mit allergrößter Wahrscheinlichkeit kein Glaukom hatten, gemischt waren. Dabei wurden 70 % der Fotos richtig zugeordnet. Im Klartext bedeutet dies, dass 30 % der Glaukome übersehen und 30 % der »normalen« zu Glaukom-Patienten gemacht worden waren. Der Kollege wiederholte den Test, nachdem die Teilnehmer eine Schulung mitgemacht hatten. Danach wurden lediglich etwa 10 % mehr Glaukom-Patienten entdeckt, aber immer noch 30 % »normale« für krank gehalten. Den Druck zu messen und den Sehnerv anzuschauen, ist zwar schon besser, bringt aber immer noch nicht so gute Ergebnisse, wie man sie sich wünschen würde. Wir können es drehen und wenden, wie wir wollen: Unsere Glaukomvorsorge ist nicht so treffsicher wie eine Brustkrebsvorsorge.

Fazit: Wir haben zwei Verfahren, die beide einzeln und leider auch im Verbund nicht besonders gut darin sind, ein Glaukom zu entdecken oder auszuschließen. Aber brauchen wir beim Glaukom überhaupt eine so hohe Treffsicherheit wie bei der Krebsvorsorge? Das Glaukom ist eine langsam verlaufende Erkrankung, selbst gänzlich unbehandelt werden nur wenige Patienten erblinden oder schwere Sehbehinderungen davontragen. Meistens wird es doch irgendwann bemerkt, spätestens, wenn der Patient über deutliche Gesichtsfeldausfälle klagt. Es ist – anders als bei einem bösartigen Tumor – keine Katastrophe, wenn ein Glaukom zunächst einmal der Vorsorgeuntersuchung entgeht. Aber andersherum, auch das passiert bei allen Vorsorgen, resultieren daraus unnötige Behandlung, unnötige Diagnostik, unnötige Sorgen. Die unnötige Behandlung besteht allerdings in Augentropfen mit bescheidenen Nebenwirkungen, die diagnostischen Maßnahmen sind weder schmerzhaft noch schädlich. Das größte Problem sind tatsächlich die unnötigen Sorgen, die eine falsche Glaukomdiagnose dem Patienten bereiten kann.

Wie berechtigt ist es, sich Sorgen zu machen, wenn ein erhöhter Augeninnendruck gemessen bzw. ein Glaukom diagnostiziert wurde? Man muss sich klarmachen, dass die Entwicklung eines Glaukoms über Jahrzehnte verläuft und dass bei richtiger Behandlung das Risiko einer schweren Sehbehinderung sehr gering ist. Rund 120 000 Menschen sind in Deutschland als hochgradig sehbehindert oder blind erfasst (Grad der Behinderung 100 %), darunter etwa 15 % wegen eines Glaukoms, also rund 18 000. Das ist keine geringe Anzahl, aber es gibt in Deutschland etwa 900 000 Patienten mit Glaukom. Nur 2 % von ihnen müssen damit rechnen, hochgradig sehbehindert zu werden, also jeder Fünfzigste. So viele, dass man das Glaukom als Krankheit ernst nehmen muss, aber zu wenige, um in dauernder Angst davor leben zu müssen. Durch konsequente Therapie lassen sich diese 2% weiter reduzieren. Bei einer Krankheit, die lange keinerlei Beschwerden hervorruft, ist damit zu rechnen, dass die Therapie nicht immer konsequent erfolgt. Das wenigstens wollen wir vermeiden.

Vielleicht können wir doch eine noch bessere Diagnostik bieten. Vor ungefähr 20 Jahren tauchte ein Gerät auf, das die Augenheilkunde so grundlegend veränderte wie der Ultraschall die Innere Medizin und die Computertomografie und später die Magnetresonanztomografie die Neurologie. Es erlaubt uns in seinem heutigen Standard, die Netzhaut im Querschnitt zu betrachten, so als hätte man sie unter einem Mikroskop liegen und in dünne Scheibchen geschnitten. Es funktioniert wie Ultraschall, mit dem man durch undurchsichtige Bauchdecken schaut: Ein aus dem Bauch reflektierter Schallstrahl wird mit dem verglichen, den man hineingeschickt hat. Anhand seiner Veränderung kann man feststellen, was ihm auf seinem Weg begegnet ist und daraus das Gelände rekonstruieren, das er durchlaufen hat. Im Auge wollen wir aber keine 1 cm dicken Gallensteine entdecken, sondern Zellschichten sehen, die weniger als 1/100 mm dick sind. Das geht mit Schall nicht, seine Frequenzen sind zu grob. Aber es geht mit Licht. Natürlich funktioniert es nur, wenn das zu untersuchende Objekt durchsichtig ist. Das ist die Netzhaut natürlich, und auch Hornhaut, Vorderkammer, Linse und Glaskörper stellen dem Lichtstrahl keine Hindernisse in den Weg. Das Licht muss ein besonders sauberer feiner Strahl sein, erzeugt mit einem Laser, aber diesmal nicht, um damit zu operieren, sondern um etwas darzustellen. Man erhält Bilder von einer Präzision, von der im gerade vergangenen 20. Jahrhundert nur Visionäre geträumt haben.

Diese Bilder erlauben uns, jenen Teil der Netzhaut genau zu betrachten und zu vermessen, der beim Glaukom Schaden nehmen kann. Das Verfahren nennt sich »optische Kohärenztomografie«, allgemein OCT abgekürzt (vom Englischen *Optical Coherence Tomography*).

Damit eröffnen sich uns tatsächlich neue Möglichkeiten. Das Glaukom ist – man kann es nicht oft genug betonen – eine Krankheit, die sich langsam entwickelt. Man wird ihr mit kurzfristigen Kontrollen nicht gerecht. Richtig wäre es, bei einem verdächtig erscheinenden Sehnerv oder bei einem Augeninnendruck im kritischen Bereich ein solches OCT anzufertigen, und wenn es normal ausfällt, das Ergebnis nach einem Jahr zu überprüfen. Ist es nicht normal, ist eine Gesichtsfeldprüfung erforderlich. Findet man da Ausfälle, muss man genauer und in kürzeren Intervallen kontrollieren und über die Behandlung nachdenken. Hat man den Patienten einige Jahre beobachtet, und sein OCT bleibt gleich, kann man ziemlich sicher sein, dass ihm keine Gefahr droht.

Ein OCT-Gerät ist leider sehr teuer, und die Kasse will diese Leistung nicht extra bezahlen. Die Argumente kennen Sie schon. Wir Augenärzte würden liebend gerne alle Vorsorgeuntersuchungen gratis anbieten, aber eine OCT-Maschine kostet so viel wie ein Mittelklassewagen mit ein paar Extras. Es muss irgendwie finanziert werden. Es bleibt nur zu hoffen, dass sich die gesetzlichen Krankenkassen vom Nutzen der Untersuchungen allmählich überzeugen lassen.

Wenn ein Glaukom zur Diskussion steht, sollte man Nägel mit Köpfen machen. Folgt man den Krankenkassen, darf man einen möglicherweise betroffenen Patienten jedes Quartal untersuchen, der Augenarzt wird dabei jedes Mal besorgt den Kopf schütteln und konstatieren, dass man noch nicht genau sagen kann, ob da ein Glaukom vorliegt oder entstehen wird, bis schließlich Arzt und Patient die Nerven verlieren und man sicherheitshalber doch behandelt. Das ist kein guter Weg. Man sollte lieber einmal im Jahr gründlich mit OCT kontrollieren, messen, dokumentieren. Das wäre für die Kasse bestimmt nicht teurer als vierteljährliche Kontrollen mit begrenzter Aussagekraft.

Und der Augenarzt wird Ihnen vielleicht noch ein Selbstzahler-Angebot unterbreiten: die Messung Ihrer Hornhautdicke. Was hat das mit dem Glaukom zu tun? Es gibt gute Studien, die zeigten, dass Menschen mit dünner Hornhaut eher einen Sehnervschaden entwickeln als solche mit dicker Hornhaut. Warum das so ist, darüber könnten wir lange spekulieren. Ich selbst habe offen gestanden wenig darauf geachtet, kann mir aber vorstellen, dass es Fälle gibt, in denen die Therapieentscheidung dadurch beeinflusst wird. Keineswegs sinnvoll ist die Hornhautdickenmessung bei jemand, der keinerlei Hinweise auf ein Glaukom zeigt, im Sinn von: vorsichtshalber, es könnte ja sein. Wenn man sich entschließt, zu messen, dann reicht einmal. Man braucht einen Grund dazu, etwa weil man sich auch nach sorgfältiger Abwägung unsicher ist, ob die Therapie angezeigt ist. Entscheidend und eine kluge Strategie ist es in meinen Augen aber, den Verlauf zu kontrollieren.

Kann man den Augeninnendruck eigentlich bei sich selbst messen, so wie den Blutdruck? Es gibt tatsächlich Geräte dazu, die aber keineswegs so einfach zu bedienen sind wie ein Blutdruckmessgerät und auch noch nicht so zuverlässig, wie man es gerne hätte. Was kommen wird, sind implantierte winzige Messgeräte, die den Druckwert beispielsweise ans Smartphone senden.

Die Therapie des Offenwinkelglaukoms: Tropfen, Laser oder Skalpell

Kommen wir endlich zur Therapie. Es gibt drei Möglichkeiten: Augentropfen, Laser oder Operation. Das Prinzip ist einfach: Man erleichtert entweder den Abfluss des Kammerwassers oder man drosselt dessen Produktion.

Meistens beginnt man die Therapie mit Augentropfen. Darunter sind die unbestrittene Nummer eins die Prostaglandine-Nachahmer. Prostaglandine sind eine Art »Hilfshormone«, die bei der Entstehung von Schmerz und Fieber eine Rolle spielen. Keine Angst, die Augentropfen lösen weder Schmerzen aus, noch erhöhen sie die Körpertemperatur. Sie senken aber effektiv den Augendruck. Sie haben den unschätzbaren Vorteil, dass man sie nur einmal am Tag, meistens abends, anwenden muss. Ein großes, kaum kalkulierbares Problem der Glaukomtherapie ist nämlich, dass der Patient seine Therapie einhält. Ob er korrekt tropft? Er hat von der Therapie keinen unmittelbar spürbaren Nutzen, die Tropfen brennen, es ist lästig, sich jeden Tag zu tropfen, das Auge ist hinterher manchmal rot, und das Sehen wird davon nicht besser. Den Nutzen hat man erst nach Jahren, wenn die befürchtete Verschlechterung eben nicht eintritt. »Vielleicht geht es auch so«, mag manch einer denken. Es ist wie beim Rauchen und beim Abnehmen: Man weiß natürlich, was gut und richtig wäre, denkt aber: »Mich wird es schon nicht treffen«, dann ist da ja der Onkel, der mit 90 noch geraucht hat, und natürlich Helmut Schmidt …

Zurück zu unseren Prostaglandin-Augentropfen. Man erkennt sie am Substanznamen, der meist auf -prost endet, etwa Latanoprost. Sie sorgen dafür, dass das Kammerwasser besser abfließt, indem sie einen Weg öffnen, der sonst wenig genutzt wird, also eine Art »Überlauf« bereitstellen. Sie haben wenig Nebenwirkungen, auch das ist ein Vorteil. Sie können natürlich in den Augen brennen. Zwei ungewöhnliche Nebenwirkungen sind noch zu erwähnen: Erstens, die Prostaglandin-Augentropfen lassen die Wimpern wachsen. Mit anderen Worten: Schließen Sie die Tropfen weg, wenn Sie Teenager im Haus haben. Diese Nebenwirkung ist in interessierten Kreisen durchaus bekannt und könnte zum nicht bestimmungsgemäßen Gebrauch und heimlichen Schwund Ihrer Tropfen führen. Und die zweite: Haben besagte Teenager blaue Augen, muss man sie warnen, denn Prostaglandine könnten diese dauerhaft bräunlicher oder weniger blau werden lassen. Von diesen beiden ein wenig kuriosen Nebenerscheinungen abgesehen sind Prostaglandine gut verträglich und wirken auch zuverlässig.

Nummer 2 sind Betablocker. Allgemein bekannt als Blutdrucksenker und Herzmittel, angeblich mit Nebenwirkungen ohne Zahl. Jeder kennt mindestens einen, der Betablocker nimmt und mindestens zwei, die sie nicht vertragen. Die Wirklichkeit: Betablocker sind hervorragende und ausgesprochen nützliche Medikamente und werden meistens sehr gut vertragen. Beim Auge ist es noch weniger problematisch, denn in einem Tropfen ist viel weniger Substanz als in einer Tablette. Aber dennoch muss man die gleichen Nebenwirkungen beachten wie Ihr Hausarzt, wenn er damit Ihren Blutdruck senken will: möglichst nicht bei Asthma und Vorsicht bei bestimmten Herzrhythmusstörungen. Eine Absprache mit Ihrem Hausarzt ist sehr sinnvoll, er muss es wissen, wenn Sie diese Tropfen nehmen. Sie senken den Augeninnendruck, indem sie die Kammerwasserproduktion drosseln. Man verwendet sie zweimal am Tag oder man greift zu einem Kombinationspräparat mit Prostaglandin. Man erkennt Betablocker-Tropfen am Substanznamen, der auf -olol endet, z. B. Timolol.

Nummer 3 sind Carboanhydrasehemmer. Sie hemmen dasjenige Enzym, das für die Kammerwasserproduktion zuständig ist. Als Tabletten eingenommen sind sie sehr effizient, haben aber Nebenwirkungen, die eine lange Therapie oft verhindern: Kribbeln, Missempfindungen, Essen und Trinken schmecken nicht mehr. Man kann sie auch als Augentropfen geben, dann verursachen sie nur kurzzeitig eine leichte Geschmacksstörung. Ihr Name endet auf -olamid, z. B. Dorzolamid. Man muss sie eigentlich dreimal am Tag tropfen, oft werden sie aber mit Betablockern kombiniert, und man gibt sie nur zweimal. Sie brennen etwas mehr, haben aber sonst kaum Nebenwirkungen.

Nummer 4 sind Augentropfen, die bestimmte Rezeptoren im sympathischen Nervensystem stimulieren: die Alpharezeptoren (Betablocker hemmen die Betarezeptoren). Sie drosseln die Produktion und verbessern den Abfluss des Kammerwassers. Eigentlich ideal, aber sie erzeugen oft Allergien. Auch hier ist es sinnvoll, den Hausarzt einzubinden. Diese Tropfenart wird dreimal täglich angewendet.

Der Klassiker, das Pilokarpin, ist seit über 125 Jahren im Einsatz und war bis in die 1970er-Jahre nahezu unser einziges Mittel. Es wird heute nur noch selten gegeben, denn es verengt die Pupille stark, sodass sich das Sehen im Dunkeln verschlechtert.

Neu zugelassen wurde vor Kurzem Netarsudil, eine ganz neue Substanz (es wird nicht die letzte sein). Diese Augentropfen hemmen ein Enzym, das sich Rho-Kinase nennt und bei vielen verschiedenen Reaktionen im Körper eine Rolle spielt. Netarsudil verbessert den Abfluss und wird gut vertragen. Es ist in Kombination mit einem Prostaglandin auf dem Markt.

Zwei unangenehme Eigenschaften haben alle diese Tropfen: Sie reizen die Bindehaut, und sie neigen dazu, Allergien auszulösen, was zum Beenden der Therapie zwingt. Deshalb bevorzugt man heute konservierungsmittelfreie Augentropfen, denn Konservierungsmittel reizen die Bindehaut noch stärker als die Wirkstoffe selbst. Solche Tropfen sind nicht immer einfach zu produzieren, und man verursacht je nach Präparat mehr Müll, denn oft handelt es sich um Einmaldosen. Darüber darf man sich ärgern, aber es ist tatsächlich besser so.

Während der Behandlung muss ihr Erfolg kontrolliert werden. Am wichtigsten ist es, dass der Schaden am Sehnerv nicht größer wird. Das kontrolliert man an der Papille, besonders genau geht es mit dem OCT, das die entscheidenden Zellstrukturen messen kann. Aber auch ein einfaches Foto ist schon sehr wertvoll. Das Gesichtsfeld sollte normal bleiben. Zeigen sich Ausfälle, muss die Therapie überdacht werden. Manchmal wird ein Glaukom jedoch erst entdeckt, wenn schon Gesichtsfeldausfälle vorhanden sind. In diesem Fall ist die Gesichtsfeldprüfung die wichtigste Untersuchung zur Verlaufskontrolle. Ziel ist es, das Fortschreiten der Ausfälle zu verhindern. Der zuverlässigen Mitarbeit des Patienten kommt deshalb große Bedeutung zu. Natürlich wird auch der Augeninnendruck überprüft, man möchte ihn in einem Bereich halten, in dem man sich sicher fühlt, dass der Sehnervschaden nicht fortschreitet. Die richtige Therapie des Glaukoms ist eine Herausforderung für uns Augenärzte. Besonders schwierig kann es sein, zu erkennen, dass die Therapie mit Augentropfen nicht mehr ausreicht.

Wenn es nicht gelingt, den Augeninnendruck eines Patienten so einzustellen, dass eine Zunahme der Gesichtsfeldausfälle verhindert wird, stehen weitere Verfahren zur Verfügung. Am wenigsten tief eingreifend ist die

Lasertherapie der Region, in der das Kammerwasser abfließt, das Trabekelwerk, jenen »Hundertwasser-Kanaldeckel«. Man versucht, mit einem »sanften« Laserimpuls das Abfluss-System zu reinigen und winzige Verletzungen zu erzeugen, die vernarben und dadurch den Abfluss etwas freiziehen. Dies funktioniert ganz gut und kann auch wiederholt werden. Das Auge wird vorher lokal mit anästhetischen Augentropfen betäubt und ein Kontaktglas aufs Auge gesetzt, alles ist völlig schmerzfrei.

Die nächste Stufe ist die Operation. Auch sie dient nur der Drucksenkung, eine Sehverbesserung lässt sich dadurch nicht erreichen. Glaukom-Operationen sind keine großen, sondern »minimalinvasive« Eingriffe. Das Ziel ist – wie bei der Laserbehandlung –, einen alternativen Abfluss zu schaffen und/oder den vorhandenen Abfluss durchgängiger zu machen. Eine häufig genutzte Möglichkeit besteht darin, das Kammerwasser unter die Bindehaut abzuleiten. Hierbei wird eine kleine Öffnung am Übergang von Hornhaut zu Lederhaut geschaffen, durch die das Kammerwasser unter die Bindehaut fließen kann, sodass dort eine Art Überlaufbecken entsteht. Der Augenarzt spricht von »Sickerkissen«, es ist sehr klein, man sieht es mit bloßem Auge kaum. Das Kammerwasser wird dann von der Bindehaut entsorgt. Wenn es für eine Krankheit verschiedene Behandlungsmöglichkeiten gibt, deutet das darauf hin, dass kein Verfahren existiert, das für alles und für alle passt. Man muss im Einzelfall abwägen, ob, wann und mit welchem Verfahren man operiert.

Man kann eines nicht oft genug betonen: Die Glaukomoperation senkt nur den Augeninnendruck, verbessert aber nicht das Sehen. Nach der Operation sieht man vorübergehend sogar schlechter. Das ist normal nach einer Augenoperation und gibt sich nach einigen Tagen, manchmal erst nach ein paar Wochen wieder. Aber das Sehen kann nicht besser werden, als es vorher war. Wenn es dem Augenarzt nicht gelingt, dies seinem Patienten zu vermitteln, werden die beiden nach dem Eingriff ein Problem miteinander bekommen.

Wann der beste Zeitpunkt für einen Lasereingriff oder eine Operation ist, lässt sich nur individuell und mit einer gewissen Erfahrung entscheiden.

Falls es mit dem Tropfen nicht klappt, kann es notwendig werden, früh zu lasern oder zu operieren. Gegen eine frühe Operation spräche neben dem zweifellos vorhandenen, wenn auch geringen allgemeinen Operationsrisiko (Infektion oder Blutung), auch eine gewisse Vernarbungstendenz, die bei jüngeren Patienten größer ist als bei älteren. Man schafft mit der Operation einen unnatürlichen Abfluss für das Kammerwasser, eine Verletzung, die der Körper zu reparieren versucht.

Was ist mit den Patienten, deren Sehnerv schlechter wird und die dennoch einen normalen Augeninnendruck haben? Vielleicht ist dieser normale Druck für sie (schon) zu hoch. Oder der Augeninnendruck ist bei der Messung in der Augenarztpraxis normal und geht nachts durch die Decke. Im Tagesverlauf ist der Augeninnendruck in den frühen Morgenstunden auch beim Gesunden höher, gerade dann, wenn Arzt und Patient gerne noch im Bett liegen. Man kann das natürlich messen, aber dazu muss man in die Klinik. Wie dem auch sei, man wird auch einen normalen Augeninnendruck senken, wenn ein Glaukom einen Sehnervschaden verursacht.

Kann man nicht den Blutdruck erhöhen, damit das Gleichgewicht wieder stimmt? Wenn schon der Augeninnendruck nicht zu hoch ist, dann ist vielleicht der Blutdruck zu niedrig, und es entsteht eine dauernde Unterversorgung für den Sehnerv. Viele Patienten mit Normaldruckglaukom haben einen niedrigen Blutdruck. Wie erhöht man den Blutdruck? Man könnte all das tun, was ein Hypertoniker nicht tun sollte, etwa salzreiche Kost bevorzugen. Es gibt auch Hormone, die den Blutdruck erhöhen. Wir raten davon ab, denn eine solche Druckerhöhung ist schwer zu steuern und ihr Nutzen nun wirklich nicht erwiesen. Ein hoher Blutdruck ist nachgewiesenermaßen schädlich, und eine unwahrscheinliche Erblindung gegen einen wahrscheinlichen Schlaganfall einzutauschen, ist kein gutes Geschäft.

Wir würden auch nicht empfehlen, vor dem Einschlafen einen Horrorfilm anzuschauen oder sich nach dem Zubettgehen alle Ereignisse des Tages in Erinnerung zu rufen, über die man sich geärgert hat. Das würde vielleicht für kurze Zeit den Blutdruck erhöhen, aber das Einschlafen erschweren und Albträume begünstigen. Herunterkommen und Entspannen zur Nacht sind für Körper, Geist und Auge gut.

Manche Normaldruckglaukom-Patienten klagen über Durchblutungsstörungen in den Fingern, vor allem in der kalten Jahreszeit, was sehr unangenehm sein kann. Die Finger werden weiß und schmerzen. Man ist versucht, analog zu schließen, dass sich die Gefäße nicht nur in den Fingern, sondern auch im Sehnerv zusammenziehen. Man kann das mit Tabletten behandeln, die auf Kalziumrezeptoren wirken. Auch Magnesium hilft manchmal. Ob sich das Glaukom dadurch beeindrucken lässt, ist nicht nachgewiesen, aber auch nicht widerlegt. Wenigstens bessern sich davon aber die kalten Finger.

Leider gibt es auf der ganzen Welt kein Verfahren, das ausgefallene Sehnervzellen wieder zum Leben erweckt. Man kann immer nur den Status quo erhalten. Trotzdem werden alle möglichen mehr oder weniger abenteuerlichen Therapien angeboten, teilweise für sehr viel Geld. Sparen Sie es lieber oder geben Sie es für etwas anderes aus.

Wie ist es mit Akupunktur? Oder wirkt vielleicht eine besondere Diät? Helfen Entspannungsübungen dabei, den Augendruck zu senken? Man weiß es nicht. Wie schon erwähnt ist es bei einer so langsam verlaufenden Erkrankung wie dem Glaukom schwierig, eine aussagekräftige Therapiestudie durchzuführen. Mit anderen Worten: Keine der nicht schulmäßigen Therapien kann ihren Nutzen nachweisen. Folglich übernehmen die gesetzlichen Krankenkassen auch nicht die Kosten dafür. Die oben genannten Therapien sind wenigstens nicht schädlich. Ich würde dennoch empfehlen, lieber das zu tun, was man auch zur Vorbeugung von Herzinfarkt und Schlaganfall tun kann: mediterrane Kost, mindestens 2,5 Stunden Ausdauersport pro Woche und nicht rauchen. Man kann mit einer gewissen Berechtigung annehmen, dass alles, was Herzkranz- und Hirngefäßen nützt, auch der Blutversorgung des Auges guttut.

Der graue Star, die Katarakt

Eines vorweg: Grauer und grüner Star sind zwei völlig verschiedene Krankheiten. Beim grauen Star passt der Name besser zum Erscheinungsbild. Ist er weit fortgeschritten, sieht die Pupille grau aus und der Blick wird starr, weil man schlecht sieht. Der Fachbegriff dafür ist Katarakt, er kommt aus dem Altgriechischen und bedeutet »Wasserfall«. Da ist unser Vorstellungsvermögen schon mehr gefordert, und sogar eher überfordert. Die Erklärung: Man glaubte, dass hinter der Iris ein Strom von Schleim wie ein Wasserfall herabflösse. Der graue Star entstünde durch Eindickung und Erstarren dieses Stroms. Da ist die Fantasie mit den antiken Wissenschaftlern durchgegangen. Flüsse und Ströme hinter unserem Auge gibt es keine, die Bezeichnung ist jedoch geblieben. Das griechische Wort Katarakt ist maskulin, es heißt also der Katarakt. So darf man aber als Augenarzt nicht sagen, unser Katarakt ist weiblich, denn unser Fachbegriff entstammt dem Lateinischen, wohin das Wort als *Cataracta* aus dem Griechischen übernommen wurde. (Dann müsste man Katarakt allerdings konsequent lateinisch korrekt, also mit zwei c, schreiben.)

Ursache des grauen Stars ist kein imaginärer erstarrter Fluss, sondern die Trübung der Augenlinse. Diese ist uns schon bei der Presbyopie (siehe S. 37) unangenehm aufgefallen. Ihre Zellen produzieren zeitlebens Linsenfasern, aber sie kann nur begrenzt größer werden. Deshalb wird sie erst unflexibel und dann trüb. Kleinkinder haben glasklare Linsen, Dreißigjährige schon nicht mehr so ganz, und dann wird es immer schlimmer (siehe Abb. 33). Wir merken es nicht, weil unser Auge es sehr gut versteht, sich verschlechterten Sichtverhältnissen anzupassen. So wie es Ihnen heute problemlos gelingt, ein mit einem ramponierten und trüben Fotoobjektiv aufgenommenes Bild am Computer so aufzumöbeln, dass es kontrastreich und brillant erscheint, beherrscht auch unsere Netzhaut Tricks zur Bildverbesserung. Nur ein Experte merkt bei einem Foto, dass es manipuliert wurde. Wir selbst bemerken nicht, dass unsere Netzhaut und unser Gehirn uns ein wenig manipulieren. Unser Auge kennt viele Bildbearbeitungstricks und erleichtert unser Leben dadurch, dass es unser Sehen verbessert, auch wenn die Optik nicht mehr up-to-date ist.

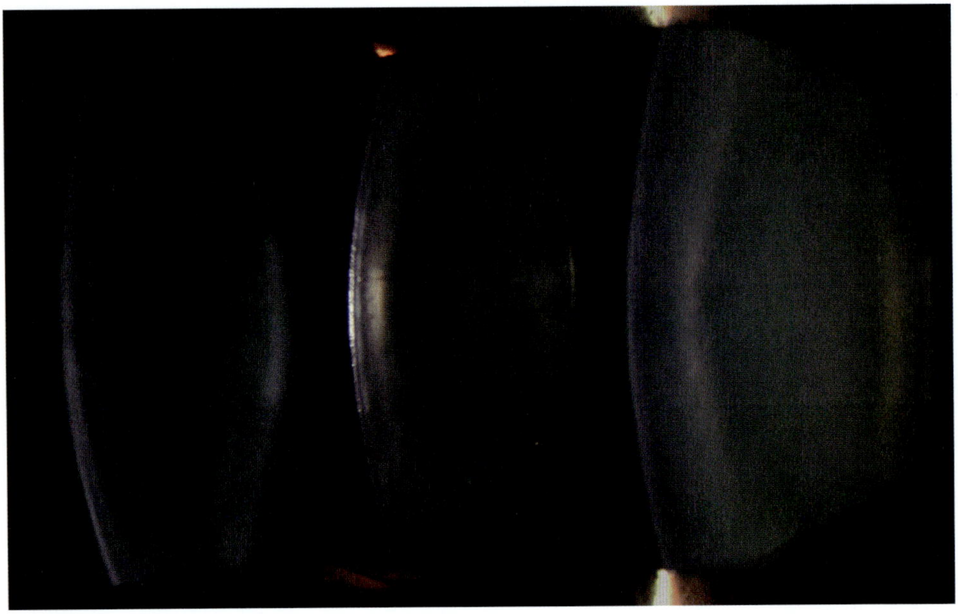

Abb. 33: Augenlinse
Rechts im Bild meine Augenlinse, mit 66 Jahren, fotografiert an der Spaltlampe mit einem schmalen Lichtspalt, der das Innere der Linse sichtbar werden lässt. Daneben in der Mitte die Augenlinsen einer meiner Töchter (37 Jahre) und links die meiner elfjährigen Enkelin. Die Linse wird mit der Zeit immer trüber. Im Alter wird sie auch dicker. Obwohl meine Linse nach 66-jährigem Gebrauch ziemlich trüb aussieht (wäre es ein Fotoobjektiv, müsste ich es aussortieren), habe ich das Gefühl, sehr gut zu sehen und erreiche tatsächlich noch Visus 1,6.

Wir müssen uns klar darüber sein, dass die Trübung der Augenlinse genau wie die Presbyopie ein normaler Alterungsvorgang ist. Dieser lässt sich durch nichts aufhalten. Man kann aber die getrübte Linse gegen eine klare Kunststofflinse austauschen. Und da sind wir schon bei einem Problem: Wann ist es so weit, wann sollte man das machen?

Es ergibt wenig Sinn, streng zwischen altersgemäßer Linsentrübung und operationswürdigem grauem Star zu unterscheiden, der Übergang ist fließend. Wir altern alle unterschiedlich schnell, das gilt auch für unsere Augenlinse. Auch verläuft der allgemeine Alterungsprozess nicht parallel zur Linsenalterung. Ein jugendlicher, sportlicher Vierzigjähriger kann durchaus eine gravierende Linsentrübung entwickeln, die genau dem »Altersstar« entspricht, andererseits kann ein Achtzigjähriger über eine noch einigermaßen klare Linse verfügen, die eine normale Sehschärfe zulässt.

Die Sehschärfe ist ein wichtiges Kriterium bei der Entscheidung, ob man eine getrübte Linse operieren soll. Es ist aber ausgesprochen schwierig, anhand des Aussehens der Linse die Sehschärfe vorauszusagen. Man erlebt ständig Überraschungen. Da ist der Patient, bei dem man denkt »sieht ja gar nicht so schlimm aus«, und der dennoch nur Sehschärfe 0,5 erreicht. Er fühlt sich beeinträchtigt, fährt nicht mehr Auto. Man sieht keinen anderen Grund für die Sehverschlechterung und schickt ihn mit leisen Zweifeln zur Operation, danach sieht er besser als 1,0. Bei einem anderen schaut die Linse so aus, dass man sich fragt, wie er seinen Alltag meistert. Er sieht damit 1,0 und ist zufrieden.

Allerdings ist die Sehschärfe eine Funktion, die unter idealen Bedingungen gemessen wird. Die Sehzeichen haben einen sehr hohen Kontrast. Bei der Katarakt sind es aber vor allem Gegenlichtsituationen, die den Patienten erhebliche Probleme bereiten. Dabei geht es nicht nur um schlechteres Sehen, sondern um starke Blendempfindlichkeit, die fast schmerzhaft sein kann, weshalb man am liebsten die Hand vor das Auge halten möchte. So kann es sein, dass der Augenarzt sich vielleicht sogar bei guter Sehschärfe zur Operation entschließen muss, weil der betreffende Patient sein Geld als Lkw-Fahrer oder Pilot verdient und nicht mehr berufstauglich ist. Das ist aber die ganz große Ausnahme. Ein Auge mit Sehschärfe 0,8 oder 1,0 sollte man im Normalfall nicht operieren. Die Messung des Kontrastsehens mit und ohne Blendung kann in dieser Situation eine Entscheidungshilfe sein. Auch könnte es sein, dass die Sehschärfe in der Nähe trotz Lesebrille sehr viel schlechter ist als in der Ferne. Das ist der Fall, wenn eine Trübung genau die Mitte der Linse betrifft. Da sich die Pupille beim Blick in die Nähe verengt, stört sie dann ganz besonders.

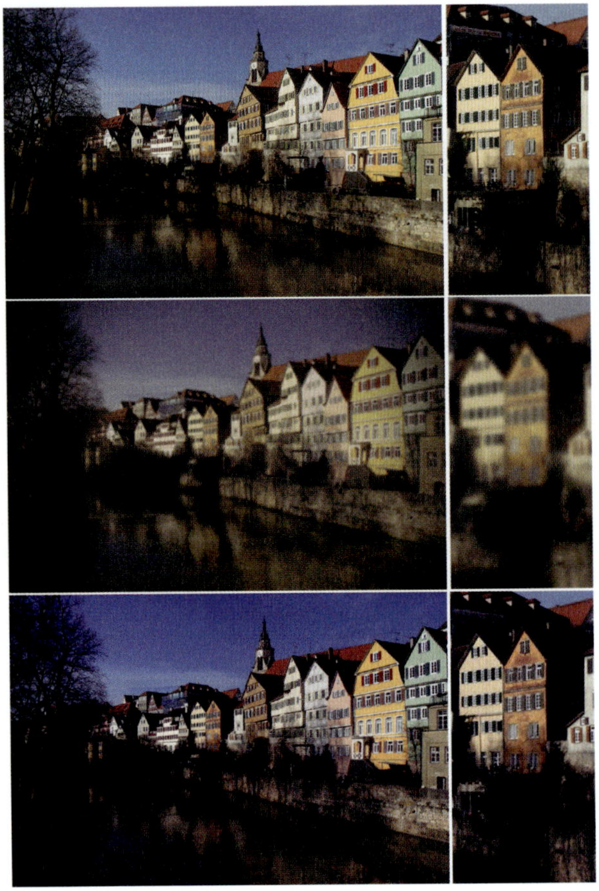

Abb. 34: Sehen mit Katarakt vor und nach der Operation
Das obere Bild der berühmten Tübinger Neckarfront war das Ausgangsfoto. Eine Patientin, deren eine Augenlinse schon so deutliche Trübungen aufwies, dass die Operation kurz bevorstand, betrachtete es mit dem Auge mit der getrübten Linse. Dann wurde das Foto mittels eines Bildbearbeitungsprogramms so lange manipuliert, bis es für das gute Auge genauso aussah wie für das Auge mit der trüben Linse (mittleres Bild). So also sieht das Kataraktauge, wobei es sich hier nicht um eine sehr ausgeprägte Katarakt handelte. Das untere Bild wurde auf die gleiche Weise nach der Operation erstellt und zeigt die deutliche Kontraststeigerung und den Blaustich im Vergleich zum anderen Auge mit der natürlichen Linse. Eine Ausschnittvergrößerung aus der Bildmitte in der rechten Spalte verdeutlicht die Unterschiede.

Die Therapie der Katarakt

Um zu verstehen, worum es bei der Katarakt geht, müssen wir wissen, wie sie behandelt wird. Und da gibt es – abgesehen von ganz seltenen Raritäten – nur die eine Möglichkeit: die getrübte Linse auszutauschen. Entweder ersetzt man sie durch eine klare künstliche Linse im Auge oder durch eine Kontaktlinse oder eine Brille. Die beiden letzten Möglichkeiten werden heutzutage kaum noch angewandt. Aber fangen wir von vorne an.

Schon lange vor Christus wusste man, dass sich das Sehen beim grauen Star durch die Entfernung der Augenlinse verbessern lässt. Die Linse wurde damals aber nicht wirklich entfernt, sondern nach hinten in den Glaskörper gedrückt. Dort löste sie allmählich eine Entzündung aus, die nicht nur das Operationsergebnis zunichtemachte, sondern das Auge insgesamt zerstören konnte. Wenn das so weit war, war der »Starstecher« schon über alle Berge. Der Patient hatte davon nur ein paar Tage klareres Sehen, das aber auch nicht wirklich klar war, denn unsere Linse hat eine Brechkraft von 18 Dioptrien, die von einer Brille hätten ausgeglichen werden müssen.

Im 19. Jahrhundert gelang es erstmals, die Linse schonend zu entfernen. Ihre optische Wirkung musste man durch eine starke Brille von ungefähr 12 Dioptrien ersetzen (die optische Wirkung einer Brille 2–3 cm vor dem Auge entspricht dem einer Linse von 18 Dioptrien im Auge). Eine Alternative bot die Kontaktlinse. Der englische Augenarzt Harold Ridley (1906–2001) beobachtete nach dem Zweiten Weltkrieg, dass Plexiglassplitter aus zerschossenen Flugzeugkanzeln, die in die Augen von Piloten eingedrungen waren, dort verblieben waren, ohne weiteren Schaden anzurichten. Offenbar fand keine Abstoßungsreaktion gegen das Plexiglas statt. So implantierte er 1949 die erste Kunststofflinse in ein menschliches Auge. 30 Jahre später war das Standard und die dicken Starbrillen Geschichte.

Die heute übliche Operationstechnik nennt man »Phakoemulsifikation«. *Phakós* ist das altgriechische Wort für Linse, und Emulsifikation bedeutet, dass man sie verflüssigt. Die Linse wird aber nicht in eine Flüssigkeit verwandelt, sondern so zerkleinert, dass sie sich wie eine Flüssigkeit absaugen lässt. Aber eins nach dem anderen. Die Operation muss natürlich in einer keimfreien Umgebung erfolgen, das Auge wird desinfiziert und der Kopf steril abgedeckt. Der Operationssaal muss denselben Anforderungen entsprechen wie der, in dem Herz- oder Gehirnoperationen stattfinden. In aller Regel wird die Operation ambulant vorgenommen. Das Auge muss vorher natürlich schmerzunempfindlich gemacht werden. Das geschieht heute überwiegend durch Augentropfen, die ein Lokalanästhetikum enthalten. Der Operateur erzeugt dann mit einer kleinen Lanzette eine 2,5–3 mm große Öffnung am Hornhautrand und mit einer Spritzenkanüle eine oder zwei weitere gegenüber. Durch die »große« Öffnung erfolgen die hauptsächlichen Aktionen, die kleinen Öffnungen erlauben, mit einem zweiten Gerät zuzuarbeiten. Nun muss man wissen, dass heute bei einer Kataraktoperation nicht mehr die komplette Linse entfernt wird. Man belässt ihre hintere Kapsel, weil das Auge dadurch sehr viel stabiler bleibt. Das heißt, die Linsenkapsel muss ausgehöhlt werden. Dazu entfernt man zuerst ein kreisförmiges Stück aus ihrem vorderen Teil, damit man an ihr Inneres herankommt. Dahinein muss schließlich die Kunstlinse. Durch diese Öffnung in der vorderen Linsenkapsel wird ein Saugspülgerät eingeführt, welches das Innere der Linse, also ihre getrübten Anteile, mit Ultraschall zerkleinert und dadurch absaugbar macht. Dem Erfinder der Phakoemulsifikation, Charles Kelman (1930–2004), soll die Idee beim Zähnereinigen auf dem Zahnarztstuhl gekommen sein. Wenn die Kapsel ganz von Linsenanteilen befreit ist, wird dahinein die künstliche Augenlinse implantiert. Sie muss zusammenfaltbar sein, damit sie durch eine 2,5 mm große Öffnung passt, und sie ist in ein spritzenartiges Gerät eingelegt, mit dem sie sich gut einführen lässt. In der Kapsel angekommen, entfaltet sie sich und hält sich mit kleinen »Füßchen« darin fest. Dann ist die Operation praktisch fertig. Die Öffnungen in der Hornhaut sind so klein, dass sie nicht zugenäht werden müssen. Eine Kataraktoperation ohne Besonderheiten dauert nur ungefähr 15 Minuten.

Die Technik hat sich gut bewährt, sie ist sehr schonend, stellt für die Patienten keine große körperliche Belastung dar, blutverdünnende Medikamente müssen nicht abgesetzt werden, sodass weder ein hohes Alter noch ein schlechter Allgemeinzustand einen grundsätzlichen Hinderungsgrund bilden. Auch wenn die Vorstellung eines Eingriffs im Auge sehr unangenehm ist, braucht man vor der Operation keine Angst zu haben. Komplikationen sind selten, aber natürlich nicht restlos auszuschließen. So kann es beispielsweise zu einer Blutung oder Entzündung kommen. Bei einer von 1000 Operationen muss man mit gravierenden Komplikationen rechnen. Das ist beruhigend wenig. Da die Operation in Deutschland mindestens 800 000-mal im Jahr durchgeführt wird, tragen allerdings immerhin 800 Augen operationsbedingte Schäden davon. Damit gilt für die Katarakt dasselbe wie für alle anderen Operationen: Nur wenn sie wirklich notwendig ist, sollte man sie in Angriff nehmen.

Damit sind wir wieder bei der schwierigen, aber entscheidend wichtigen Frage: Wann ist die Kataraktoperation notwendig? Bei einem Patienten mit einer erheblichen Linsentrübung, der mit den Sehanforderungen des Alltags (Lesen, sich auch bei schlechtem Licht orientieren, Gesichter erkennen, Autofahren bei Nacht mit Gegenverkehr) deutliche Probleme hat, die sich durch eine Brillenkorrektur nicht mehr bessern lassen, ist die Operation klar angezeigt. Bei einem Patienten, der nur leichte Probleme hat, dessen Linse wenig getrübt und die Sehschärfe gut ist, besteht kein Grund für den Eingriff. Dazwischen liegt eine Grauzone.

Wir dürfen keinen Hehl daraus machen, dass mit Kataraktoperationen gutes Geld verdient wird. Deshalb – Augenärzte sind auch nur Menschen und müssen die hohen Kosten von Praxis und Operationssaal erwirtschaften – besteht gerade bei dieser Operation das Risiko, dass sie auch dann empfohlen wird, wenn sie nicht unbedingt sein müsste. Bei folgenden Aussagen sollten Sie misstrauisch werden:

»Es ist ohnehin irgendwann notwendig, wir bringen es am besten gleich hinter uns.« Mit dieser Begründung könnte man auch fast jederzeit einen Hüftgelenkersatz oder einen Herzbypass empfehlen.

»Besser jetzt, wo Sie noch fit sind, in ein paar Jahren sind Sie vielleicht zu hinfällig …« Das gilt nicht für die Kataraktoperation, man kann auch Hundertjährige im Pflegeheim noch operieren.

»Wenn Sie zu lange warten, wird die Operation schwieriger, das Risiko höher, und das Auge ist gefährdet.« Dazu müssten Sie sehr, sehr lange warten. Katarakte in diesem Ausmaß findet man in armen Ländern, kaum jemals bei uns. Länger mit der Operation zu warten, ist in unseren Breiten fast nie ein Problem.

»Sie werden blind.« Das ist auf uns hier in Deutschland bezogen Unsinn. Richtig ist, dass in den ärmeren Ländern die Katarakt tatsächlich die wesentliche Ursache für eine Erblindung ist, die man durch eine Operation verhindern könnte. Eine Katarakt schreitet selten ganz schnell fort, ein Aufschub der Operation ist so gut wie immer möglich.

Es lässt sich nicht abstreiten: Manchmal ist es schwierig, Ihnen den richtigen Rat zu geben. Soll man die Operation favorisieren oder Abwarten empfehlen? Sie erwarten, dass Ihnen der Augenarzt ehrlich sagt, was er selbst täte, wenn er in Ihrer Situation wäre, Ihre Linse und Ihre Sehschärfe hätte. Das sollte für den Arzt immer der wichtigste Maßstab sein. Empfiehlt man Ihnen eine Operation bei »zu gutem« Sehvermögen, werden Sie sehr wahrscheinlich enttäuscht sein, weil Sie von Ihren Bekannten gehört haben, dass man nach der Operation viel besser sieht und sich das Sehen bei Ihnen nur ein klein wenig verbessert hat. Es ist ähnlich wie beim Autokauf: Wenn Sie sich alle zehn Jahre ein neues Auto kaufen, sind Sie in der Regel begeistert, wie toll Ihr neues Fahrzeug ist. Kaufen Sie sich aber jedes Jahr einen neuen Wagen, ist der Fortschritt begrenzt, und manchmal müssen Sie vielleicht sogar sagen: »Vorher war es besser.« Das sollte einem nach der Kataraktoperation möglichst nicht passieren.

Die Kunstlinse hat zwar eine fantastische Qualität, aber das Sehen ist eine Spur anders als mit der natürlichen Linse. Sie kann nicht akkommodieren. Das ist kein Problem, wenn man etwa 60 ist, da ist nämlich auch bei der »echten« Linse kaum noch Akkommodation übrig. Ist die Pupille weit, also im Dunkeln, können seltsame periphere Lichterscheinungen auftreten, weil nun nicht mehr nur der optische Teil der Linse, sondern auch ihr Befestigungsapparat in den Strahlengang kommt. Gerade junge Menschen mit weiteren Pupillen sind hier gefährdet. Man braucht nach der

Operation Geduld, um sich daran zu gewöhnen. Das Sehen ist anders, das Bild klarer und bläulicher. Es kann manchmal Wochen dauern, bis man mit dem neuen Sehen vertraut und zufrieden ist. Je schlechter das Sehen vorher war, desto schneller freundet man sich natürlich mit seiner neuen Linse an.

Es kann sich auch ein Nachstar entwickeln. Das bedeutet, dass die hintere Linsenkapsel eintrübt und das Sehen ähnlich wird wie zuvor mit der Katarakt. Das lässt sich einfach beheben, indem man mit einem Laser die getrübte hintere Kapsel eröffnet und für klaren Durchblick sorgt. Dadurch destabilisiert man allerdings das Auge ein wenig (sonst hätte man das ja gleich während der Operation machen können). Aber einige Wochen nach der Operation ist die neue Linse in die Kapsel eingewachsen, sodass dies unproblematisch ist. Allerdings ist das Auge mit der Kunstlinse nicht mehr dasselbe wie das natürliche Auge, es ist ein wenig instabiler. Die Folge davon: Nach Kataraktoperationen gibt es etwas häufiger Netzhautablösungen als sonst. Manchmal kommt es auch im Rahmen der Heilungsvorgänge nach der Operation zu einer Wassereinlagerung in der Makula. Das bessert sich meistens von alleine wieder. All das unterstreicht, dass man die Entscheidung für die Operation überlegt treffen muss.

Die Operation bietet neben der Beseitigung der Linsentrübung weitere vorteilhafte Möglichkeiten: Ist man myop oder hyperop, kann man sich wünschen, durch die Operation normalsichtig zu werden. Das wird vor allem die Hyperopen begeistern. Man berechnet die Kunstlinse so, dass sie die Fehlsichtigkeit mitkorrigiert. Beim Myopen muss man damit etwas vorsichtig sein. Er ist gewöhnt, ohne Brille lesen zu können. Nimmt man ihm seine Myopie, kann er das nicht mehr und ist möglicherweise enttäuscht. Im Zweifelsfall kann man den Zustand nach der Operation vorher durch eine Kontaktlinse simulieren. Im Allgemeinen ist man gut beraten, wenig zu ändern. Natürlich wird man eine Myopie mit -7 Dioptrien nicht so lassen, sondern sie auf etwa -2 dpt einstellen. Dann funktioniert das Lesen ohne Brille, und man sieht in der Ferne ohne Brille sehr viel besser als vorher. Allerdings, eine Garantie, dass die angepeilte Brillenstärke auch erreicht wird, kann Ihnen der Augenarzt nicht geben. »Berechnen«

klingt, als könne man die Brillenstärke nach der Operation vorher ganz genau bestimmen. Es klappt meistens gut, und die Messgeräte sind heute sehr zuverlässig, aber manchmal stimmt es dann trotzdem nicht so, wie man gerne möchte. Man hat es eben mit lebendiger Materie zu tun.

Einen besonderen Vorteil hat die Operation für Patienten mit einem Glaukom: Die Kunstlinse braucht weniger Platz als die natürliche, dadurch sinkt der Augeninnendruck leicht. Auch das kann im Einzelfall den Entschluss erleichtern.

Die Standard-Kataraktoperation wird von der Kasse vollständig bezahlt, einschließlich der Kunstlinse. Nun kann es sein, dass Ihnen der Augenarzt ein Angebot macht: Zum einen könne er die Operation mit Laserunterstützung genauer und sicherer durchführen. Zum anderen gebe es auf dem Markt bessere Linsen als die Kassenlinsen, sogenannte Premiumlinsen.

Zur Laserunterstützung: Die Eröffnung der vorderen Linsenkapsel geht damit tatsächlich genauer als »von Hand«. Auch lässt sich das Linseninnere mit dem Laser vorzerkleinern, sodass das Ultraschallgerät weniger Energie einsetzen muss. Man könnte natürlich fragen, warum der Augenarzt nicht grundsätzlich den Laser nimmt, wenn das Verfahren tatsächlich besser und schonender ist. Welche Gründe gibt es, ein schlechteres Verfahren anzuwenden? Die Kosten für einen Laser bewegen sich im Bereich von Immobilienpreisen; nicht jeder Chirurg hat ein solches Gerät. Und wenn er eines hat, muss er es auch finanzieren. Er muss deshalb einen beträchtlichen Aufpreis berechnen, den die Kasse nicht übernehmen wird. Die Lasertechnik mag unter bestimmten Umständen (z. B. bei einer sehr harten Linse) Vorteile haben, aber eine groß angelegte Studie, 2020 in der angesehenen Medizin-Zeitschrift The Lancet veröffentlicht, konnte nicht beweisen, dass man nach einer Laser-unterstützten Operation besser sieht oder mit weniger Komplikationen rechnen muss. Fazit: Man kann sich dafür entscheiden, aber man braucht keine Sorge zu haben, wenn man sich an die klassische, in Deutschland von Thomas Neuhann entwickelte Technik hält, bei der die vordere Linsenkapsel »von Hand« eröffnet wird.

Dann wären da die Premiumlinsen. Der Traum jedes Patienten ist es, nach der Operation keine Brille mehr zu brauchen. Allerdings wird Sie auch die teuerste Linse nicht davor bewahren, immer wieder einmal eine Brille aufsetzen zu müssen. Schauen wir in Ruhe die Angebote durch, die der Katarakt-Chirurg vorlegt.

Das erste Angebot ist eine asphärische Linse. Dafür verlangen viele Chirurgen gar keinen Aufpreis. Asphärisch heißt, ihre Form weicht von der Kugelform ab. Diese Linsen haben bessere Abbildungseigenschaften als rein kugelige Linsen. Der Fotograf versteht es, denn teure Objektive enthalten auch asphärische Linsen. Diese braucht man vor allem, um ein Bild bis in die äußersten Ecken scharf darzustellen, denn da kommen bei sphärischen Linsen unvermeidbare Abbildungsfehler ins Spiel. Unser Auge sieht aber nur im Zentrum wirklich scharf, deshalb ist die Linse, die alles auch in den Ecken scharf abbildet, nicht wirklich notwendig. Unsere natürliche Linse ist schließlich auch kein optisches Spitzenprodukt.

Dann gibt es die torischen Linsen. Diese entsprechen den zylindrischen Brillengläsern, die einen Astigmatismus ausgleichen. Sie müssen deshalb exakt positioniert werden. Sie sind in einigen Fällen nützlich, keineswegs jedoch bei einem geringen Astigmatismus bis 1 Dioptrie. Man kann den Astigmatismus auch gut mit einer Brille ausgleichen, so wie man es ja bisher gewöhnt war. Bei einem deutlich ausgeprägten Astigmatismus kann man mit einer torischen Linse die Chance vergrößern, dass man in Nähe oder Ferne ganz ohne Brille auskommen kann.

Das nächste Angebot ist eine Blaufilterlinse – sie ist gelb gefärbt und filtert blaues Licht heraus. Wenn die natürliche Linse im Lauf des Lebens trüb wird, färbt sie sich meistens auch ein wenig bräunlich. Das kann unsere Netzhaut herausrechnen, sie macht einen Farbabgleich. Wenn man eine klare Linse eingesetzt bekommt, wird man nach der Operation überrascht feststellen, dass alles etwas blau aussieht, aber das Auge wird sich bald wieder anpassen. Die gelb gefärbte Linse erhält uns in etwa den Farbeindruck von vor der Operation. Manchmal wird auch damit geworben, dass diese Linse schädliches kurzwelliges Licht zurückhält. Letzteres kann zumindest in der Theorie der Netzhaut gefährlich werden. Aber stark kurzwelliges Licht und vor allem ultraviolettes Licht werden auch von einer normalen klaren Linse herausgefiltert. Bislang konnte nicht durch Studien nachgewiesen werden, dass eine gelb gefärbte Linse besser vor Netzhautschäden schützt als eine klare Linse. Man braucht die gelb gefärbte Linse nicht, richtet damit aber auch keinen Schaden an.

Das teuerste Angebot ist die Linse, die uns komplett unabhängig von der Brille machen soll. Damit sollen wir in jeder Entfernung scharf sehen können, so wie in unserer Jugend. Es klingt, als sei dies der ganz große Wurf. Wie funktioniert das? Keineswegs so wie bei unserer jugendlichen natürlichen Linse, die ihre Form ändern, sprich akkommodieren konnte. Das kann die Kunstlinse nicht. Sie hat aber mehrere Brennpunkte, wodurch sich zwei oder drei Bilder in verschiedenen Entfernungen überlagern: Eins ist weit weg, unendlich gewissermaßen, eins in Leseabstand, und idealerweise liegt noch eins dazwischen. Der Fotograf wird hellhörig: Das kann doch kein gutes Bild geben! Betrachtet man die Kunstlinse mit der Lupe, erkennt man bei einigen feine kreisförmige Rillen. Das muss doch Streulicht geben! Und genau damit sind die beiden Nachteile beschrieben: Das Bild kann niemals so gut sein wie das einer Einstärkenlinse, und insbesondere bei weiter Pupille entsteht jede Menge Streulicht. Kein seriöser Fotograf würde ein nach diesem Prinzip konstruiertes Objektiv verwenden, es sei denn, er will seinen Bildern ein wenig impressionistischen Flair verleihen.

Wer sich für diesen Linsentyp entscheidet, verzichtet auf die maximal mögliche Bildqualität und muss mit Problemen bei nächtlichem Autofahren rechnen. Dafür kommt er in den meisten Alltagssituationen ohne Brille aus. Allerdings: Ganz ohne Brille geht es nur, wenn man gehörige Abstriche an der Qualität des Sehens macht. Um längere Zeit kleine Schrift zu lesen oder am Computer zu arbeiten, braucht man oft auch mit multifokaler Linse noch eine zusätzliche Brille. Wenn man sich für eine Multifokallinse entscheidet, muss man eine abgrundtiefe Abneigung gegen jede Art von Brille hegen. Wer vor seiner Staroperation gut mit seiner Gleitsichtbrille zurechtkam, sollte sich gegen eine Multifokallinse entscheiden. Das Risiko besteht, dass er damit nicht glücklich wird.

Nicht unerwähnt sollte bleiben, dass es außer der durch natürliche Alterung entstandenen Katarakt noch einige seltenere Ursachen für eine Linsentrübung gibt. Die Linse kann sich beispielsweise infolge einer Iritis, durch eine Augenverletzung oder durch langdauernde Kortisontherapie trüben. Das Vorgehen ist aber das gleiche wie beim »Altersstar«.

Info

Alles eine Geld-Frage?

Immer mehr interessieren sich Finanzinvestoren für die Augenheilkunde und kaufen sich in Praxisketten ein. Solche Ketten haben die Tendenz, sich zu vergrößern und alteingeführte Praxen zu übernehmen. Das muss nicht schlecht sein, Praxisketten können durchaus am Patientenwohl orientiert sein und ethisch einwandfrei arbeiten. Aber sie müssen auch Gewinne für den Investor erwirtschaften. Das kann zum einen dazu führen, dass Kataraktoperationen vorgeschlagen werden, bevor sie notwendig sind. Zum anderen werden gelegentlich ausgeklügelte aufpreispflichtige Angebote im Zusammenhang mit der Operation unterbreitet. Diese sind mitunter sehr kreativ, sodass selbst die Autoindustrie Respekt zollen müsste. Man kann alle Aufpreisangebote bei der Kataraktoperation ablehnen, ohne ein schlechtes Operationsergebnis oder einen Schaden für seine Augen befürchten zu müssen. »Premiumlinsen« ist ein in keiner Weise geschützter und genau definierter Begriff und besagt nicht, dass diese Linsen grundsätzlich besser sind als diejenigen, deren Kosten die Kasse komplett übernimmt. Asphärische Linsen, Blaufilterlinsen oder torische Linsen kann man gerne auswählen und wird es kaum jemals bereuen. Die Entscheidung für eine Multifokallinse sollte man sich aber sehr genau überlegen.

KAPITEL 7

Augenkrankheiten: Netzhaut, Sehnerv und Sehbahn

Der Glaskörper – meistens unsichtbar

Das Augeninnere zwischen Linse und Netzhaut ist mit einer geleeartigen Masse ausgefüllt, dem sogenannten Glaskörper. Er besteht zu 98 % aus Wasser. Der Rest sind Hyaluronsäure und Kollagen. Hyaluronsäure ist ein der Stärke ähnliches Molekül, das überall im Körper vorkommt und Meister darin ist, Wasser zu binden und zusammenzuhalten. Diese Hyaluron-Wasser-Komplexe werden von ganz feinen unsichtbaren Bindegewebsfasern, einem strickleiterartigen Kollagennetzwerk zusammengehalten und zusätzlich außenherum von einer äußerst feinen Kollagenmembran umhüllt. Diese hat vorne mit der hinteren Linsenkapsel und hinten mit der Netzhaut Kontakt. Mit der Netzhaut verklebt ist sie an mehreren Stellen: um die Makula, am Sehnerveintritt und in der Peripherie ca. 2 mm vor dem Ende der peripheren Netzhaut sowie bei manchen Menschen an einigen zufälligen Punkten dazwischen.

Der Glaskörper braucht eigentlich keine Aufmerksamkeit, man bemerkt ihn nicht. Leider altert er im Lauf des Lebens. Es bilden sich verflüssigte Räume in seinem Inneren, in denen das verdrillte Kollagennetzwerk im Auge herumwabert. Dann können, dort wo vorher alles klar und durchsichtig war, Strukturen wie Fäden und Flusen sichtbar werden. Das sieht manchmal aus wie ein Schwarm Mücken, deshalb trägt die Erscheinung auch den Namen *Mouches volantes*, »fliegende Mücken«; zur Abwechslung mal ein französischer Fachbegriff in der Augenheilkunde.

Bevor diese »Mücken« anfangen, sich auszubilden, können wir bereits Verdichtungen in der Glaskörperstruktur wahrnehmen. Sie kommen höchst ungelegen, denn der Glaskörper soll gemäß seinem Namen klar und durchsichtig wie Glas sein. Normalerweise stören sie meist nur kurz, wenn wir auf einen hellen Hintergrund schauen und sich so ein Schattenwurf auf der Netzhaut zeigen kann. Auch verfügt unsere Netzhaut über einen sehr praktischen Mechanismus, der alle Bilder löscht, wenn ein Objekt sich nicht mehr auf der Netzhaut bewegt. Deshalb sehen wir das Muster unserer Blutgefäße in der Netzhaut auch nicht. Wenn wir unsere Augen absolut still halten könnten, würden wir aufhören etwas zu sehen. Deshalb bewegen sich unsere Augen immer ein ganz klein wenig, auch wenn wir glauben, wir würden ganz ruhig etwas fixieren.

Schrumpft unser Glaskörper im Lauf des Lebens weiter, löst er sich unter Umständen von seinen Anheftungspunkten an der Makula, dem Sehnervkopf und der Netzhaut, da wo sie in der Peripherie endet, ab. Nun kann er befreit von seinen Fesseln im Auge umherschaukeln. Was das für die Schlieren, Verdichtungen und Trübungen bedeutet, können Sie sich ausmalen. Jetzt werden sie richtig sichtbar, der Löschmechanismus der Netzhaut greift nicht mehr, weil die Glaskörperschlieren nicht mehr still liegen. Manchmal sind Verdichtungen beträchtlichen Ausmaßes unterwegs, die sogar das scharfe Sehen stören können, wenn sie der Makula zu nahe kommen. Im Dunkeln sieht man sie gar nicht oder kaum, wohl aber wenn man in den hellen Himmel oder auf ein weißes Waschbecken blickt. Das liegt daran, dass die engere Pupille ein schärferes Bild auf der Netzhaut erzeugt. Der Fotograf kennt das: Staub auf dem Bildsensor wird erst bei kleiner Blende störend sichtbar.

Was kann man gegen Mücken und andere Flugobjekte im Glaskörper tun? Zunächst einmal abwarten. Sie können sich der Schwerkraft folgend nach unten absetzen, wo sie nicht mehr stören. Oder sie können fixiert und von der Netzhaut-Bildverarbeitung gelöscht werden. Dann ist es vorbei mit den ungewollten Erscheinungen. Man kann sie auch operativ entfernen, zusammen mit dem Glaskörper, der dann durch Flüssigkeit ersetzt wird. Das ist aber keine kleine Operation, birgt dementsprechend einige Risiken und hat keine Erfolgsgarantie. Deshalb bleibt dieser Eingriff schweren, sehr störenden Fällen vorbehalten, die sich partout nicht bessern wollen. Weniger gefährlich scheint es, die störenden Elemente mit einem Laser zu zerkleinern (ähnlich dem, der den Nachstar beseitigt). Aber dabei besteht das Risiko, dass die Augenlinse oder die Netzhaut verletzt wird und aus wenigen großen Flugobjekten viele kleine werden. Glaskörpertrübungen stören am meisten, wenn sie sich nahe bei der Netzhaut aufhalten, in dieser Region ist aber auch die Gefahr eines Schadens durch die Lasertherapie am größten. Die Anwendung dieser Methode, die nur scheinbar sanfter ist als die Glaskörperreinigung, sollte deshalb gut überlegt sein. Die typischen im Lauf des Lebens erworbenen Trübungen sind harmlos und gefährden das Sehen insgesamt nicht. Auch hat man keine Gewissheit, dass einen die zerkleinerten Mouches volantes dann weniger stören als die intakten.

Netzhautablösung – reparabler Notfall

Die Schrumpfung und Ablösung des Glaskörpers von seiner Anheftung an der Netzhaut gehören zum normalen Alterungsprozess. Meistens läuft dieser Vorgang unbemerkt ab und macht allenfalls durch einen »Floater« im Gesichtsfeld auf sich aufmerksam. Vielleicht bemerkt man aber, wie der jetzt bewegliche Glaskörper an der Netzhaut zieht: Man sieht kurze Blitze. Interessanterweise erscheinen die Blitze genau *gegenüber* der Zugstelle, also unten innen, wenn es oben außen zieht. Sie müssen nichts Schlimmes bedeuten, sollten aber dennoch ein Grund für einen Besuch beim Augenarzt sein, um ihn bei erweiterter Pupille nach dem Rechten sehen zu lassen.

Der Glaskörper könnte bei seiner Ablösung ein kleines Blutgefäß der Netzhaut aufreißen, dann blutet es ein wenig in den Glaskörperraum. Wenn das oben passiert, wird man die Blutung von unten aufsteigen sehen, etwa wie Rauch mit Ruß dabei. Auch das ist nicht schlimm, die Blutung baut sich fast immer restlos wieder ab. Dann muss man sich aber unbedingt vergewissern, ob es dem Glaskörper gelungen ist, ein Loch in die Netzhaut zu reißen. Das ist auch ohne Blutung möglich. Ein solches Loch mag winzig klein sein, aber es könnte dadurch Flüssigkeit hinter die Netzhaut fließen und diese von ihrer Unterlage abheben. Die Netzhaut ist nämlich nur an der Sehnervpapille und ganz außen fest mit ihrer Unterlage verwachsen. Man spricht dann von Netzhautablösung, der Fachbegriff dafür lautet Amotio oder Ablatio, (beides stammt aus dem Lateinischen und heißt »wegnehmen«, »ablösen«). Typischerweise bemerkt man bei einer Netzhautablösung von oben einen von unten rasch aufsteigenden Schatten, der die Netzhautmitte möglichst nie erreichen sollte. Netzhautablösungen von unten hingegen schreiten nur sehr langsam fort und bleiben manchmal unbemerkt. Zudem widmen wir unserem oberen Gesichtsfeld sehr viel weniger Aufmerksamkeit als dem unteren. Dass uns, wie vom Häuptling Majestix bei Asterix und Obelix befürchtet, der Himmel auf den Kopf fallen könnte, ist schließlich nicht sehr wahrscheinlich.

Eine Ablösung tut den Sinneszellen der Netzhaut gar nicht gut. Sie werden schlechter mit Blut versorgt, und die Entsorgung von Abfallprodukten über das Pigmentepithel funktioniert auch nicht mehr richtig. Das Problem muss rasch erkannt und unter Umständen durch eine Operation behoben werden. Dazu gibt es zwei Ansätze: Einmal kann man den Glaskörper absaugen und die Netzhaut mit Gas oder Silikonöl wieder an die Unterlage drücken. Das Entfernen des Glaskörpers nennt man Vitrektomie, der Gas- oder Silikonöleinsatz wird als Endotamponade bezeichnet. Alternativ kann man von außen auf das Auge eine kleine Silikonschaumplombe aufnähen, die es so eindrückt, dass die Unterlage genau in dem Bereich, wo sich das Loch oder die Löcher befinden, wieder zur Netzhaut kommt. Dieses Vorgehen nennt man »episklerale Buckelchirurgie«, episkleral bedeutet »von außen auf der Lederhaut«. In beiden Fällen, sowohl bei der Endotamponade als auch bei der Buckelchirurgie, muss man dafür sorgen, dass die Netzhaut auf Dauer wieder mit ihrer Unterlage verbunden bleibt. Das geschieht auf ziemlich rabiate Art und Weise: Man erzeugt entweder mit dem Laser um das Loch herum kleine Verbrennungen oder mit einem Kältestift von außen kleine Vereisungen. Beide Verfahren führen zur Vernarbung der Netzhaut mit ihrer Unterlage, wodurch sie sich an der Stelle nicht mehr ablösen kann und das Loch verschlossen ist. Wenn die Makula noch nicht abgelöst war, hat der Patient eine gute Chance, dass sich seine Sehschärfe wieder normalisiert. Ist die Makula bereits abgelöst, stehen die Chancen für die Rückgewinnung einer guten Sehschärfe schlechter. Deshalb darf man keine Zeit verlieren, wenn sich Anzeichen einer Netzhautablösung zeigen.

Wenn man ein bedrohliches Loch findet, *bevor* es zur Netzhautablösung kommt, kann man das Problem mit dem Laser beheben, ohne das Auge operieren zu müssen und erspart der Netzhaut den Stress, eine Fernbeziehung mit ihrer Unterlage zu beginnen. Das ist der Grund, warum man bei Blitzen umgehend den Augenarzt aufsuchen sollte.

Info

Die Alarmzeichen für eine Netzhautablösung

Die Netzhautablösung hat drei Warnstufen: Bei Stufe 1 sehen Sie Blitze, bei Stufe 2 sind es Rauch oder Regen (Blutung oben oder unten), und bei Stufe 3 ist es eine sich hochschiebende Mauer oder ein von oben langsam fallender Vorhang. Bei Stufe 3 ist es zur Netzhautablösung gekommen, das ist dann ein Notfall und bedarf umgehend augenärztlicher Hilfe, möglichst noch am selben Tag. Die Erfolgsaussichten der Operationen sind sehr gut, meistens gelingt es, die Netzhaut wieder anzulegen. Ob die Sehschärfe wiederkehrt, hängt, wie ich bereits erwähnt habe, vom Zustand der Makula ab.

Ganz wichtig: Wurde mit Gas operiert, sind Flugreisen oder Touren ins Gebirge so lange tabu, bis das Gas wieder vollständig resorbiert wurde. Andernfalls würde es sich bei niedrigem Luftdruck in der Höhe ausdehnen, der Augeninnendruck würde ansteigen und das Auge könnte erblinden.

Es ist logischerweise definitiv am besten, eine Netzhautablösung zu verhindern, also schon bei Stufe 1 oder 2 einzuschreiten.

Da kann man mit einer Laserbehandlung die Netzhaut an ihre Unterlage anheften, ohne dass sie weiteren Schaden nimmt.

Das tut meist nicht weh, die Netzhaut selbst ist nicht schmerzempfindlich, genau wie das Gehirn. Der Laserpunkt ist sehr klein, viel kleiner als 1 mm. Dadurch wird kein nennenswerter Schaden angerichtet, man kann nur bei einer genauen Gesichtsfelduntersuchung feststellen, dass eine winzige Narbe entstanden ist.

Der Augenarzt muss auf jeden Fall die Pupille erweitern, auch wenn er nur herausfinden will, ob Gefahr droht. Deshalb sollte man auf keinen Fall sein eigener Chauffeur sein, wenn man den Augenarzt aufsucht.

Epiretinale Gliose – Fältchen im Auge

Dass der Glaskörper im Lauf des Lebens schrumpft, ist aus einem weiteren Grund nicht willkommen: Teile seiner hinteren Grenzmembran können an der Netzhaut kleben bleiben und dort ein spinnwebenartiges Netz bilden, das wächst und sich zusammenziehen kann. Man bezeichnet dieses Problem als epiretinale Gliose. Früher hieß es Zellophanmakulopathie. Und genauso bietet es sich dem Augenarzt dar: Es sieht aus, als läge eine feine leicht gefältelte Frischhaltefolie auf der Netzhaut. Und andersherum schaut es genauso aus, so als blicke man durch eine leicht zerknüllte Plastikfolie. Das Bild ist etwas verzerrt, das wird besonders deutlich sichtbar, wenn man beispielsweise regelmäßiges Mauerwerk betrachtet. Dadurch inspiriert hat sich der Schweizer Marc Amsler (1891–1968) einen wichtigen augenärztlichen Test ausgedacht: ein Kärtchen, das aussieht, als sei es aus einem Mathematikheft ausgeschnitten. Man schaut es – jedes Auge einzeln – mit seiner Lesebrille an und achtet darauf, ob die Linien irgendwo verbogen erscheinen oder gar unterbrochen sind. Mit dem OCT kann man diese Diagnose heute sehr gut stellen.

Die schrumpfenden Spinnweben vor der Makula können die Netzhaut etwas anheben und die sonst schön in Reih und Glied stehenden Fotorezeptoren durcheinanderbringen. Sie können die Netzhaut nicht komplett von ihrer Unterlage abreißen, aber schlimmstenfalls ein Loch in der Makula erzeugen. Das Ganze kann sich von allein wieder bessern. Und wenn es schlimm kommt, kann man diese Spinnwebenmembranen entfernen. Das geschieht mithilfe einer Vitrektomie, also durch den Austausch des Glaskörpers gegen Flüssigkeit. Das ist eine Operation, die wohlüberlegt sein muss, denn sie bedeutet natürlich Stress für das Auge und birgt das Risiko von Komplikationen. Grundsätzlich ist die Operation angezeigt, wenn das führende Auge des Patienten betroffen ist und ihn die Verzerrungen beim beidäugigen Sehen permanent stören. Ist das geführte Auge betroffen und nimmt der Patient die Verzerrungen nur nach Abdecken des führenden Auges wahr, sollte mit der Operation gewartet werden, bis das Lesen mit dem betroffenen Auge eingeschränkt ist.

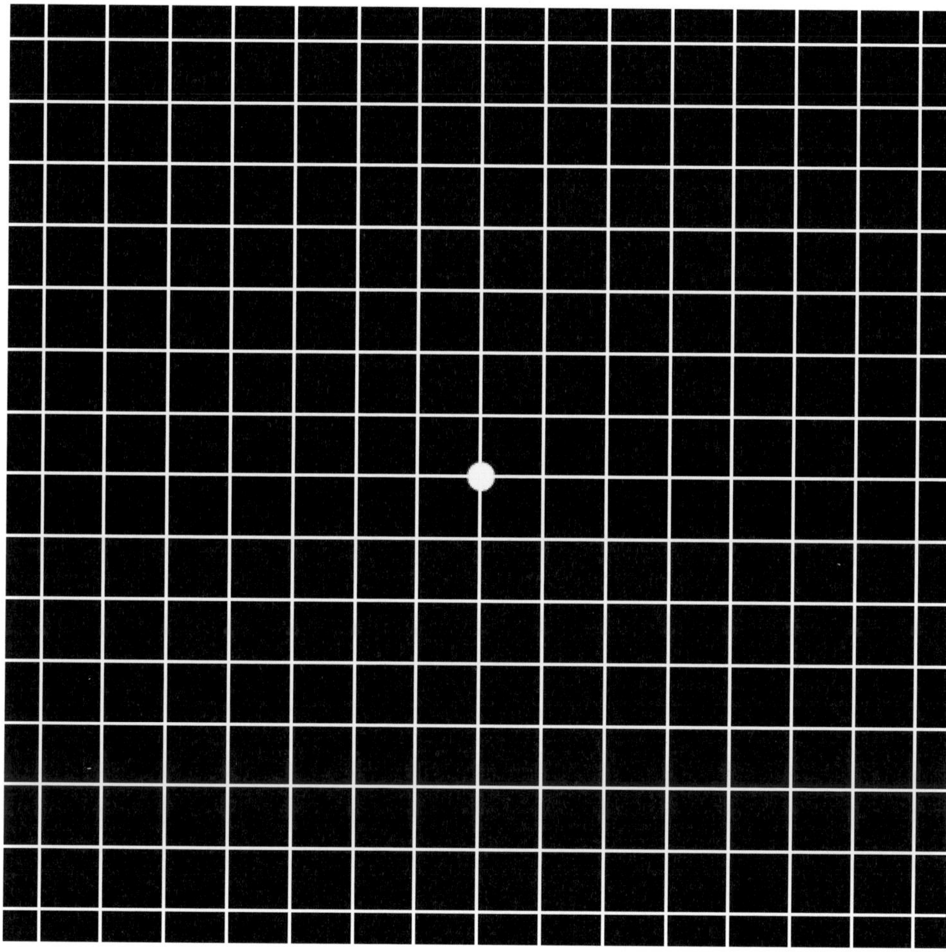

Abb. 35: Amsler-Gitter
Man deckt ein Auge ab und schaut mit Lesebrille aus Leseabstand auf die Mitte des Gitters. Man achtet darauf, ob sich irgendwo Unregelmäßigkeiten, Lücken oder Verzerrungen zeigen.

Makuladegeneration – Gefahr aus der Tiefe

Die epiretinale Gliose bereitet der Makula von vorne, vom Glaskörper her, Probleme. Es existiert aber eine noch ärgerlichere Bedrohung für die einzige Stelle in unserem Auge, die wirklich scharf sehen kann. Diese Bedrohung naht von hinten, von der Aderhaut her, man kann sie wortwörtlich als »hinterhältig« bezeichnen.

Die Netzhaut endet nach hinten mit dem Pigmentepithel, das aus einer einzigen Schicht dunkel gefärbter, sehr regelmäßig angeordneter Zellen besteht und das Licht schluckt, nachdem es die Fotorezeptoren passiert hat. Das Pigmentepithel hat aber auch wesentlich mit der Versorgung der Fotorezeptoren zu tun. Es ist verantwortlich für deren Erneuerung und Energiebereitstellung und räumt verbrauchte Anteile der Fotorezeptoren weg. Dazu benötigt es die Aderhaut, die unter ihm liegt und mit dem Blut den Sauerstoff heran- und den Müll wegschafft. Leider altert auch das Pigmentepithel im Lauf des Lebens (wen wundert das?), und es kann sein, dass es seinen Aufgaben nicht mehr richtig gewachsen ist. Wenn das zur Sehverschlechterung führt, sprechen wir von Makuladegeneration.

Es ist ähnlich wie beim grauen Star: Die Makuladegeneration ist Teil eines natürlichen Altersprozesses. Da wir immer älter werden, werden diese »normalen« Alterserscheinungen für immer mehr Menschen zum Problem. Die Frage, wie viele Menschen in Deutschland betroffen sind, lässt sich nicht so einfach beantworten, da die Spannweite ihrer Ausprägung sehr groß ist. In Deutschland gibt es knapp 500 000 Patienten im bereits fortgeschrittenen Stadium, wird geschätzt. Irgendwelche Anzeichen der Makuladegeneration wird man bei mindestens zehnmal so vielen Menschen finden.

Eines vorweg: Fast alle Presseartikel und wissenschaftlichen Beiträge beginnen mit Sätzen wie diesem: »Die altersbedingte Makuladegeneration ist die häufigste Erblindungsursache in der westlichen Welt.« Das ist falsch. Fast niemand erblindet an einer Makuladegeneration. Spricht man die Autoren auf diese offensichtliche Fehlinformation an, so entgegnen sie:

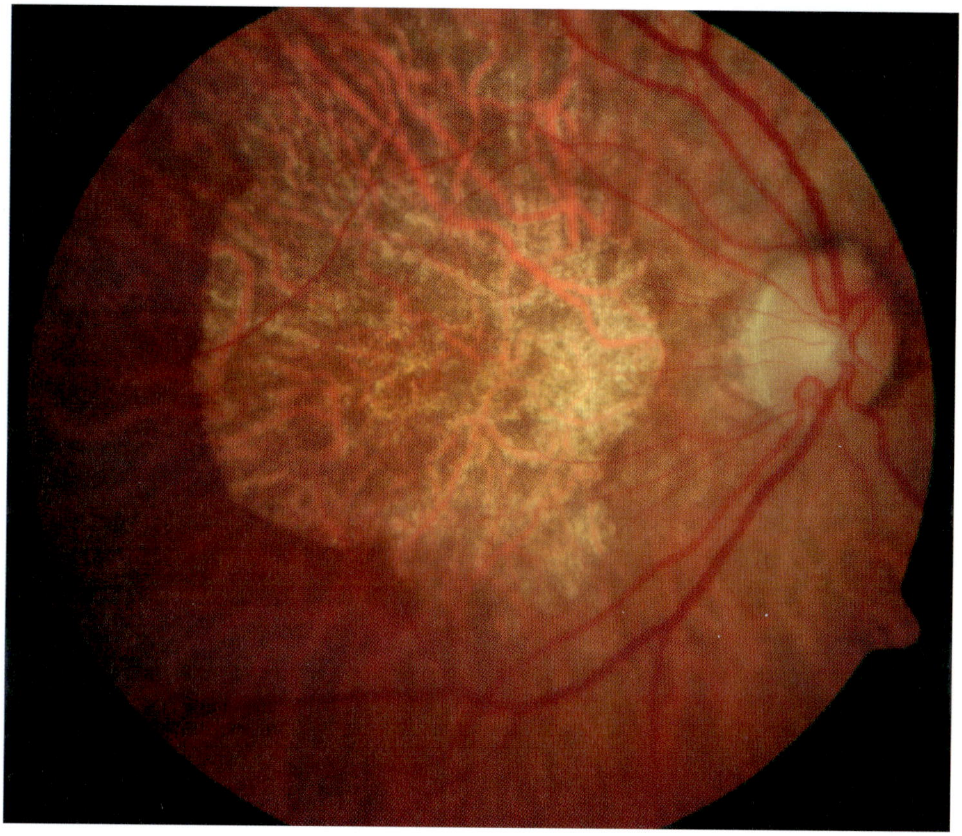

Abb. 36: Sogenannte trockene Makuladegeneration
Hier ist die Netzhaut im gesamten Bereich, den man als Makula *bezeichnet (und etwas darüber hinaus), geschwunden. Man blickt direkt auf die Aderhaut. Ein normaler Augenhintergrund findet sich auf Abb. 37.*

»Gemeint ist die gesetzliche Erblindung.« Nanu, was habe ich mir denn unter einer gesetzlichen (manchmal sagt man sogar legale) Erblindung vorzustellen? Gibt es denn auch eine illegale, eine gesetzeswidrige, also verbotene Erblindung? Der unschöne Begriff »gesetzlich blind« besagt, dass jemand die Sozialleistungen für Blinde in Anspruch nehmen darf, in Deutschland ist das zum Beispiel Blindengeld. Man könnte auch »Blindheit nach Schwerbehindertenrecht« sagen. Dazu muss man nicht vollständig blind sein, so wie man es sich beim Hören dieses Wortes vorstellt. Es gibt genaue Vorschriften, wie viel man noch sehen darf, um unter die Bestimmungen von »Blindheit im Sinne des Sozialgesetzbuches« zu fallen. Da aber die allermeisten Menschen mit Blindheit verbinden, dass die Betroffenen gar nichts mehr sehen, und ihnen die Feinheiten der »legalen Erblindung« nicht geläufig sind, ist es falsch und irreführend, den Begriff Blindheit im Zusammenhang mit der Makuladegeneration zu gebrauchen. Man kann die Fähigkeit verlieren, etwas klar, deutlich und scharf zu sehen, aber man behält immer die Fähigkeit, sich zu orientieren. Niemand mit einer Makuladegeneration muss sich führen lassen, niemand braucht einen Blindenhund. Trotzdem kann die Behinderung im Hinblick auf Tätigkeiten wie Lesen oder Autofahren erheblich sein, und viele betroffene Patienten sind im Alltag bei vielen Dingen auf die Unterstützung durch Angehörige oder Freunde angewiesen.

Zurück zur Netzhaut: Die Zapfen und Stäbchen in der Makula büßen allmählich an Funktion ein, wenn das Pigmentepithel seinen Aufgaben nicht nachkommt. Man kann mit der normalen Lesebrille nicht mehr lesen, braucht vielleicht eine Lupe und erkennt seine Freunde auf der anderen Straßenseite nicht mehr. Einiges lässt sich durch Verkürzung des Abstandes ausgleichen, man setzt sich näher ans Fernsehen, im Kino und Theater in die ersten Reihen. Schädlich ist das nicht, von einem kurzen Abstand zu Bildschirmen und Leinwänden droht den Augen keinerlei Gefahr. Genauso wenig schadet es, mit einer Lupe oder stärkeren Lesebrille den Leseabstand zu verkürzen. Wird das Sehen noch schlechter, gibt es eine Reihe spezieller elektronischer und optischer Hilfsmittel, die immer besser werden und häufig schon in Tablets oder Smartphones integriert sind. Man erhält sie bei spezialisierten Optikern und kann sich in Sehbehindertenambulanzen und -einrichtungen beraten lassen. Mit solchen Hilfsmitteln (an die man sich erst einmal gewöhnen und deren Benutzung man natürlich erst einmal üben muss) ist für mindestens 90 % der Patienten mit Makuladegeneration das Lesen möglich. Also, von wegen blind! Trotzdem müssen die Patienten, ihre Partner und Familien sich natürlich auf die Behinderungen im Alltagsleben einstellen. Diese Herausforderungen wollen wir nicht kleinreden (siehe auch Kapitel 8 »Sehbehinderung«, S. 258).

Die häufigste Form der Makuladegeneration ist jene, bei der die Sinneszellen sich einfach nur still verabschieden. Sie macht über 80 % der Fälle aus und schreitet nur langsam fort. Sie führt erst in sehr späten Stadien zum Blindengeldanspruch. Es gibt aber eine aggressivere Form, bei der es zu Gefäßeinsprossungen aus der Aderhaut unter die Netzhaut kommt. Aus diesen Gefäßen können Blut und Flüssigkeit austreten, deshalb nennt man die Erkrankung auch »feuchte Makuladegeneration«. Die langsam fortschreitende Form wird als »trockene Makuladegeneration« bezeichnet. Gefäßeinsprossungen, Blut und Flüssigkeit in der Netzhaut bewirken, dass der Untergang der Zapfen und Stäbchen in der Makula wesentlich schneller vor sich geht.

Bis etwa 2005 stand man als Augenarzt der feuchten Makuladegeneration ziemlich hilflos gegenüber. Alles, was man zur Behandlung unternahm, war aufwendig oder wenig erfolgreich, meistens beides. Man weiß, dass Gefäßeinsprossungen durch Notrufe der leidenden Netzhaut ausgelöst werden. Diese Notrufe erfolgen in Form der Ausschüttung eines Botenstoffs mit dem komplizierten Namen »Vascular Epithelial Growth Factor« kurz VEGF, »vaskulärer epithelialer Wachstumsfaktor«. Wenn es uns gelingt, diesen Botenstoff auszuschalten, könnte das die Lösung des Problems sein, dachte man. Man benötigt dafür Antikörper gegen den VEGF. Die neuen VEGF-Inhibitoren wurden Ende des 20. Jahrhunderts entwickelt und hören auf reichlich zungenbrecherische Namen: Ranibizumab war einer der ersten. Das »ab« am Ende steht für Antibody, Antikörper. Erste klinische Studien mit Ranibizumab, nennen wir es einfach R, zeigten, dass der Wirkstoff tatsächlich erfreulich gut funktionierte, wenn man ihn ins Auge, in den Glaskörper, injizierte. Bevacizumab, nennen wir es B, ist dem R sehr ähnlich, war aber ursprünglich gar nicht für diesen Zweck gedacht. Es wird in der Therapie des Darmkrebses in weit größerer Menge intravenös gegeben. Ein Arzt, der an den Studien mit R beteiligt war, probierte, ob B das Sehvermögen bei der Makuladegeneration ebenfalls verbessern konnte. Und siehe da, es funktionierte, zunächst als Infusion wie beim Krebs, dann aber bei Injektion ins Auge. »Schön, jetzt haben wir zwei wirksame Medikamente«, denkt man erfreut. Unglücklicherweise kamen beide Produkte vom selben Hersteller. Und dem war nun gar nicht daran gelegen, dass man das in kleiner Dosis verhältnismäßig billige B für die Makuladegeneration verwendete, denn mit der Menge für eine Darmkrebsinfusion konnte man viele Patienten mit Makuladegeneration behandeln. Deshalb beantragte er nur für R die arzneimittelrechtliche Zulassung zur Behandlung der Makuladegeneration und war nicht daran interessiert, eine Studie zu beginnen, die auch B zur Zulassung verholfen hätte. R ist nun im Geschäft, B nicht zugelassen. R kostet etwa 1000 € pro Spritze, B etwa 100 €. Man darf auch B verwenden, als sogenannten *off-label-use*, was aber nur unter drei Bedingungen erlaubt ist: 1. Es muss sich um eine schwere Krankheit handeln; 2. es darf keine andere Alternative zur Verfügung stehen, und 3. es muss klar sein, dass es wirksam ist. Mit Punkt 2 gibt es natürlich ein Problem. Mittlerweile wissen wir aufgrund mehrerer großer Studien sicher, dass B und R gleich wirksam und verträglich sind.

Zweifellos muss man die Preisgestaltung auf dem Arzneimittelmarkt kritisch sehen. Teure Medikamente haben einen wesentlichen Anteil an den Kostensteigerungen in der Medizin. Preisentwicklungen wie im Fall B und R gibt es mittlerweile eine ganze Reihe. Um zu sparen, wird in Absprache mit den Kassen vielfach das billigere B eingesetzt. Das bedeutet keinen Nachteil für die Patienten, ganz im Gegenteil, es ist vernünftig und richtig, um die enormen Kosten zu senken.

Immer wieder werden Sie in Zeitschriften, deren Zielgruppe ältere Leser sind, großformatige Anzeigen finden, worin sehr eindrücklich auf den großen Nutzen der Therapie der Makuladegeneration hingewiesen wird. Daraufhin suchen möglicherweise viele Patienten in einem Stadium ihrer Erkrankung Hilfe, in dem die Therapie nützt, was natürlich wünschenswert ist. Diese Anzeigen sind aber leider oft sehr unsensibel formuliert. Es ist von »Altersblindheit« die Rede, und es wird ein Erblindungsrisiko beschworen. Das verängstigt viele Menschen. Für diejenigen mit einer trockenen AMD ist es doppelt schlimm, wenn sie dann vom Augenarzt hören müssen, dass die in Aussicht gestellte Therapie für sie gar nicht infrage kommt. Mehr Fingerspitzengefühl wäre nötig. Das Wort »Erblindung« dürfte gar nicht auftauchen, nicht, weil man die Leser schonen müsste, sondern weil es unweigerlich falsch verstanden wird.

Zurück zur Praxis: Man spritzt den VEGF-Antikörper in den Glaskörper, um das Fortschreiten der Gefäßneubildungen zu hemmen. Eine genaue Therapieüberwachung mit dem OCT und manchmal mit Gefäßdarstellung des Augenhintergrunds ist wichtig. Die feuchte Makuladegeneration wird in ihrem Endstadium zur trockenen Makuladegeneration, wenn es im Bereich der Makula nichts mehr zu zerstören gibt. Dann helfen B und R und auch die Nachfolge-Antikörper nicht mehr. Umgekehrt kann die trockene Makuladegeneration manchmal zur feuchten werden. Der Patient bemerkt es daran, dass er verzerrt sieht. Dann ist es höchste Zeit, den Augenarzt aufzusuchen.

Man darf sich von den Spritzen aber keine Wunder erwarten. Die Medikamente sind viel besser als alles, was man vorher hatte, aber heilen, das heißt, uns junge Augen zurückgeben, können sie nicht. Durch die Wirkstoffe wird eine feuchte Makuladegeneration vorübergehend trocken gelegt. Auch helfen diese Medikamente *nicht jedem* Patienten. Die Entscheidung, eine Therapie zu beenden, ist deshalb oft ein notwendiger Schritt, bedeutet aber keine Kapitulation. Immer wieder sollte sich der Patient mit Makuladegeneration klarmachen: »Ich werde nicht blind«. Aufgabe des Augenarztes ist es, ihm Wege zu Hilfsmitteln und zur Bewältigung seines Alltags aufzuzeigen. Es gibt kein »Da kann man nichts mehr tun«. Die Lebensqualität von Betroffenen wird in hohem Maß dadurch bestimmt, wie gut es ihnen gelingt, sich mit ihrer Sehbehinderung zu arrangieren und das Beste aus dem vorhandenen Sehvermögen zu machen, Hilfen zu akzeptieren und durchaus auch auszutesten, was ihnen trotz schlechten Sehvermögens noch möglich ist. Besonders bitter ist dabei oft der Ver-

Info

Nie verkehrt: die Mittelmeer-Ernährung und Bewegung

Es fehlt nicht an Werbung von Firmen, die Mikronährstoffe herstellen, wie Vitamine und Spurenelemente, die das Fortschreiten der Makuladegeneration bremsen sollen.
Um die Jahrtausendwende gab es eine groß angelegte Studie, ob ein Cocktail aus Vitamin C, Zink, Vitamin E, Kupfer und Beta-Carotin einen günstigen Einfluss auf den Verlauf der trockenen Makuladegeneration haben könnte. Das war tatsächlich so, allerdings profitierte von zwölf behandelten Patienten nur einer, und dessen Nutzen war bescheiden. Beta-Carotin hat zudem den Nachteil, dass es bei Rauchern das Lungenkrebsrisiko erhöht. Deshalb untersuchte man in einer weiteren Studie Lutein und Zeaxanthin statt Beta-Carotin, mit ähnlichem Ergebnis. Beta-Carotin wird in zwei Moleküle Vitamin A gespalten. Dieses sollte man nicht einfach so zuführen, es kann ernste Nebenwirkungen haben, zum Beispiel eine Erhöhung des Hirndrucks.
20 Jahre später nahm man sich die Studien mit den Nahrungsergänzungsmitteln noch einmal vor und stellte fest, dass die Studienteilnehmer, die eine mediterrane Kost bevorzugten, das gleiche erreichten wie mit Nahrungsergänzungsmitteln. Das ist wenig verwunderlich, denn Gemüse enthält viel Lutein (vor allem Grünkohl, roher Spinat, Petersilie) und Zeaxanthin (Mais und grüne Bohnen). Man sollte in eine gute und ausgewogene mediterrane Kost investieren und für viel Bewegung sorgen. Davon weiß man, in einer Studie überprüft, dass sie den Verlauf der trockenen Makuladegeneration verlangsamt. Und noch etwas: Man weiß auch, dass Rauchen den Verlauf beschleunigt. Eigentlich ist alles klar: Nicht Wundermittel und Geheimtipps helfen, es gelten die gleichen Ratschläge zur Lebensführung, mit denen man auch einem Herzinfarkt oder Schlaganfall (oder, wie dieselben Studien belegen, sogar einer Alzheimer-Erkrankung) vorbeugen kann.

lust der Fahreignung, weil die meisten Menschen damit selbstbestimmte Mobilität verbinden. Damit seinen Frieden zu machen, ist eine große Herausforderung.

Der überwiegenden Mehrzahl der Patienten mit Makuladegeneration kann mit Spritzen nicht geholfen werden, da sie eine trockene Makuladegeneration haben. Natürlich wird fieberhaft daran geforscht, eine Therapie auch für diese sehr viel häufigere Form zu haben. Und tatsächlich, es gibt erste Erfolgsmeldungen aus Studien. Es kann sein, dass in Kürze Medikamente zugelassen werden. Das klingt nach einer guten Nachricht. Aber man muss realistisch bleiben. Ein neues Medikament wird weder das Sehvermögen bessern, noch die Erkrankung zum Stillstand bringen, sondern nur die Verschlechterung verlangsamen. Mit Sicherheit wird diese Therapie teuer sein. Dadurch droht unserem Gesundheitssystem eine weitere ernste Belastungsprobe …

Die trockene und die feuchte Makuladegeneration sind Erkrankungen des Alters. Selten treten Makuladegenerationen auch schon in jüngeren Jahren auf. Dies ist möglich bei Menschen mit hoher Kurzsichtigkeit. Diese Form der Makuladegeneration wird ähnlich wie die feuchte Form behandelt. Dann gibt es noch die seltene vererbbare Makuladegeneration (z. B. M. Stargardt). Diese beschränkt sich auf Einzelfälle und ist im Moment nur experimentell therapierbar. Die Gentherapie wird hoffentlich zur Option der (nahen) Zukunft. Zur Erblindung im eigentlichen Sinn führen jedoch auch diese Formen der Makuladegeneration nicht.

Retinopathia centralis serosa – die Makula unter Stress

Dieser klangvolle Name beschreibt eine Erkrankung der Makula, die eher jüngere Menschen betrifft. Dabei kommt es spontan, ohne äußere Einwirkung, zu einer Flüssigkeitseinlagerung in der Netzhaut, meistens genau dort, wo dies am meisten stört, in der Makula. Diese Flüssigkeit tritt aus den Blutgefäßen in der Aderhaut aus, wobei sich die Netzhaut ein wenig vorwölbt. Das Bild fällt dann auf weniger Sinneszellen als vorher und erscheint folgerichtig kleiner. Es kann auch ein wenig verzerrt wirken, wenn die Flüssigkeitsblase nicht genau rund ist.

Warum dabei Flüssigkeit unter die Netzhaut fließt, ist vollkommen unklar. Es hat sehr wahrscheinlich mit Stress zu tun, denn das Problem tritt meistens dann auf, wenn das Leben der Betreffenden gerade besonders anstrengend ist. Und man hat die Erfahrung gemacht, dass die Therapie mit Kortison, dem Hormon, das der Körper unter Stress ausschüttet, die Symptome nicht besserte, wie man erhoffte, sondern noch verstärkte. Meistens verschwindet die Flüssigkeit wieder, wie sie gekommen ist, aber das kann lange dauern, die Betroffenen brauchen viel Geduld. Mit dem OCT kann der Augenarzt die Diagnose einfach stellen, es existieren aber keine Wundermittel, die das Problem unmittelbar beseitigen könnten.

Die Netzhaut am Limit: Durchblutungsstörungen

Unsere Netzhaut braucht eine großzügige Blutversorgung, auf die sie normalerweise auch zählen kann. Die Sinneszellen werden aus einem darunterliegenden schwammartigen Gefäßgeflecht versorgt, aus der Aderhaut. Die inneren Netzhautschichten, also vor allem die Sehnervzellen und die Zellen, die sie mit den Sinneszellen koppeln, werden von Arterien und Venen versorgt, die auf der Netzhaut liegen. Wir haben bereits erfahren, warum sie uns nicht beim Sehen stören: Alle Bilder, die immer auf dieselbe Stelle der Netzhaut projiziert werden, werden gelöscht, so auch das Schattenbild unseres Gefäßnetzes. Man kann sich das Gefäßbild sichtbar machen, indem man das Licht einmal kurzzeitig aus einer anderen Richtung auf die Netzhaut fallen lässt. Man wackelt mit einem kleinen Taschenlämpchen an der Seite des Auges etwas auf und ab oder hin und her, dann erscheint plötzlich das Gefäßmuster, wie man es auf dem Bild des Augenhintergrunds sieht.

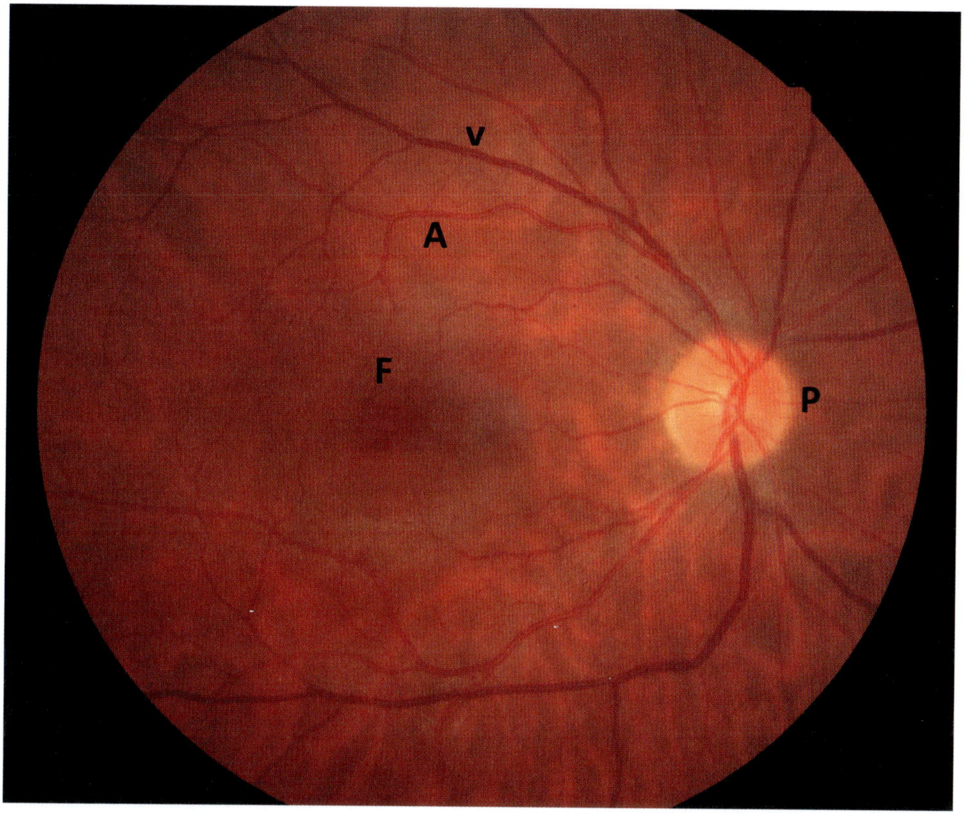

Abb. 37: Augenhintergrund mit Gefäßen

So sieht der normale Augenhintergrund aus. Die Venen (V) sind etwas dicker und dunkler als die Arterien (A), man kann sie gut unterscheiden. Unterhalb von F liegt die Fovea, sie erscheint dunkler als der übrige Augenhintergrund, weil darüber die Nervenfasern weniger dicht aufeinandergeschichtet sind und die rote Aderhaut durchscheint. Das Areal, das man als Fovea bezeichnet, ist ungefähr so groß wie die Papille (P). Die Makula umfasst einen größeren kreisförmigen Bereich um die Fovea, sie reicht etwa bis zum Buchstaben A. An der Sehnervpapille (P) verlassen die Axone der retinalen Ganglienzellen gebündelt das Auge, und die Arterien und Venen treten in das Auge ein. Die Papille ist in Wirklichkeit etwa 1,5 mm groß. Der Winkel zwischen der Mitte der Fovea und der Mitte der Papille beträgt etwa 14° (man muss sich den Augenhintergrund ja als Ausschnitt einer Kugel vorstellen). Es handelt sich hier um ein rechtes Auge, die Papille liegt nämlich nasenwärts der Fovea.

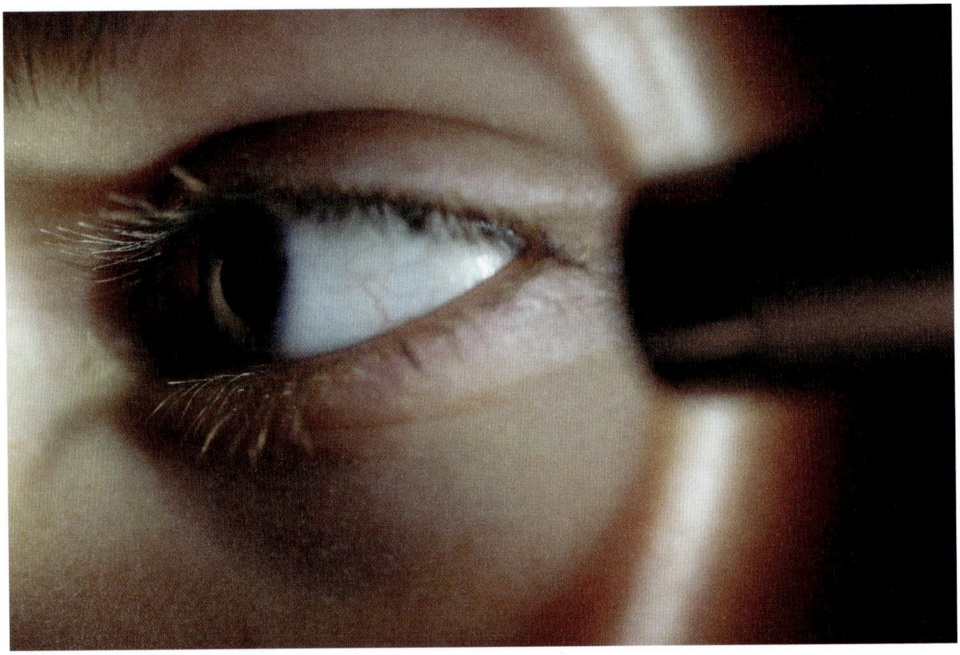

Abb. 38: Gefäße sichtbar machen
Wenn man mit einem kleinen Taschenlämpchen schnell über der schläfenseitigen Sklera hin und her wackelt, wird man nach einigen Versuchen innerhalb weniger Sekunden seine eigenen Gefäße sehen. Weil das Licht jetzt nicht wie sonst üblich von vorne, sondern von hinten oder von seitlich kommt, wird die Bildlöschung aufgehoben.

Auf dem Foto des Augenhintergrunds (siehe Abb. 37) kann man Arterien und Venen unterscheiden. Die Arterien sind etwas schmaler und heller als die Venen, und sie zeigen auch noch einen hellen »Mittelstreifen«. Bei längerer Einwirkung von zu hohem Blutdruck werden die Arterien noch enger und oft stärker geschlängelt. Wird ihre Wand beschädigt, kann es zu kleinen Blutungen und zum Austritt von Blutplasma, Cholesterin und anderen Fetten kommen. Das alles lässt sich durch die richtige Blutdruckeinstellung rückgängig machen. Kleine Gefäßverschlüsse hingegen hinterlassen einen Defekt. Solche Schäden sehen aus wie kleine Wattebäuschchen.

Die schlimmste Durchblutungsstörung des Auges ist der Verschluss seiner Hauptarterie oder eines ihrer Äste. Der Patient hat das Gefühl, als sei ihm das Licht ausgeknipst worden. Darüber hinaus spürt er nichts. Sollte das passieren, muss sich der Betroffene schnellstens in ärztliche Obhut begeben. Hier ist aber nicht der Augenarzt gefragt, sondern die Abteilung für Schlaganfallbehandlung, eine Stroke-Unit, meistens in Verbindung mit einer Neurologie. Schuld an diesem Unglück sind Blutgerinnsel, die aus dem Herzen oder einer arteriosklerotisch veränderten Halsschlagader kommen. Innerhalb von 4,5 Stunden nach dem Beginn der Durchblutungsstörung ist eine sogenannte Lyse-Therapie möglich, die Auflösung des Blutgerinnsels mit einem intravenös verabreichten Medikament. Auch wenn diese Zeit schon verstrichen sein sollte, muss man dennoch schleunigst in eine Stroke-Unit, denn wenn es eine Streuquelle für Blutgerinnsel gibt, kann auch bald ein Schlaganfall im Gehirn mit Sprachstörung, Lähmung oder anderen Symptomen auftreten. Dem muss rasch vorgebeugt werden.

Das Sehvermögen kann sich nach Verschluss der Hauptarterie des Auges zwar bessern, aber häufig bleiben beträchtliche Schäden zurück. Man muss diesen Gefäßverschluss bewerten und behandeln wie einen Schlaganfall im Gehirn.

Der Verschluss einer Vene ist nicht ganz so dramatisch, kann aber auch schlimme Folgen haben. Die Ursachen sind im Grund die gleichen wie beim Arterienverschluss, allerdings kommt noch das Glaukom als Risikofaktor dazu. Glücklicherweise ist der Verlauf in vielen Fällen günstiger als beim Verschluss der Arterie. Es kann allerdings geschehen, dass der Körper sich gegen den Sauerstoffmangel wehrt, indem er ziellos neue Blutgefäße auf der Netzhaut oder sogar auf der Iris bildet. Diese neuen Gefäße sind brüchig, bluten leicht und verschlimmern die Situation nach und nach nur noch. Am Ende kann der Verlust des Auges stehen. Deshalb muss dieser Verlauf mit allen Möglichkeiten verhindert werden.

Die Forderung nach neuen Gefäßen kommt aus der kaum noch oder gar nicht mehr durchbluteten Netzhaut. Sie produziert Botenstoffe, welche die Bildung neuer Gefäße in der Netzhaut anregen. Das gilt es zu unterbinden. Wir tun dies auf ziemlich rabiate Weise, indem wir mit dem Laser diese nicht mehr durchbluteten Netzhautareale zerstören, damit dieses fatale Verlangen nach neuen Blutgefäßen erst gar nicht aufkommt. Das klingt brutal, ist aber leicht zu verschmerzen, da die vom Laser getroffenen Netzhautareale ohnehin funktionslos sind. Das alles passiert beim Arterienverschluss nicht, da die Netzhaut dabei umfassend zerstört wird und keine Kraft mehr für die Einleitung von Gegenmaßnahmen hat.

Beim Venenverschluss kann auch Flüssigkeit unter die Makula treten. Das behandelt man mit Spritzen wie bei der Makuladegeneration. Wichtig beim Venenverschluss ist auf jeden Fall, dass Betroffene sich regelmäßig zu augenärztlichen Kontrolluntersuchungen begeben, damit der Arzt die schädlichen Selbstheilungsversuche der Netzhaut erkennen und auch immer wieder prüfen kann, ob nicht ein Glaukom vorliegt, das mit daran schuld ist. Wie beim Arterienverschluss müssen alle Krankheiten ausgeschlossen bzw. behandelt werden, die zu einer Durchblutungsstörung führen können. Insbesondere ist auf hohen Blutdruck, Diabetes und das »schlechte« Cholesterin zu achten. Und – Sie haben es sich bestimmt schon gedacht – Rauchen sollte man natürlich auch nicht.

Die Zuckerkrankheit verursacht ein charakteristisches Spektrum von Durchblutungsstörungen, die den Namen »diabetische Retinopathie« tragen. Es beginnt mit kleinen Gefäßaussackungen in der Netzhaut, den sogenannten Mikroaneurysmen. Dann folgen kleine Blutungen und der Austritt von Bestandteilen des Blutplasmas, ähnlich wie bei der Hypertonie. Im weiteren Verlauf kann es zu einem Makulaödem kommen und schließlich wie beim Venenverschluss zum »Rettungsversuch« der Netzhaut durch die Neubildung von Blutgefäßen, was – wie schon geschildert – alles nur noch weiter verschlimmert. Zum Glück sieht man diese gefährlichen späten Stadien heute sehr viel seltener als im vergangenen Jahrhundert. Die Diabetestherapie ist besser geworden, allerdings hat die Zahl der Diabetiker zugenommen.

Das wichtigste Element in der Behandlung der diabetischen Retinopathie ist die gute Einstellung des Diabetes und die Vermeidung weiterer Risikofaktoren wie hoher Blutdruck, Nikotin, Übergewicht und Bewegungsmangel. Das allein reicht oft schon aus, um eine Zunahme der Veränderungen zu verhindern. Sind dennoch Augenveränderungen eingetreten, hat der Augenarzt verschiedene Behandlungsmöglichkeiten, die wir zum Teil schon kennen. Das Makulaödem, die Flüssigkeitseinlagerung genau in der Netzhautmitte, lässt sich mit Antikörpern gegen VEGF bekämpfen, also

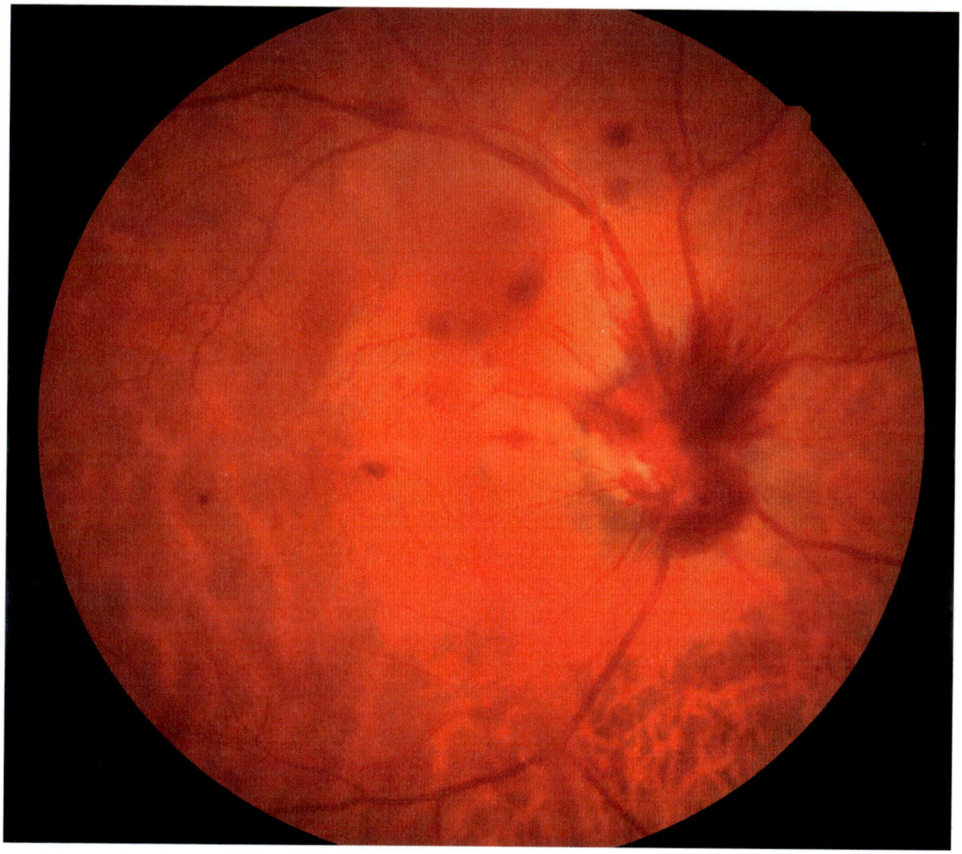

Abb. 39: Augenhintergrund mit Blutungen

Man sieht zahlreiche Blutungen durch den Verschluss der oberen Venen. Da die Fovea nicht betroffen war, wurde dieser Befund zufällig entdeckt; der Patient hatte kaum etwas davon bemerkt. Das unterstreicht, wie wichtig regelmäßige Kontrolluntersuchungen zum Beispiel bei Diabetes sind, auch wenn einem selbst keine Sehstörungen auffallen.

mit genau solchen Spritzen ins Auge wie bei der feuchten Makuladegeneration. Abgestorbene Netzhautareale lassen sich mit dem Laser stilllegen, damit sie keine neuen Gefäße »bestellen«. Auch das kennen wir schon von der Venenthrombose. Kommt es dann doch zu Gefäßneubildungen, die im schlimmsten Fall wie Unkraut in den Glaskörper hineinwuchern, kann man diese operativ entfernen. Besser ist es aber allemal, gar nicht erst in dieses Stadium zu gelangen.

Krankheiten des Sehnervs – manchmal unsichtbar

Der Sehnerv bildet sich aus Fortsätzen der Nervenzellen, die in der inneren Netzhautschicht liegen. Diese ziehen als Bündel zur Sehnervkreuzung, dem Chiasma (siehe S. 70, 92 ff.), um dort, wie bereits beschrieben, die Sehbahn zu formen.

Sehnerverkrankungen sind selten, obgleich der Sehnerv hinsichtlich seiner Blutversorgung sehr anspruchsvoll ist. Er hat aber eine Schwachstelle, nämlich dort, wo er durch die Lederhaut aus dem Auge tritt, also gleich an seinem Beginn. Während er in seinem weiteren Verlauf von zwei Blutgefäßsystemen versorgt wird, bedient ihn dort nur eins. Erfüllt dieses seine Aufgabe nicht ordentlich, resultiert daraus ein Schaden. Dieser tritt nicht schleichend und heimlich auf, sondern plötzlich und meistens sehr deutlich merkbar. Leider lassen sich solche Durchblutungsschäden kaum rückgängig machen.

Welches sind die Risikofaktoren, die zum Sehnervinfarkt führen können? Dies sind zunächst einmal die üblichen Verdächtigen: hoher Blutdruck, Diabetes, zu viel »schlechtes« Cholesterin und wahrscheinlich auch Rauchen. Hinzu kommt das Schafapnoe-Syndrom. Dieses nicht so seltene, oft lange unbemerkt bleibende Syndrom mit starkem Schnarchen und Atempausen während des Nachtschlafs rührt daher, dass die im Schlaf erschlaffte Zungenmuskulatur nach hinten fällt und die Atemwege verlegt.

Dadurch sinkt der Blutsauerstoffgehalt, der Schlaf wird (ohne dass es der Betroffene merkt) unterbrochen, und die Zungenmuskulatur strafft sich wieder. Unser Sehnerv ist aber so empfindlich, dass es ihn bei kritischem Sauerstoffgehalt im Blut als Ersten erwischt. Bei dieser Form des Sehnervinfarkts kann man nicht viel tun, außer alle Anstrengungen zu unternehmen, dass das andere Auge nicht auch noch in Mitleidenschaft gezogen wird. Dem lässt sich mit der Behandlung der Risikofaktoren einschließlich der Schlafapnoe vorbeugen.

Es gibt noch eine weitere Ursache einer Durchblutungsstörung des Sehnervs, die nur bei älteren Menschen auftritt. Dabei handelt es sich um eine Blutgefäßentzündung, die schließlich zum Gefäßverschluss führt. Die Krankheitszeichen sind oft diffus, weshalb sie leicht fehlgedeutet werden. Tritt dann ein plötzlicher Sehnervschaden ein, muss man sehr schnell handeln, da auch das andere Auge in Gefahr ist. Man verabreicht hohe Dosen Kortison, um die Entzündung einzudämmen und den noch nicht betroffenen Sehnerv zu retten. Frühe Krankheitsanzeichen sind neu aufgetretene Kopfschmerzen, Schmerzen beim Kauen, Druckschmerz über den Schläfenarterien (danach heißt die Krankheit auch Arteriitis temporalis, obwohl noch viel mehr Gefäße als nur die Schläfenarterien erkrankt sind). Hinzu kommen eine leicht erhöhte Körpertemperatur, Krankheitsgefühl, Gewichtsverlust und oft Gelenkschmerzen. Bei der Blutuntersuchung findet der Arzt hohe Entzündungswerte. Diese Erkrankung muss man sehr ernst nehmen, sie ist heimtückisch und befällt fast nur alte Menschen. Es ist ein Albtraum für alle von uns, im hohen Alter plötzlich zu erblinden. Deshalb darf man nicht lange überlegen und muss die Betroffenen schon beim Verdacht auf eine Blutgefäßentzündung sofort mit Kortison behandeln.

Der Sehnerv kann sich auch direkt entzünden. Diese Sehnerventzündung trifft vorwiegend junge Frauen. Sie beginnt in den meisten Fällen mit leichten Schmerzen beim Bewegen der Augen. Dann fällt die Sehschärfe rasch ab. Im typischen Fall sieht der Augenarzt dem Sehnerv die Erkrankung gar nicht an, er erscheint normal: »Arzt und Patient sehen nichts«. Glücklicherweise bessert sich das Sehvermögen in den allermeisten Fällen wieder nahezu vollständig. Auch in einem solchen Fall behandelt man meistens mit hohen Dosen Kortison, obwohl die Entzündung auch ohne Behandlung wieder verschwände, allerdings länger dazu bräuchte. Die Sehnerventzündung kann das erste Anzeichen einer Multiplen Sklerose sein. Deshalb wird man mittels Kernspintomografie und gegebenenfalls zusätzlicher Untersuchungen nachforschen, ob sich weitere Zeichen finden, die für diese Diagnose sprechen. In diesen Fällen ist eine vorsorgliche Behandlung möglich, die dem Ausbruch der Multiplen Sklerose vorbeugt.

Ein seltenes Ungemach, das dem Sehnerv widerfahren kann, ist, durch einen Tumor unter Druck zu geraten. Erfreulicherweise sind solche Tumoren fast immer gutartig und lassen sich mit Operation oder Strahlentherapie behandeln. Da sie meistens sehr langsam wachsen, reicht es in vielen Fällen aus, sie einfach nur zu beobachten. Das gilt insbesondere dann, wenn ein solcher Tumor zufällig entdeckt wird, weil eine Kernspintomografie aus ganz anderem Grund, etwa wegen Kopfschmerzen oder Schwindel, veranlasst wurde. Ob man einen solchen Zufallsfund operiert oder bestrahlt, muss man sich reiflich überlegen. Tumoren im Bereich des Sehnervs und der Sehnervkreuzung verursachen selten Kopfschmerzen oder Schwindel. Man sollte sich mit solchen seltenen Erkrankungen an eine Augenklinik wenden, die damit Erfahrung besitzt. Es gibt ein Spezialgebiet der Augenheilkunde, das sich speziell auch mit dem Sehnerv und seinen Krankheiten befasst, die sogenannte Neuroophthalmologie. Leider findet man diese Spezialität als eigenen Bereich nur noch an wenigen Kliniken. Das hat mit dem Umbau unseres Gesundheitssystems am Anfang dieses Jahrhunderts zu tun. Aus einer Einrichtung der Daseinsvorsorge wurde ein Geschäftsmodell. Das war so nicht gewollt, wohl aber vorhersehbar. 2004 – mit der Einführung der Fallpauschalen, womit jeder Krankheit ein bestimmter Preis zugewiesen wurde – begannen viele Kliniken, sich auf die gut bezahlten Krankheiten zu »spezialisieren«. In der Augenheilkunde sind das vor allem Katarakt und feuchte Makuladegeneration. Krankheiten mit komplizierten Vorgeschichten und gründlichem Redebedarf werden schlecht bezahlt. Das betraf in hohem Maße die Neuroophthalmologie. Meine Tübinger Heimatklinik hat sich zum Glück das gesamte Spektrum der Augenheilkunde erhalten und ist damit gut gefahren.

Der Sehnerv kann auch einen erhöhten Hirndruck anzeigen, schlimmstenfalls durch einen Hirntumor verursacht. Dann wird die Sehnervpapille (siehe Abb. 40) anschwellen, und ihre Begrenzung wird verschwommen wirken. Man nennt das Stauungspapille. Findet man einen solchen Befund, ist eine genaue Abklärung unerlässlich. Leider gibt es auch eine angeborene Anomalie, die so ähnlich aussieht, die sogenannte Drusenpapille. Diese ist in den meisten Fällen harmlos, jedenfalls zeigt sie keinen erhöhten Hirndruck an. Dabei werden unvermeidliche Abbauprodukte von Nervenzellen in der Sehnervpapille gelagert, statt abtransportiert. Gar nicht so selten werden solche Patienten verängstigt, weil der Augenarzt einen erhöhten Hirndruck befürchtet. Natürlich muss man bei einer Stauungspapille abklären, ob es eine solche ist. Bei Unsicherheit ist es sinnvoll, den Befund zu dokumentieren, etwa durch Fotos, und kurzfristig zu kontrollieren. Zur Beruhigung: Eine Stauungspapille ist sehr viel seltener als eine Drusenpapille, die sich bei 2% der Bevölkerung findet.

Krankheiten der Sehbahn – ein Halbseitenausfall

Die wichtigste Erkrankung in diesem Bereich ist die akute Durchblutungsstörung, der Schlaganfall. Beginnt dieser mit Sprachstörungen und Lähmungen, ist die Sache klar. Wenn die Sehbahn oder die Sehrinde, also der hintere Anteil des Gehirns, betroffen ist, tritt ausschließlich eine Sehstörung ein, weil dort kaum andere Funktionen untergebracht sind. Wie bereits besprochen fällt dabei in jedem Auge dieselbe Hälfte des Gesichtsfeldes aus, entweder die rechte oder die linke Gesichtsfeldhälfte, die Sehschärfe bleibt meistens brauchbar. Dem Betroffenen erscheint es so, als sei das Auge auf der Seite des Gesichtsfeldausfalles geschädigt worden. Typischerweise ergeben sich besondere Probleme beim Lesen, was beim Ausfall eines Auges nicht der Fall wäre, sofern vorher beide Augen funktionstüchtig waren. Diese Situation erfordert dieselbe Reaktion wie der Zentralarterienverschluss: den unmittelbaren notfallmäßigen Kontakt zu einer sogenannten Stroke-Unit. Innerhalb der ersten 4–5 Stunden besteht eine gewisse Chance, das Blutgerinnsel, die häufigste

Ursache, aufzulösen. Außerdem kann ein zweiter, schlimmerer Schlaganfall folgen. Also sofortiges Ansteuern einer sogenannten Stroke-Unit.

Ein Gesichtsfeldausfall durch einen Schlaganfall bessert sich oft nur unzureichend. Konsequenz ist nicht selten, dass dem Betroffenen Autofahren

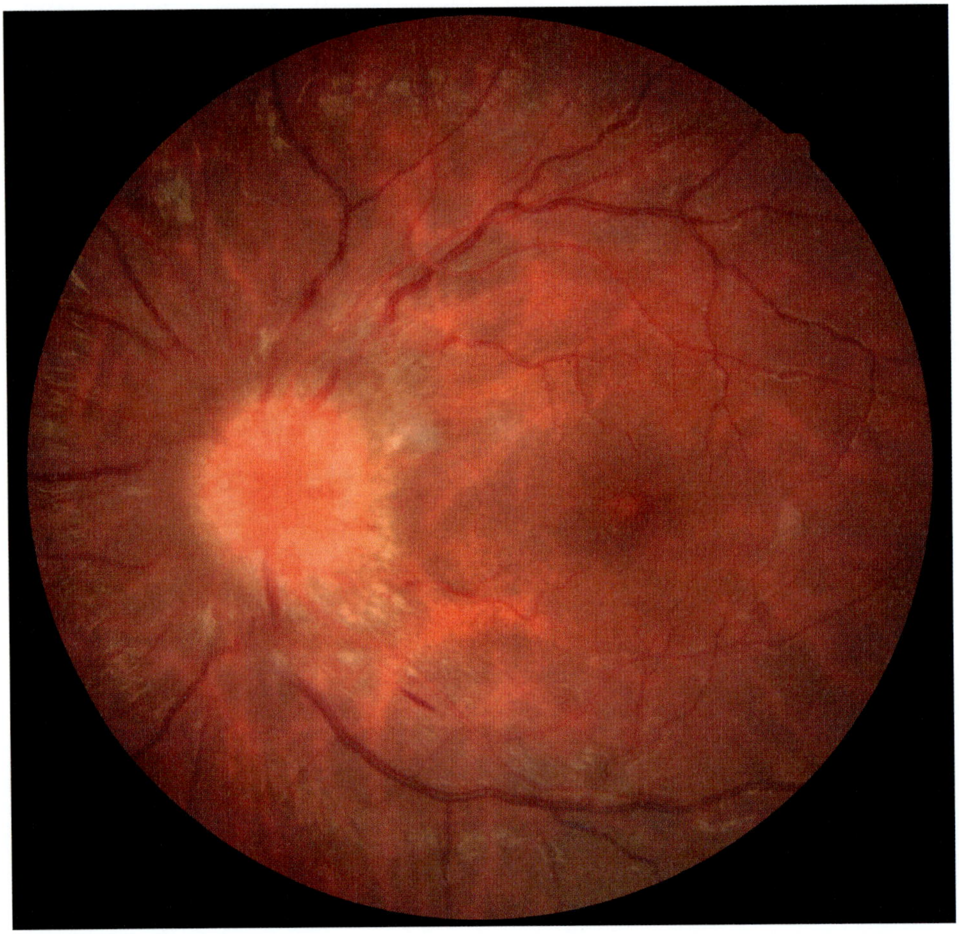

Abb. 40 Stauungspapille
Die Sehnervpapille einer jungen Patientin ist wegen erhöhtem Hirndruck geschwollen. Häufig finden sich dabei wie hier feine Blutungen aus den gestauten Gefäßen. Der Befund betrifft beide Augen.

nicht mehr erlaubt ist. Leider gilt die Regel, dass nach einem Jahr, von seltenen Ausnahmen abgesehen, keine Besserung mehr zu erwarten ist. Es ist auch durch Training nicht möglich, das verlorene Gesichtsfeld wiederzuerlangen. Dennoch gibt es auf diesem Sektor eine Reihe von teilweise recht teuren Angeboten, die sogar die Wiederherstellung der Fahrtauglichkeit in Aussicht stellen. Das sind leere Versprechungen. Möglich ist aber ein gezieltes Training, um mit dem Gesichtsfeldausfall im Alltag besser zurechtzukommen. Man lernt dabei, den ausgefallenen Gesichtsfeldbereich mit schnellen Blickbewegungen zu erkunden. Es gilt schließlich, Hindernissen auszuweichen. Auch das für die Betroffenen mühsam gewordene Lesen kann von einem Training profitieren. Diese Angebote sind wesentlich günstiger, und die Maßnahmen werden auch von den Krankenversicherungen übernommen.

Hilfreich sind oft einfache Mittel, etwa ein Lineal, das verhindert, dass man die Zeile verliert. Oder ein Lesepult, das eine bessere Kopfhaltung ermöglicht. Manche Patienten halten den Lesetext schräg und haben damit Erfolg. Es lohnt sich unbedingt, zu üben und nicht aufzugeben. Es gibt allerdings eine Situation, in der Üben nicht hilft: Wenn die Verbindung zwischen der Sehrinde im Okzipitalhirn und dem Lesezentrum im Temporallappen gestört ist. Dies kann bei einem Schaden auf der linken Seite der Fall sein. Der Patient liest dann, als habe er es gerade eben in der ersten Schulklasse gelernt. Aber er ist in der Lage, ein kompliziertes Diktat flüssig zu schreiben.

Ganz schwierige Fälle

Manchmal trifft man auf Patienten, die mit einem oder beiden Augen schlecht sehen, ohne dass sich dafür auch nur der leiseste Grund finden lässt. ›Kann es sein, dass sie oder er nur so tut als ob?‹, fragt man sich dann. Ja, das kann tatsächlich so sein. Jemand möchte nicht mehr arbeiten, oder es geht um Schadenersatz oder Rente nach einem Unfall. Demjenigen sei gesagt: Wir Augenärzte kennen eine ganze Reihe von Tricks und Methoden, um nachzuweisen, dass eine Sehbehinderung nicht echt ist. Darüber werde ich jetzt aber aus gutem Grund nichts weiter schreiben.

Tatsächlich kommt es recht selten vor, dass eine Sehstörung in betrügerischer Absicht vorgetäuscht wird. Häufiger ist eine psychogene Sehstörung. Diese betrifft meistens Kinder um den Beginn der Pubertät. Hintergrund ist oft ein Konflikt, ein aus Sicht des Kindes unlösbares Problem, das es unbewusst mit einer Krankheit zu lösen versucht. Vielleicht wird es seinen oder den elterlichen Ansprüchen in der Schule nicht gerecht. Oder es handelt sich um einen Geschwisterkonflikt. Das Kind empfindet seine Sehbehinderung als echt, es spielt die Krankheit nicht vor, sondern es löst sein Problem mit der Krankheit (»Ich kann ja in der Schule gar nicht gut sein, weil ich schlecht sehe.«) und erfährt gleichzeitig vermehrt Zuwendung durch die Eltern. Solch ein Fall erfordert Fingerspitzengefühl: Unnötige Diagnostik oder gar Therapien gilt es zu vermeiden, man darf nicht die Eltern gegen ihr Kind aufbringen, und man muss eine Lösung anbieten. Manchmal erreicht man mit einer Scheintherapie, zum Beispiel mit einer Brille ohne Brechkraft, die überraschende Rückkehr des Sehvermögens. Hilfe vom Kinderpsychiater oder -psychologen ist dabei willkommen. Nach allem, was wir wissen, sagt eine solche psychogene Sehstörung keine spätere psychiatrische Krankheit oder weitere Probleme im Erwachsenenalter voraus.

Psychogene Sehstörungen gibt es auch im Erwachsenenalter. Da muss man aber mit einer weiteren sehr mysteriösen Krankheit rechnen, der artifiziellen Störung. Diese wird auch »Münchhausen-Syndrom« genannt, weil Betroffene Krankheiten frei erfinden, gewissermaßen inszenieren, und das Klinik- oder Praxispersonal als Komparsen in ihre Theaterstücke miteinbeziehen. Solche Patienten können so weit gehen, dass sie sich selbst Schaden zufügen. Oder sie überlassen dies uns, wenn wir die Situation nicht durchschauen und immer wieder neue Untersuchungen und Therapien beginnen, die durchaus auch unangenehm und gefährlich sein können. Die Gründe, warum eine Patientin (die Patientinnen überwiegen) das alles auf sich nimmt, wenn sie als Gewinn nur ärztliche Zuwendung verbuchen kann, sind schwer zu enträtseln und kaum nachvollziehbar. Vielleicht treibt sie das Gefühl an, eine Klinik verwirren und medizinische Abläufe steuern zu können. Das Fachwissen der Kranken ist oft erstaunlich, nicht selten haben sie beruflich oder über ihre Verwandtschaft Bezug zur Medizin. Ihnen ist leider sehr schwer zu helfen. Deutet man eine psychiatrische Krankheit als wahren Hintergrund ihrer Beschwerden auch nur an, werden sie sich entziehen und die Klinik oder Praxis wechseln. Das Beste, was man erreichen kann, ist die Diagnose zu stellen und unnötige weitere Maßnahmen zu stoppen. Es ist aber sehr schwierig, angesichts differenzierter, glaubwürdig vorgebrachter Klagen eines Patienten einen Normalbefund zu diagnostizieren. Man stellt sich als Arzt unweigerlich die Frage: »Habe ich wirklich alles bedacht?« und ordnet lieber »sicherheitshalber« eine weitere Untersuchung an. Deshalb bleiben viele Fälle unentdeckt.

Zukunftsvisionen

Was könnte die Zukunft bringen? Die Netzhaut oder gar ein ganzes Auge zu verpflanzen, geht nicht. Das wird auch noch lange so bleiben, trotz aller großartigen Fortschritte auf dem Gebiet der Augenheilkunde. Doch eine kranke oder abgestorbene Netzhaut durch eine Art Kamerachip zu ersetzen, das funktioniert sehr wohl. Voraussetzung für den Erfolg ist, dass die Sehnervzellen noch funktionieren, denn sie müssen die Bilder zum Gehirn leiten. Das ist bei vielen Krankheiten, etwa beim Glaukom, jedoch leider nicht der Fall. Die Chips sind klein, sie erlauben kein großes Gesichtsfeld, und das Bild ist pixelig in Graustufen ohne Farben. Aber immerhin wird es damit einem blinden Patienten möglich, Hindernisse zu erkennen oder Tür und Fenster zu finden. Die Technik ist sehr aufwendig, man denke beispielsweise an die Energieversorgung. Dennoch gab es erfolgreiche Operationen, mit denen die Patienten ein nutzbares Sehvermögen erreichten. Im Moment fehlt es an Anbietern, da sich die Herstellung von Netzhautimplantaten kommerziell nicht lohnt.

Eine Vision, an der intensiv gearbeitet wird, zielt darauf ab, mit einer Kamera aufgenommene Bilder direkt an die Sehrinde im Gehirn zu senden. Die Probleme sind offensichtlich: Wie finden die Pixel des Kamerabildes die passende Gehirnzelle? Vielleicht könnte das Gehirn aber lernen, aus den Signalen Bilder zu erkennen. Ein Computer kann das problemlos mittels sogenannter Künstlicher Intelligenz. Es wäre kein Sehen, wie wir uns das vorstellen. Aber es ist eine Zukunftsperspektive für alle blinden Patienten.

Gentherapie ist ein weiteres Stichwort. Eine Gentherapie ist nur möglich, wenn eine Krankheit durch einen Gendefekt verursacht wird. Davon gibt es in der Augenheilkunde sehr viele, am bekanntesten ist die Retinitis pigmentosa. Bei der Gentherapie schleust man ein passendes gesundes Gen mittels eines harmlosen Virus in eine Zelle ein, wo es dann die Aufgabe des defekten Gens übernimmt. Das Problem: Die Gendefekte sind sehr vielfältig. Derselbe Gendefekt kann mehrere Erscheinungsbilder verursachen, umgekehrt können verschiedene Gendefekte gleiche oder sehr ähnliche Krankheitsbilder zur Folge haben. Man braucht die genau passende Therapie für jede Variante eines Gendefekts. Das muss in eigenen Studien getestet werden, was mit ungeheuer hohen Kosten verbunden ist. Entsprechend teuer wird eine solche Therapie. Aber immerhin sind Erfolge zu verzeichnen, und es gibt bereits ein Präparat. Sein Preis liegt im Immobilienbereich.

Therapie mit Stammzellen, kommt das infrage? Embryonale Stammzellen können sich teilen und zu »Gebrauchszellen« entwickeln, welche die Aufgaben zerstörter Körperzellen übernehmen können. Für eine etwa durch Verätzung zerstörte Hornhaut gibt es schon ein zugelassenes Stammzellenpräparat. Studien zur Makuladegeneration liegen ebenfalls vor.

Vorsicht: Es gibt keine heimlichen Wunderheiler! Wer eine erfolgreiche Therapie entwickelt hat, stellt sie in der wissenschaftlichen Gemeinschaft zur Diskussion und legt sie offen. Er wird nicht in irgendeiner Zeitschrift oder im Internet dafür Reklame machen. Äußerste Vorsicht ist geboten, wenn jemand für besondere und innovative Therapien wirbt. Wer sich auf dergleichen einlässt, kann froh sein, wenn er mit einem nur finanziellen Schaden davonkommt. Im Lauf meiner Tätigkeit sind mir viele abstruse Therapieansätze begegnet, überwiegend in Hochglanzbroschüren oder auf eindrucksvoll gestalteten Internetseiten. Was da angeboten wird, ist teils so verrückt, dass ich mir nicht vorstellen kann, dass die Anbieter selbst daran glauben. Als Beispiel soll die Behandlung einer trockenen Makuladegeneration oder eines Glaukoms mit Akupunktur dienen. Das kann nicht funktionieren! Es tut weh, mitzubekommen, wie vornehmlich ältere Patienten ihre knappe Rente für nutzlose »Behandlungen« ausgeben. Und es erschütterte mich immer wieder, wenn ich erfuhr, dass sich Menschen, die es eigentlich hätten besser wissen müssen, darauf eingelassen haben. Damit will ich nicht etwa sagen, dass die Akupunktur keine Berechtigung hätte. Es gibt eine Reihe von guten Anwendungsmöglichkeiten dafür, so etwa in der Schmerztherapie. Aber bitte nicht bei Glaukom und Makuladegeneration.

Nun sagen Sie als Leser: »Ich habe so etwas schon gemacht, mir hat es geholfen.« Um zu wissen, ob etwas wirkt, muss man es wissenschaftlich prüfen. Dies tut man in sogenannten Doppelblindstudien, bei denen weder Arzt noch Patient wissen, wer eine wirksame Therapie und wer eine Scheintherapie (Placebo) erhält. Wenn ein Verfahren tatsächlich Nutzen bringt, können die Verfechter solche Studien vorlegen. Diese Studien sind sehr wichtig. Man weiß daraus auch, dass sich bei Studien zu Kopfschmerzen diese auch unter Placebo bei mindestens 30 % der Teilnehmer bessern. Jeder Therapieerfolg kann also ein Placeboeffekt sein. Deshalb ein dringender Rat: Investieren Sie Ihr Geld nicht in dubiose Therapien, für deren Wirksamkeit keine überzeugenden Studien vorliegen.

Demgegenüber ist es möglich und sinnvoll, an klinischen Studien teilzunehmen. Dazu muss man den Wunsch haben, die Medizin voranzubringen. Es reicht nicht aus, nur in den Genuss einer neuen Therapie kommen zu wollen. Studien sind stark reguliert, es sind viele Sicherheitsmechanismen eingebaut, die verhindern, dass jemand bewusst oder unbewusst das Ergebnis manipuliert. Dazu gehört auch, dass von vorneherein genau festgelegt wird, wer für die jeweilige Studie geeignet ist und wer nicht. So kann es sein, dass jemand abgelehnt wird, weil ein Kriterium nicht passt.

Studienpatienten sind Pioniere, wir brauchen sie, ohne sie gäbe es keine neuen, besseren Therapien. Sie tun deshalb etwas Gutes, wenn Sie sich für eine Studie bewerben, aber Sie können nicht sicher sein, dass Sie auch teilnehmen dürfen und dass Sie davon profitieren.

Studien werden neue Medikamente bringen, das weckt Hoffnungen, aber auch Sorgen. Die Arzneimittelpreise für Innovationen sind ins Unermessliche gestiegen. Jährliche Therapiekosten in Höhe von Topfußballer-Gehältern sind keine Seltenheit. In Kürze werden wir über die Therapie der trockenen Makuladegeneration diskutieren müssen. Die Kombination einer sehr häufigen Krankheit mit hohen Kosten birgt Sprengstoff, der Auswirkungen auf unser ganzes Gesundheitssystem haben kann.

Gewiss sind es Fortschritte in Therapie und Diagnostik, auf die wir hoffen, aber das ist nicht das einzig Wünschenswerte. Meine persönliche Vision von der Augenheilkunde der Zukunft sind Ärzte, die Zeit für ihre Patienten haben, die mit ihnen sprechen und verständlich erklären, woran es fehlt. Die sich auch um Menschen mit komplizierten Krankheiten kümmern können, um Patienten, die einen ganzen Ordner voller Vorbefunde mitbringen. Ärzte, die auch dann zur Verfügung stehen, wenn es keine einfachen Lösungen mehr gibt. Das funktioniert im System der Fallpauschalen allenfalls durch Querfinanzierung, lukrative Diagnosen bezahlen die aufwendigen schweren Fälle mit. Die Gefahr bei den Fallpauschalen besteht darin, dass Patienten, die sich nicht »lohnen«, durch die Maschen fallen. Gleichzeitig steigt das Risiko, dass Ärzte lohnende Eingriffe auch dann erwägen, wenn sie nicht wirklich notwendig sind. Es ist nicht gelungen, mit dem System der Fallpauschalen die Kosten im Gesundheitswesen zu senken. Im Gegenteil, es hat Investoren angelockt, die an Krankheiten verdienen möchten. Eine Reform ist dringend notwendig. »Sich-Zeit-Nehmen« muss uns Ärzten honoriert werden. Medizin ist zuallererst Daseinsvorsorge, sie taugt nicht als Geschäft, das nur jenen Gewinn bringt, die ihr Geld darin anlegen. Eine krasse Analogie ist bekanntlich die Feuerwehr, die im Fallpauschalensystem für den Schweregrad der gelöschten Brände bezahlt würde. An diesem Beispiel wird das Absurde offensichtlich; in der Medizin leben wir damit.

Meine Vision ist auch, dass alle sinnvollen Untersuchungen von den Kassen bezahlt würden und nicht im Bündel mit weniger sinnvollen Maßnahmen als »Extras gegen Aufpreis« verkauft werden müssten. Viele Augenärzte haben sich damit abgefunden, manche finden es sogar ganz gut, so wie es ist. Ich glaube aber, die meisten hätten es gern anders.

Was ich mir auch wünsche: Dass Patienten nicht mit Unwörtern wie »Altersblindheit« als Synonym für altersbedingte Makuladegeneration Angst eingejagt wird, sondern sie realistische und ehrliche Auskunft erhalten. Angst macht krank, Kranke haben wir genug.

KAPITEL 8

Sehbehinderung und Blindheit

Leben mit Sehbehinderung

Sehschärfe, Kontrastsehen und Gesichtsfeld sind die drei wichtigsten Messgrößen für unser Sehvermögen. Sie können unterschiedlich beeinträchtigt sein. Bei schlechter Sehschärfe erkennen wir die Kirchturmuhr oder die Bekannten auf der anderen Straßenseite nicht mehr. Dafür gibt es in vielen Situationen Abhilfe: Vergrößern. Lupe und Fernrohr helfen vielen Betroffenen durch ihren Alltag. Schlechtes Kontrastsehen wirkt sich vor allem im Dunkeln aus. Auch dafür gibt es Abhilfe: Eine Taschenlampe stellt günstigere Sehbedingungen her. Ganz anders sieht es beim Gesichtsfeldverlust aus. Ein intaktes Gesichtsfeld bedeutet nämlich, sehen können, wo es langgeht. Insbesondere wenn die unteren Anteile ausfallen, sieht man seinen Weg nicht mehr. Auch mit sehr schlechter Sehschärfe kann man selbstständig seinen Weg finden, vielleicht sogar anspruchsvolle Wanderungen machen. Das geht nicht ohne ausreichendes Gesichtsfeld. Dagegen gibt es auch keine einfachen Hilfsmittel, man muss seine anderen Sinne gebrauchen, eventuell einen Langstock benutzen, und man braucht sehr wahrscheinlich die Hilfe eines Mobilitätstrainers (siehe übernächstes Kapitel). Um bei einer Sehbehinderung helfen zu können, ist es wichtig, herauszufinden, welche Funktionen betroffen sind.

Nicht mehr lesen zu können, ist nach Ansicht vieler Betroffener der schlimmste Verlust. Keine Bücher, keine Zeitung, keine Briefe, keine Mails, keine Kontoauszüge … Man ist von einem wesentlichen Teil des Lebens abgeschnitten. Mithilfe der aktuellen Technik kann man vieles einscannen und sich vorlesen lassen. Dazu gibt es Apps fürs Smartphone, die auch fleißig genutzt werden. Aber das geht in vielen Fällen zu langsam. Man möchte doch irgendwie normal lesen können. Es geht auch, allerdings braucht man dazu Hilfsmittel, und man muss wissen, wie man sie nutzt.

Es ist wichtig, zu verstehen, wie Lesen funktioniert. Eigentlich ist es dafür höchste Zeit. Sie haben sich nun ganz weit durch das Buch gearbeitet und es die ganze Zeit als selbstverständlich betrachtet, dass Sie alles einfach so lesen können. Widmen wir uns dem Lesevorgang. Elfriede Aulhorn und ihr früh verstorbener Mann Otfried haben das Lesen untersucht. Also: Wir lesen nicht Buchstabe für Buchstabe, das tun nur Erstklässler. Wir lesen auch nicht Wort für Wort, sondern wir schauen immer so auf den Text, dass wir einen idealen Bereich im Blick haben, in dem wir eine Buchstabengruppe so scharf sehen, dass wir sie erkennen. Dazu müssen wir jetzt gewissermaßen zurückgehen an den Anfang des Buches, wo wir erfahren haben, dass wir nur da scharf sehen, wo wir hinschauen. Gleich daneben wird die Sehschärfe schon schlechter. Wenn wir Zeitungsdruck lesen, brauchen wir ein Gesichtsfeld, das sich 2 ° nach rechts und 2 ° nach links ausdehnt. Nach oben und unten brauchen wir mindestens je 1 °. In 30 cm Entfernung ist dieses Feld 2 × 1 cm groß. Ungefähr 12 Buchstaben passen hinein. Wenn wir innerhalb dieses Fensterchens im Leseabstand die Buchstaben eines normalen Zeitungsdrucks scharf sehen, können wir flüssig lesen. Das funktioniert dann so, dass wir dieses Fensterchen in Blicksprüngen über den Text ruckend bewegen und am Zeilenende zurück an den Anfang der nächsten Zeile springen. Wenn wir in unserer Netzhautmitte, in der Makula, ein Areal haben, das ungefähr eine Sehschärfe von 0,4 erreicht, dann können wir flüssig lesen. Bei der Makuladegeneration zum Beispiel kann es sein, dass in der Netzhautmitte kein solches intaktes Areal mehr zu finden ist. Die Lösung: Der Betroffene benutzt ein Areal, das noch in Ordnung ist, also außerhalb des beschädigten Areals liegt. Wie geht das? Man muss an dem, was man sehen will, vorbeischauen, wir nennen das »exzentrische Fixation«. Meistens schaut man darüber hinweg, benutzt also ein Netzhautareal weiter unten. Das richtige zu verwenden, muss man erst lernen. Bei jungen Leuten geht es schnell, alte Menschen brauchen dazu oft Anleitung und Übung.

Jetzt könnten Sie einwenden: Wenn man an etwas vorbeischaut, also einen Netzhautort außerhalb des Zentrums benutzt, dann hat man doch in diesem einen Teil der Netzhaut eine wesentlich schlechtere Sehschärfe. Das ist richtig, deshalb muss man den Text jetzt vergrößern, man muss näher heran. Je größer das defekte zentrale Netzhautareal ist, desto näher muss man heran, denn desto schlechter sieht das exzentrische Areal. Näher heran ist für junge Menschen kein Problem, sie akkommodieren. Alte Menschen brauchen stärkere Brillen. Irgendwo gelangt man an Grenzen, weil

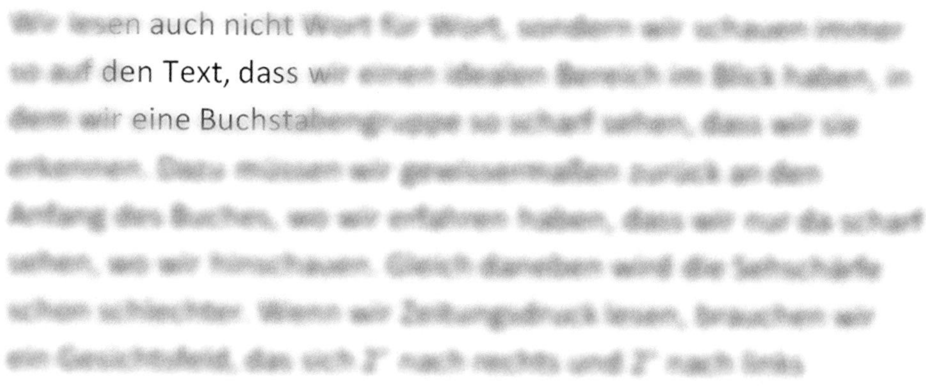

Abb. 41: Lesefenster

So etwa sehen wir, wenn wir den Lesevorgang anhielten, gewissermaßen einfrören. Ein kleines Fenster zeigt eine Buchstabengruppe ausreichend deutlich. Dieses wird nun in Rucken gering überlappend in der Zeile voranbewegt. Die Rucke bemerken wir nicht, die Wahrnehmung bleibt während der Sekundenbruchteile der Augenbewegung abgeschaltet.

man seine Augen extrem nach innen führen, konvergieren muss. Das geht nicht unbegrenzt. Mit einem Auge allerdings kann man fast beliebig nah heran. Man muss dann das andere, das schlechtere Auge abdecken. Aber je näher man an den Text heranmuss, desto schwieriger wird es, die richtige Entfernung einzuhalten und bei starker Vergrößerung ruhig die Fixation zu halten.

Es gibt Fernrohrlupenbrillen, die einen größeren Abstand erlauben, der aber auch sehr genau eingehalten werden muss. In vielen Fällen ist bei starkem Vergrößerungsbedarf das Bildschirmlesegerät die beste Lösung. Wichtig: Auch damit muss man exzentrisch fixieren lernen, und man braucht eine Brille, die dem Abstand zum Bildschirm entspricht.

Wenn ein Sehbehinderter mit Makuladegeneration oder einer anderen Erkrankung, die das Gesichtsfeldzentrum schädigt, exzentrisch fixieren kann, werden Sie beobachten, dass er beim Gespräch ein bisschen über

Sie hinwegschaut. Wenn er Ihre Augen sehen will, muss er auf Ihre Stirn oder über Ihren Kopf blicken. Das kann ein wenig irritieren, wenn man diesen Mechanismus nicht kennt. Manche Sehbehinderte sind sich dessen bewusst und schauen auf Ihren Mund, damit Sie glauben, sie schauten in Ihre Augen.

Wichtig: Man kann helfen, auch wenn sich eine Krankheit als solche nicht heilen lässt. Wieder zu lesen, schaffen sehr viele Patienten, auch solche, denen man es nicht zugetraut hätte. Es zu versuchen, ist immer richtig. Elfriede Aulhorn hatte ein großes Herz für Sehbehinderte. Sie richtete 1959–1988 eine »Lupenbrillen-Sprechstunde« ein. Die nachträgliche Auswertung der Akten von fast 2000 ihrer Patienten ergab, dass 84% dieser Sehbehinderten wieder in die Lage kamen, Zeitungsdruck zu lesen. Das ist eine wichtige und hoffnungsreiche Botschaft. Mit den heutigen Möglichkeiten sollten sogar über 90% der Sehbehinderten wieder lesen können.

Schwieriger ist es mit dem Erkennen von Menschen aus größerer Distanz. Kann man exzentrisch fixieren, geht auch das. Man benutzt ein kleines Fernrohr. Dafür gibt es brauchbare Geräte, die man unauffällig in der Hand verstecken kann.

Man kann als Sehbehinderter mehr, als man glaubt. Wichtig ist es, Sehschärfe und Gesichtsfeld zu kennen. Fehlt eine gute Sehschärfe, sieht man kleine Details nicht, fehlt das Gesichtsfeld, findet man seinen Weg nicht mehr. Das ist der schlimmere Verlust. Sehbehinderte testen ihre Grenzen normalerweise aus. Kontakt mit Leidensgenossen erlaubt es, von den Erfahrungen der anderen zu profitieren. Kann man sehbehindert Fahrrad fahren? Durchaus. Nach unseren Untersuchungen reichen eine Sehschärfe von 0,1 bis 0,2 und ein Gesichtsfeld von 30° in alle Richtungen aus. Man darf es auch, denn man braucht dafür keine Fahrerlaubnis. Kann man ins Kino gehen? Aber sicher. Wählen Sie ein altmodisches Kino mit einer riesigen Leinwand und setzen Sie sich dahin, wo niemand hinmöchte: in eine der vordersten Reihen. Haben Sie eine Sehschärfe von 0,2, sehen Sie aus 3 m Abstand so gut wie die Zuschauer mit Sehschärfe 1,0, die sich in 15 m Entfernung auf den letzten Reihen drängeln. Ein guter Tipp sind auch

Tonbildschauen, meistens Reiseberichte, weil man dabei mehr Zeit hat, sich die Einzelbilder anzuschauen. Auch da gilt: Setzen Sie sich ganz nach vorne. Beim Fernseher ist Größe heute auch kein Problem mehr. Gehen Sie ruhig nah ran, es schadet Ihren Augen nicht.

Halluzinationen bei Sehbehinderung

Eine sehr beunruhigende Erscheinung, die sehbehinderte und sogar blinde alte Menschen treffen kann, sind Trugwahrnehmungen. Sie können im Prinzip bei allen Ursachen einer Sehbehinderung auftreten, aber die Makuladegeneration ist die häufigste. Es passiert öfter, dass ältere Patienten, die schon längere Zeit schlecht gesehen haben, plötzlich etwas sehen, das in der Wirklichkeit gar nicht da ist. Das können einfach nur Muster sein, wie eine Tapete, aber auch Personen, nicht selten in auffälliger exotischer Kleidung und mit verzerrten Gesichtern, manchmal Tiere, reale und Fantasiewesen. Die Personen und Tiere haben keinen Bezug zur tatsächlichen Lebenswelt dieser Menschen, die Farben sind oft krass, alles passiert geräuschlos, gewissermaßen wie ein Stummfilm, der vor dem inneren Auge des Patienten abläuft. Das ist sehr beunruhigend für die Betroffenen, vor allem deshalb, weil sie sich über die Irrealität ihrer Wahrnehmung völlig im Klaren sind: Sie wissen, dass es sich dabei um Halluzinationen handelt. Es überrascht nicht, dass drei Viertel der Betroffenen niemand davon erzählen, aus Angst, man könnte sie für verrückt halten. Das tun sie selbst natürlich auch, oder sie fürchten, dass sich eine Demenz ankündigt. Es ist aber keines von beiden der Fall!

Das Phänomen der Halluzination bei schlechtem Sehen ist sehr gut bekannt. Seinen Namen bekam das Charles-Bonnet-Syndrom von einem Schweizer Insektenforscher, der es im 18. Jahrhundert zum ersten Mal bei seinem blinden Großvater beschrieb. Diese Störung kündigt keine psychiatrische Krankheit an, so unheimlich die Halluzinationen auch sein mögen. Es handelt sich grundsätzlich um eine harmlose Störung, die anzeigt, dass die für das Sehen zuständigen Areale im Gehirn trotz der mangelhaften

Belieferung durch die Augen immer noch leistungsfähig sind. Die meisten Patienten finden einen Weg, mit diesen Halluzinationen, die ja nicht permanent auftreten, zu leben. Sie entwickeln Strategien, um sie zum Verschwinden zu bringen, indem sie beispielsweise die Augen zukneifen oder auf die Bilder zugehen. Eine Therapie mit dämpfenden Medikamenten ist selten notwendig und auch nicht besonders erfolgreich.

Ich frage alle meine alten sehbehinderten Patienten, ob sie unter Halluzinationen leiden. Durch entsprechende Erklärungen konnte ich viele von unnötigen Sorgen befreien.

Blindheit

Oft hört man als Arzt: »Das Schlimmste, was ich mir vorstellen kann, ist es blind zu werden.« Das zu verhindern, ist wohl die wichtigste Aufgabe eines Augenarztes, damit hätte ich das Buch einleiten können. Was aber bedeutet Blindheit? Wir haben das Problem bei der Makuladegeneration diskutiert. Völlige Blindheit, »alles schwarz«, gar nichts mehr zu sehen, ist selten. Manchmal ist es auch ein quälendes Rauschen und Flimmern, Blendung, die alles überstrahlt und das Sehen unmöglich macht. Es gibt eine gewisse allgemeine Übereinstimmung, ab welchem Sehvermögen man jemanden als »so gut wie blind« einstuft und ihm dadurch den Zugang zu sozialen Vergünstigungen eröffnet. In Deutschland ist das die Sehschärfe von 1/50, (0,02), was bedeutet, dass man an ein Nummernschild näher als einen Meter herangehen muss, um es entziffern zu können. Von »sehbehindert« spricht man ab der Sehschärfe 0,3, also ein Nummernschild aus gut 10 m. Aber auch ein Gesichtsfeldverlust kann als Blindheit gelten. Ist das Gesichtsfeld auf 5 ° (Radius) eingeengt, wird man selbst mit einer Sehschärfe 1,0 als »blind« eingestuft.

Das sind zwei völlig verschiedene Merkmale von Blindheit. Wer den Visus 1/50 hat, hat immer noch die Chance, durch näheres Herangehen zu sehen, was er sehen will. Er sieht, wo er hinläuft, nicht unbedingt Feinheiten, er kann auch keine Wegweiser lesen, aber er bemerkt Hindernisse und fällt nicht in eine Baugrube. Genau das droht aber demjenigen, der nur noch über ein 5 °-Gesichtsfeld verfügt. Ihm nutzt es wenig, dass er die Kirchturmuhr ablesen könnte. Es dauert ewig, bis er sie überhaupt gefunden hat. Ihm nutzt der Langstock, und ein Blindenführhund kann ihm eine große Hilfe sein. Was er auf jeden Fall braucht, ist Mobilitätstraining. Dafür gibt es ausgebildete Spezialisten, die den Sehbehinderten oder Blinden lehren, sich mit oder ohne Langstock selbstständig zu orientieren. Sie unterweisen den Betroffenen natürlich auch in der Nutzung von Hilfsmitteln. Dieses Training muss vom Augenarzt verordnet werden und wird dann von den Krankenkassen bezahlt.

Blindheit und eine hochgradige Sehbehinderung können sehr unterschiedlich sein. Aber man kann Unterstützung anbieten. Bei reduzierter Sehschärfe sind es vergrößernde Sehhilfen, und in allen Fällen ist Mobilitätstraining nützlich. Auch elektronische Hilfsmittel wie Vorlesegeräte, Farberkennungsgeräte, sprechende Uhren usw. sind in allen Fällen sinnvoll. Für mich als Augenarzt war es immer wichtig, auf die konkrete Situation aller meiner Patienten einzugehen und individuelle, mitunter kreative Hilfen zu entwickeln. Manchmal kann die Verordnung einer billigen kleinen Lupe für die Bewältigung der Sehbehinderung entscheidend sein.

Oft musste ich Patienten mitteilen, dass sich ihr schlechtes Sehvermögen nicht mehr bessern würde und sie nun mit dem, was sie sehen, leben müssten. Für mich ist es entscheidend, möglichst allen Betroffenen zu vermitteln, dass man mit hochgradiger Sehbehinderung oder Blindheit durchaus ein erfülltes und glückliches Leben führen kann. Oft überraschend für mich als Augenarzt war die Art, wie Patienten, denen wir ihr Augenlicht nicht hatten erhalten können, ihr Leben bewältigten. Sie tun Dinge, die niemand ihnen zutrauen würde, unternehmen lange, weite Reisen, pflegen aufwendige Hobbys, absolvieren anspruchsvolle Studiengänge, erbringen große berufliche Leistungen. Und viele wirken zufrieden, ausgeglichen, glücklich, ganz anders, als man es sich als Normalsehender so denkt. Viele haben auch eine beeindruckende visuelle Vorstellungswelt, denn in der

Außenwelt nicht sehen zu können, bedeutet nicht den Verlust des »inneren Auges«, wie es der Neurologe Oliver Sacks (1933–2015) genannt hat.

Ihre Erblindung und Sehbehinderung zu bewältigen, gelingt vielen Menschen erstaunlich gut. Es kommt mir so vor, als seien unglückliche und verbitterte Menschen unter den Blinden seltener als unter den Sehenden. Ich habe viele Fälle erlebt, in denen eine plötzliche schwere Sehbehinderung, die wir nicht beheben konnten, einen Menschen aus der Bahn geworfen hat. Nachdem ich einige Erfahrung in meinem Beruf gesammelt hatte und viele sehbehinderte und blinde Patienten durch ihr Leben begleitet habe, wage ich in solchen Fällen immer wieder Prognosen, die Außenstehende als »zu kühn und realitätsfern bis verrückt« ansehen würden. Oft habe ich einem Patienten versprochen, dass er trotz seines schlechten Sehvermögens wieder in seinen Beruf würde zurückkehren können oder dass er ein ihm lieb gewordenes Hobby würde wieder aufnehmen können. Selten lag ich damit falsch.

Eine wichtige Botschaft: Blindheit ist nicht gleichbedeutend mit dem Verlust der Fähigkeit, ein glückliches und erfülltes Leben zu führen.

Und deshalb beende ich dieses wichtige Kapitel so: Blindheit zu verhindern, ist zwar eine wichtige Aufgabe des Augenarztes. Aber noch wichtiger ist es, Patienten zu begleiten, sie nicht im Stich zu lassen, wie auch immer ihre Krankheit verlaufen mag.

Nachwort und Danksagung

Fast alles, was hier aufgeschrieben steht, habe ich von anderen gelernt. Vor allem verdanke ich es Frau Professor Elfriede Aulhorn (1923–1991), Sinnesphysiologin und Augenärztin, menschlich und fachlich Vorbild für alle, die sie kennenlernen durften. Ihr gilt mein Dank, und an ihr Lebenswerk soll dieses Buch erinnern.

Mein Dank gilt auch der Tübinger Universitäts-Augenklinik, an der ich seit fast 40 Jahren tätig bin. Dort fand ich ein Arbeitsumfeld enormer Professionalität, gepaart mit Empathie und Kollegialität. Der Wille, das Beste für die Patienten zu erreichen, stand immer im Vordergrund. Wissen wurde und wird bereitwillig und begeistert geteilt. Von dieser gemeinsamen Grundhaltung habe ich sehr profitiert.

Ich will nicht für mich in Anspruch nehmen, dass ich die gesamte Augenheilkunde beherrsche. Von vielen Kolleginnen und Kollegen habe ich mir Rat geholt. Besonders bedanken will ich mich bei: Prof. Karl Ulrich Bartz-Schmidt (Direktor der Augenklinik), Prof. Dorothea Besch, Prof. Christoph Deuter, Dr. Dorothea Kuhn, Dr. Martin Leitritz, Prof. Martin Rohrbach und Prof. Frank Schaeffel. Ihr habt mir sehr geholfen!

Bei den Abbildungen hat mir unsere Zeichnerin Frau Irina Stingl geholfen, bei einigen Spezialfotos unsere Fotoabteilung.

Gelernt habe ich nicht nur von meinen Kolleginnen und Kollegen, gelernt habe ich auch von meinen Patienten. Die wenigsten werden sich vorstellen können, wie viel ich ihnen verdanke, wie viel sie zu diesem Buch beigetragen haben. Ganz oft war ich damit konfrontiert, dass sich Patienten unnötig Sorgen machten. Solche Sorgen zu zerstreuen oder wenigstens zu mildern, war für mich ein starker Antrieb, das Buch zu schreiben. In der Phase der Manuskripterstellung hatte ich wertvolle Hilfe von vier Pionierlesern: Michaela von Holdt, Eckhard Lenkheit, Armin Dieter und Prof. Martin Schabet (der auch Inhaltliches aus der Neurologie beisteuerte). Ihnen bin ich sehr zu Dank verpflichtet.

Ganz besonderer Dank geht an meine liebe Frau Bärbel, mit der ich seit mehr als einem halben Jahrhundert mein Leben teile. Unzählige Male hat sie mir in dieser langen Zeit geholfen, mir Mut gemacht und mir mancherlei nachgesehen. Sie war die erste Leserin und hat mich unterstützt und ermutigt, korrigiert, beraten und viele tolle Ideen beigesteuert. Sie hat ganz wesentlichen Anteil daran, dass dieses Buch wurde, wie es ist. Unterstützung und Hilfe erfuhr ich auch von unseren Kindern Anna-Karin Boss, Gudrun Zerbini und Peter Wilhelm. Sogar einige unserer Enkel waren beteiligt.

Dass mein Buchprojekt eine Chance bekam, verdanke ich Frau Dr. Frauke Jung-Lindemann von The Berlin Agency. Sie hat daran geglaubt und die entscheidenden Kontakte hergestellt. Sehr viel Freude machte die Zusammenarbeit mit meiner Lektorin Frau Claudia Fritzsche und den Herren Philipp Christ und Hannes Frisch von der Redaktion im Südwest-Verlag. Danke an alle für die hervorragende Betreuung.

Weitere Informationen:

Deutsche Ophthalmologische Gesellschaft
https://www.dog.org/patienten

Berufsverband der Augenärzte
https://www.augeninfo.de

Deutscher Blinden- und Sehbehindertenverband
https://www.dbsv.org/

Allerlei interessante und gute Sehtests (englisch)
https://michaelbach.de/fract/index.html

Viele faszinierende optische Täuschungen
https://michaelbach.de/ot/index-de.html

Register

(Halbfett gesetzte Seitenzahlen beziehen sich auf Hauptnennungen, kursiv gesetzte auf Abbildungen)